はじめての医事法

第 2 版

編著者
久々湊晴夫
旗手俊彦

著者
森元　拓子
永水裕司
森本敦司
森本直子
本田まり
宮崎真由
境原三津夫
千葉華月

成文堂

第2版　はしがき

　2009年3月（平成21年3月）に初版を出しましたが、予想以上に好評で、今回その改訂版を出すことになりました。

　初版では、「はじめての〇〇法」シリーズの体裁に合わせることで、テキストとして使いやすいものになりました。また、医事法の問題点を体系的に整理することもできました。しかし、内容的には検討を要する点も多くありました。改訂に当たっては、執筆者で「勉強会」を開き、問題を共有したいと話し合っていましたが、残念ながら、今回その時間的余裕はありませんでした。今後もテキストとして使用しながら、気がついたこと、足りない点について、補正していきたいと考えています。

　今回の改訂は、主として以下の2点が中心です。
(1)　「臓器移植」

　初版当時（2009年3月）、「臓器移植法の改正」について国会で議論されていましたが、同年の7月に「臓器移植法の改正に関する法律案」が国会で可決され、翌2010年（平成22年）7月17日から完全施行されています。そのため、あたらしい法律にそって、内容を書き改めました。

　周知のように、改正前の法律では、臓器の提供は「本人の意思」（自己決定）に基づくことが絶対的な条件でした。しかし、新法では、「本人の意思」が不明な場合には、「遺族の意思」によって提供できるようになりました。法的に、「小児の臓器の提供」も可能になったわけですが、これによって、日本人の小児が臓器提供を求めて海外を訪れるという現象がなくなるのかどうか注目されるところです。

(2)　「歯科医療」

　初版では、「歯科医療」については、「医療」に含めて記述していましたが、歯科医療に固有の法律問題もあります。そこで、今回の改訂では、「歯科医師法」「歯科技工士法」「歯科衛生士法」（歯科三法）に関する法的問題や「歯科医療事故」に関する問題、さらには、「歯科医療と保険診療」をめぐる問題などについて、新しく書き加えました。その他、介護職員によるたんの吸引や胃ろうなどの政策変更点などもフォローアップしました。

　なお、医事法学上重要なテーマである「患者の意思決定権」をめぐる最新の判例の動向や「医師賠償責任保険」の問題点、さらには「医療ADR」（裁判外紛争処理制度）など、検討を要する問題もありますが、それらについては、機会を改めて本格的に取り扱いたいと思います。

　2011年9月

編著者
久々湊　晴　夫
旗　手　俊　彦

初版　はしがき

　本書は、成文堂の『はじめての〇〇法』シリーズのひとつとして刊行されるものです。
　このシリーズの共通点は、法学部ではじめて法律を学ぶ人たちの教材をつくることですが、「医事法」の場合は、法学部だけでなく、医学部や歯学部、薬学部、看護学部など、医療系の大学や専門学校などでも開講されています。そのため、法学部以外でも教材として利用できるように、できるだけわかりやすくするようにしました。
　ところで、「医事法」は「医事法」という名のひとつの法律があるわけではありません。
　「医事法」は、「憲法」（患者の人権）や「刑法」（生命倫理）、「民法」（医療事故）などの法律と、「医療法」（病院・診療所）、「薬事法」（薬局・製薬企業）、「医師法」「歯科医師法」「保健師助産師看護師法」などの「関係法規」を含む医療に関する法律の総称です。そのため、「医事法」を学ぶためには、多くの法律知識が必要になりますが、本書では、まず法律学の基本的な知識についてやさしく解説するようにしました。また、法学部や法科大学院での学習にも役立つように、最新の「重要判例」についてもとりあげています。
　近年、生命科学や医療技術の最先端では、多能性細胞の発見や再生医療の進展など、まさに画期的な発見や進展が続いています。それにともなって、「医療と法」「生命倫理と法」というあたらしい研究分野もますます重要になってきました。さらに、日本社会の構造的な変化（少子高齢化・グローバル化など）は、医療制度のあり方についても根本的な見直しを要求しています。
　1961年（昭和36年）、日本国民のすべてに「健康保険（医療保険）」の加入が義務づけられました。これによって、日本国民は、いつでも、どこでも医療を受けることができるようになったのです。これは「福祉国家」の実現という画期的なできごとでした。それから、50年近くたったいま、患者の自己負担率の見直しや、保険料と税の負担割合の見直しなど、医療保険制度の根幹に関わる改革が進められています。ここでも、時代に即応した「医療政策と法」が求められていることがわかります。
　本書では、「医療と法」「生命と法」「ケアと法」などについて、各執筆者がそれぞれ独自の視点から考えをめぐらせています。執筆者はいずれも大学で「医事法」や「医事法制」の講義を担当している研究者たちです。本書が、あたらしい時代にふさわしい「医事法」のテキストとして、広く活用されることを期待しています。
　なお、成文堂編集部の本郷三好部長には、本書の企画から編集まで大変お世話になりました。厚く御礼申し上げます。

　2009年2月

編著者
久々湊　晴　夫
旗　手　俊　彦

目 次

　　はしがき

1 医療と法 …………………………………………1
- 1　はじめに（1）
- 2　医療と国家（3）
- 3　医事法の総則的規定（4）
- 4　医事法の体系（10）
- 5　医療提供体制（11）
- 6　設問に対する解答例（14）
- 7　今後の課題（14）

2 患者の権利 ………………………………………15
- 1　はじめに（15）
- 2　インフォームド・コンセント（18）
- 3　患者の自己決定権（20）
- 4　設問に対する解答例（22）
- 5　医療情報の第三者への開示（23）
- 6　今後の課題（25）

3 医療従事者 ………………………………………29
- 1　はじめに（29）
- 2　各資格の職務と「医療行為」（32）
- 3　免許に関わる事項（34）
- 4　業務に関する規定(1)（36）
- 5　業務に関する規定(2)（38）
- 6　設問に対する解答例（40）
- 7　今後の課題（41）

4 医療施設・医療制度 ············ 43

1. はじめに（43）
2. 医療提供施設（44）
3. 医療法人（50）
4. 医療保険（52）
5. 医療計画（55）
6. 設問に対する解答例（55）
7. 今後の課題（56）

5 薬事制度 ············ 57

1. はじめに（57）
2. 薬剤師と法（58）
3. 医薬品と法（64）
4. 麻薬等の取締と法（68）
5. 薬害訴訟（71）
6. 設問に対する解答例（73）
7. 今後の課題（73）

6 医療情報 ············ 75

1. はじめに（75）
2. 診療情報と患者（76）
3. 診療録をめぐる問題（79）
4. 診断書（81）
5. 医療情報と「個人情報保護法」（82）
6. 医療情報と研究（84）
7. 設問に対する解答例（85）
8. 今後の課題（86）

7 生殖補助医療 ············ 89

1. はじめに（89）
2. 配偶者間の人工生殖　AIH（92）
3. 非配偶者間の人工生殖　AID（94）

- *4* 代理出産（95）
- *5* 生殖補助医療と子の福祉（99）
- *6* 設問に対する解答例（101）
- *7* 今後の課題（101）

8 人工妊娠中絶・出生前診断 … 103

- *1* はじめに（103）
- *2* 人工妊娠中絶（103）
- *3* 出生前診断（108）
- *4* 遺伝相談（111）
- *5* 妊娠および出産に関する手術（113）
- *6* 設問に対する解答例（114）
- *7* 今後の課題（115）

9 終末期医療 … 117

- *1* はじめに（117）
- *2* 終末期と患者の自己決定権（118）
- *3* 安楽死（119）
- *4* 延命治療の差控え・中止（123）
- *5* 望ましい終末期医療の在り方を目指して（127）
- *6* 設問に対する解答例（129）
- *7* 今後の課題（129）

10 臓器移植 … 131

- *1* はじめに（131）
- *2* 死体からの臓器移植（132）
- *3* 設問1に対する解答例（134）
- *4* 臓器移植法の改正をめぐる議論（135）
- *5* 生体移植（137）
- *6* 設問2および設問3に対する解答例（141）
- *7* 今後の課題（144）
- *8* 補筆（144）

11 臨床試験・臨床研究 ……………………………………… 149

1 はじめに（149）
2 ヒトを対象とする医学研究の倫理的原則（ヘルシンキ宣言）（151）
3 医薬品の臨床試験の実施の基準（153）
4 治験審査委員会（156）
5 説明同意文書（158）
6 設問に対する解答例（160）
7 今後の課題（161）

12 看護と介護 ……………………………………………… 163

1 はじめに（163）
2 看護師の業務範囲（168）
3 介護職と医行為（171）
4 看護職と介護職の協働（172）
5 看護・介護中の事故と法的責任（173）
6 設問に対する解答例（175）
7 今後の課題（175）

13 医療訴訟 ………………………………………………… 179

1 はじめに（179）
2 医療訴訟（182）
3 刑事訴訟および医療と刑事司法（186）
4 関連する諸制度（188）
5 設問に対する解答例（190）
6 今後の課題（191）

14 医師の説明義務 ………………………………………… 193

1 はじめに（193）
2 説明義務の性質（197）
3 説明義務の内容（199）
4 家族・近親者・遺族に対する説明義務（203）
5 医師の説明義務違反と損害の範囲（205）

  6 設問に対する解答例（206）
  7 今後の課題（207）

15 医療安全 ……………………………………………………209
  1 はじめに（209）
  2 医療安全と法律・政策（211）
  3 医療安全の実践（214）
  4 医療安全の組織・仕組み（217）
  5 設問に対する解答例（219）
  6 今後の課題（220）

16 歯科医療 ……………………………………………………223
  1 はじめに（223）
  2 歯科医師法（224）
  3 歯科医業の範囲（228）
  4 歯科診療施設と歯科技工士・歯科衛生士（229）
  5 歯科医療と判例（233）
  6 歯科医師と保険診療（237）
  7 設問に対する解答例（239）
  8 今後の課題（239）

コラム等一覧

1
コラム1　朝日訴訟と堀木訴訟　6
コラム2　パターナリズム　8

3
コラム1　次は「臨床心理士」と「医療心理師」？　30
コラム2　医師と看護師の役割分担　34
コラム3　内診行為と「診療の補助」　34

6
コラム1　看護師の守秘義務　77
コラム2　エレベーター内の会話と秘密の漏洩　77
コラム3　センシティブな医療情報を取り扱う診療場面での守秘義務　78
コラム4　看護記録の法的取扱い　80

7
コラム1　さまざまな死後生殖の可能性　93

8
コラム1　中絶に関する映画　106
コラム2　障害に関する映像　115

10
コラム1　脳死と死の定義　134
コラム2　関西医大カテーテル事件　135
コラム3　ドミノ移植について　142
コラム4　宇和島徳洲会病院事件　143

11
コラム1　脳死者と臨床試験　153
コラム2　特定保健用食品　153

12
コラム1　胃ろう　165
コラム2　介護の定義　168
コラム3　看護師の行政処分　175
コラム4　外国人の看護師および介護福祉士候補の受入れ　177

13
コラム1　「異状死」ガイドライン（抜粋）日本法医学会平成6年5月　187

1 医療と法

　Aさんは、地方都市の××市で暮らしています。近年、心疾患を患いました。××市には市立総合病院があり、地域医療の中心的病院として機能していて、Aさんもその病院の循環器科で病気の治療を行ってきました。ところが、循環器科と産婦人科の医師が病院から去り、専門医を確保できなくなったため、循環器科と産婦人科は閉鎖に追い込まれてしまいました。病院としても産婦人科と循環器科の専門医の確保に努力しているのですが、過酷な勤務条件と待遇も決して良くない地方都市に赴任してくれる医師はなかなか見つからないとのことです。Aさんは、循環器科の医師に診察してもらうために、週1回、3時間かけて県庁所在地にある病院へ行かなければならなくなってしまいました。不便であるし、なにより病状が急変したとき誰が診てくれるのだろうか…と考えると、不安で仕方がありません。

　Aさんは考えました。我々は、憲法で「健康で文化的な最低限度の生活を営む権利」を保障されているのではなかったか。病気の急変におびえ、遠方の病院まで通わなければいけない状況は、この権利が保障されているといえるのか。国や地方公共団体は、この状況を改善するために何か積極的な施策をとるべきではないのか、と。Aさんの疑問にどのように答えるべきでしょうか。

キーワード☞医療提供体制、基本方針、医療計画、健康権
参照条文☞日本国憲法25条、医療法1条の2ないし医療法1条の4、30条の3、30条の4

1 はじめに ～医事法とは～

　医事法学は、医学及び医療に関する事象を法学的に分析し理解するための学問です。医学の歴史は古く、古代ギリシアのヒポクラテスが医学を体系的な学問として構築し、これが今日の医学の祖になったといわれています。また、法学も、古代ローマ時代から存在しているとても歴史のある学問です。しかし、両者を架橋する医事法学が独立した学問として認識されるようになったのはごく最近のことで、日本でも欧米でも1960年代末からです。さらに、「医事法学」やそれに類する科目が大学の授業として設定されるようになったのはもっと最近のことです。医事法学は大変新しい学問なのです。

　では、近年、なぜ医事法学が注目されるようになって来たのでしょうか。様々な要因があると思いますが、ここでは主な理由として3点指摘しておきます。

① 医療の進歩

近年、医事法学の重要性が認識されている最大の理由は、医療や生命科学をめぐる科学技術の進歩が大きくなっているということが挙げられます。従来、医学の領域と法学の領域は互いに独立していて、双方の領域にかかわる問題というのは多くありませんでした。しかし、医療技術や生命科学の進歩により、医学と法学の双方にかかわるような問題が多数提起されるようになりました。そこで提示された問題は、医学、法学、倫理学などといった従来の学問枠組みのみに依存していては容易に解決不可能な問題でした。そこで、医学者と法学者などが集まり、医学と法学とを融合する領域（医事法学）の必要性が認識されるようになったのです。

医事法学をめぐる諸問題の本質の一つは、医療や生命科学が日進月歩であるのに対して、人々の意識の変化や社会制度・法制度の対応が遅いということにあります。法というのは、基本的に社会の人々の意識を前提として成立しています。そして、人々の意識や認識というのは、科学技術の変化ほどには急激に変化できないものです。例えば、脳死状態の者から臓器を取り出し、生体移植を行うという技術は50年以上前から諸外国で行われていました（日本でも1968（昭和43）年に初の脳死に基づく臓器移植が行われましたが、様々な問題が発生しました（和田心臓移植事件））。ところが、日本では脳死という観念がなかなか人々に受け入れられなかったため、法制度としては整備されず、結局わが国で臓器移植法が施行されたのは1997（平成９）年のことです。また、生殖補助医療や終末期医療の問題のように、社会的な結論を未だに提示できていない問題もいくつか存在しています。ここに医事法学が扱うべき課題と、医事法学固有の難しさがあります（生殖補助医療は７章、終末期医療は９章、臓器移植は10章を参照して下さい）。

② 患者の意識の変化

医事法学が注目されるようになった第二の理由は、医学の領域において、法学的思考が必要になったからです。それまでの医療の古い考え方では、医療の目的は患者の治療であって、患者を治療を施すための客体（モノ）とみなしてきた傾向にあります。患者もそれに従ってきました。しかし、今日では、医療はあくまで患者のためのものであり、「医療の主役は患者」という意識が強くなっています。このような意識の変革が進む中で、「患者の何を護るべきなのか」ということが問題となり、医療の領域における法学的思考の必要性が叫ばれるようになったのです。典型例は「患者の権利」に関する議論です。「患者の権利」論は、従来は治療の客体としてのみ扱われてきた患者に権利があることを認識し、医療現場における患者の人格権や自己決定権を尊重すべきであるとしてきました。また、医療事故や医療過誤をめぐる問題、患者の個人情報保護の問題など、医療における法学的な問題が急増しています。このような状況をふまえて、医学と法学との双方にまたがる学問として医事法学の必要性が叫ばれるようになってきたのです（患者の権利については２章、医療情報は６章、医療訴訟は13章を参照にして下さい）。

③ 社会状況の変化

医事法学が注目されるようになった第三の理由は、社会において医療や福祉に対する関心が高くなり、その重要性も相対的に増してきているということを挙げることができます。社会的関心の高まりの前提には少子高齢化社会の進展があります。かつてのような高度成長を望めない状況

で、限られた社会的リソースをいかに効率よく医療や福祉に振り分けるかということが社会的課題として認識されるようになりました。また、近年は喫緊の課題として、(設問にもあるように)医療サービスの質の低下の問題も顕在化してきました。救急医療や産科婦人科医の不足、医師の偏在と地域における医療サービスの低下の問題など、課題で示されたような例には枚挙に暇がありません。医事法学は、他の社会保障論などどともに、これらの政策的課題を考察し、社会に指針を示すための有効な手法の一つとしてその意義が認識されるようになってきたのです。

2 医療と国家

　医療を、国家が関与する公的制度にする必然性は、理論的には全くありません。国家が医療の整備に全く関与しない体制——医療に関する公的制度を整備せずに完全な自由競争のもとで、医療を提供したい者が好き勝手に提供し、患者自身が自由に受けたい医療を選択するという体制——も理論的にはありえます(自由診療に基づく医療行為や、公的資格となっていない医業類似行為などはこの形態に近いといえます)。突拍子もないことを言っているように聞こえるかもしれませんが、小さな政府を志向し、個人の自由を最大限尊重する社会理論(リバタリアニズム)からすると、むしろ当然の考え方になります。

　しかし、少なくとも現在の日本では、そのような選択をしていません。医療に従事する者に対して公的資格を設定するとともに、医療を提供する施設についても法律で様々な規制を行うことで、一定水準の医療を安定的に確保できるシステムを国が構築し運営しています。また、貧富に関わりなく国民が医療を受けられるように公的医療保険制度を整備し、全ての国民が加入するよう義務づけています(国民皆保険制度)。このように、医療制度は、国家の強い関与のもとに運営されています。これは日本に限ったことではありません。世界の多くの国は、医療制度を国家などの公的機関の管理のもとに運営しています。何故でしょうか。それは、主として二つの理由を挙げることができます。

① 福祉国家

　第一に、歴史的な経緯として、福祉国家的政策の一環として医療の整備を国家が担ってきたということがあります。もともと、19世紀の自由市場経済のもとでは、国家は国防や警察などに機能を限定する「夜警国家」であるべきだと考えられてきました。しかし、20世紀に入り、医療や福祉などの社会保障を国家が公的制度として整備することにより、国民全体の福祉を総合的に向上させることが国家の任務と目されるようになりました。これが福祉国家の考え方です。この考え方に従って、社会保障の一環として医療に関する諸制度を国家が整備することになりました。

② 医療の正義

　第二に、国家は、医療の正義を保障することを求められるからです。

　医療は、人々が安心して生活を送るために必要不可欠なものです。先に挙げた、国家が医療に全く関与しない例を想像してみてください。そのような社会で治療が困難な難病に罹患した場合、通常の人なら負担できないほどの莫大な治療費がかかります。もし、あなたやあなたの家族

が難病に罹患した場合、どうしますか？　治療費を払うことができないからといって、治療を諦められるでしょうか。

　実は、この設問には、医療をめぐる重大な二つの価値の衝突が前提とされています。一つは経済的価値であり、もう一つは生命的価値です。治療を諦めるというのは、生命的価値より経済的価値を優先させることです。しかし、我々は、そのような選択を許すことはできないでしょう。それは、我々の一般的な正義感情に反するからです。つまり、医療には何よりも優先されるべき価値として、生命的価値というものが前提とされているのです。このような生命的価値の優越性というのが、医療における「正義」であると言ってもよいでしょう。

　このような生命的価値の優越性——医療の正義——が社会的コンセンサスとなり得るのであれば、社会における公共的存在、すなわち国家は、このような医療の正義を実現するために、医療に関する諸制度を整備し充実することを責務とせざるをえません。つまり、医療の正義を保障すること、このことに国家が医療を積極的に整備する意義があるのです。

3 医事法の総則的規定

(1) 憲法25条の意義

　医事法の最も理念的な内容を示しているのが憲法25条です。25条1項は、「すべて国民は、健康で文化的な最低限度の生活を営む権利を有する」と、国民が健康で文化的な最低限度の生活を営む権利（生存権）を有することを規定しています。そして、25条2項では「国は、すべての生活部面について、社会福祉、社会保障及び公衆衛生の向上及び増進に努めなければならない」と規定して、国民の生存権を保障するための国の責務を定めています。25条2項が国の責務として規定する「社会福祉、社会保障及び公衆衛生」というのは、より具体的には、次のような内容を意味します。

① 社会福祉　社会的弱者を保護するための諸制度。障害者福祉、児童福祉、老人福祉、生活保護など。
② 社会保障　国民が安心して暮らせるための社会的諸制度の整備。国民年金、国民健康保険、介護保険など。
③ 公衆衛生　国民が健康な生活を確保するための諸制度の整備。保健、医療、薬事、食品、衛生、環境など。

　（なお、「社会福祉」や「社会保障」の語が多義的であるため、異なった分類もあります。例えば、社会保障制度審議会では「社会保障制度に関する勧告」の中で、①社会保険、②公的扶助、③社会福祉、④公衆衛生及び医療と分類しています）。

(2) 生存権の法的性格

　生存権規定は、国民の最低限度の生活を国家が保障すべきであることを示した点で、非常に重

要な規定です。しかし、問題点もいくつか指摘されています。第一に、国家が保障すべき「健康で文化的な最低限度の生活」には個人差があり、国家や行政によって画一的に決めることが困難であるということです。人はそれぞれ趣味嗜好が異なり、人によって「健康で文化的な最低限度の生活」の具体的な内容は異なります。このため、例えば生活保護制度によって、国民の最低限度の生活を金銭給付という形で保障しようとしても、生存権を確保するために必要な給付水準が人によって異なってしまうことになります。第二に、第一の点と関連するのですが、例えば生活保護法に基づく金銭給付（給付額は、厚生労働省が定める「生活保護基準」によって定められています。）が生存権を確保するために不十分であった場合、生活保護受給者は、当該生活保護基準を憲法25条に反するとして違憲無効の主張をすることができるのか、という問題が生じてきます。この点は、憲法25条の法的性格をどう考えるかにかかってきますが、考え方として以下の3つの学説があります。

① プログラム規定説

第一の学説はプログラム規定説です。プログラム規定説とは、憲法25条1項の生存権は国の政治的・道義的綱領を示したものに過ぎないという考え方です。プログラム規定説によると、25条1項は政治的・道義的目標に過ぎず、それぞれの国民に対して具体的権利を保障したものではないと主張されます。この説に従えば、生活保護の給付が「健康で文化的な最低限度の生活」を保障するのに不十分であるからといって、給付水準を規定する生活保護法と生活保護基準の憲法適合性を問うことはできなくなります。

② 抽象的権利説

プログラム規定説の考え方では、生存権規定が形骸化しかねません。そこで、プログラム規定説の難点を克服しつつ、生存権を実質的なものにするために抽象的権利説が唱えられるようになりました。抽象的権利説とは、25条1項から具体的な法的権利を直接導出することは不可能であるにしても、国民は、立法等によって生存権を実現するための必要な措置を講じるよう国家に対して求める権利を持っているという考え方です。そして、生存権を具体化するための立法が行われれば、その法律の是非を憲法25条に照らして妥当か否かを判断することができるということになります。生活保護の例で説明すると、生活保護法は憲法25条の生存権を実現するためにあります。したがって、もし生活保護法に基づく生活保護基準が（つまり生活保護費の給付水準が）不十分であれば、憲法25条を根拠してその違憲性を問うことができるということになります。25条を形骸化させない解釈であることから、この説は、法学者の間では通説的立場を有しています。

③ 具体的権利説

具体的権利説は、憲法25条の具体的権利性を認める考え方です。この説に基づけば、生存権を実現するために国が必要な立法等の措置を取らなかった場合、国に対して具体的な立法措置などを求めることができるというものです。例えば、生活保護制度が不十分で国民の生存権の保障が十分とはいえない状況であれば、国に対して例えば、立法措置などを求めるように裁判所に訴えることが可能であるという考え方です。

> **コラム❶ 朝日訴訟と堀木訴訟**
> ① 朝日訴訟　生活保護法に基づいて厚生大臣（当時）が定める生活保護基準が不十分で、支給される生活保護給付では憲法25条に定める健康で文化的な生活水準を維持することができないと主張し、生活保護基準が憲法25条1項に反するとして提起されました。25条の法的性格が争点となりましたが、最高裁判所は、「憲法25条1項はすべての国民が健康で文化的な最低限度の生活を営み得るように国政を運営すべきことを国の責務として宣言したにとどまり、直接個々の国民に具体的権利を賦与したものではない」ので、「何が健康で文化的な最低限度の生活であるかの認定判断は、厚生大臣の合目的的な裁量に委ねられている」（最大判昭和42.5.24民集21巻5号1043項）と判断して、当時の生活保護基準を憲法違反ではないと判断しました。
> ② 堀木訴訟　障害福祉年金を受給していた女性が児童扶養手当の受給を申請したところ、当時の児童扶養手当法に公的年金と児童扶養手当との併給禁止規定があったため申請を却下されました。このため、併給禁止規定が憲法25条および憲法14条に違反するとして提起された訴訟です。この訴訟でも、最高裁判所は、「憲法25条の規定の趣旨にこたえて具体的にどのような立法措置を講ずるかの選択決定は、立法府の広い裁量にゆだねられており、それが著しく合理性を欠き明らかに裁量の逸脱・濫用と見ざるをえないような場合を除き、裁判所が審査判断するのに適しない事柄であるといわなければならない」（最大判昭57.7.7民集36巻7号1235頁）と判断し、併給禁止規定が、憲法25条や14条に違反しないと結論づけました。

(3) 憲法25条と医療法

　憲法25条は、国民の生存権を保障するために、社会福祉、社会保障、公衆衛生の向上・増進を国の責務と定めています。医療に関する点についてより具体的に述べると、国は、公的制度として医療に関する制度の整備を行い、これによって、公衆衛生の向上・増進を行っています。つまり、国は、医療従事者の資格を法定化し公的資格にしたり、医療施設の設置基準を法律で定めて行政の監督下に置くことで、医療従事者や医療施設の水準を確保し、これによって、国民の公衆衛生の向上・増進を図ろうとしているのです。したがって、医事法の体系は、憲法25条の精神に沿った形で制定され運用されなければなりません。

　しかし、憲法25条の規定は、具体的に国が医療に関する制度を制定し運用していくための基準としては抽象的ですし、また、現場で医療に携わる者にとっても行動指針とするにも抽象的すぎます。このため、より具体的に医事法全体の理念が明記されているのが、医療法1条の2から1条の4までの規定です。これらの規定は、憲法25条の理念を医療で活かすためのより具体的な指針となっているのです。

　なお、医療法は、元々は医療施設に関する法律でしたが、医事法全体の理念を法律として明記すべきだということになり、1992（平成4）年に医療法にこれらの規定が追加されたのです（一部規定は、1997（平成9）年及び2006（平成18）年に追加）。このため、医療法は、医療施設に関する法律であると同時に、医事法全体の理念を示した総則的規定を持つことになりました。ここでは、医事法の総則的規定の部分について説明することにします（医療施設の法は4章で説明します）。

(4) 医療提供の理念—医療法1条の2

医療法1条の2第1項は次のように規定しています。

> 第1条の2　医療は、生命の尊重と個人の尊厳の保持を旨とし、医師、歯科医師、薬剤師、看護師その他の医療の担い手と医療を受ける者との信頼関係に基づき、及び医療を受ける者の心身の状況に応じて行われるとともに、その内容は、単に治療のみならず、疾病の予防のための措置及びリハビリテーションを含む良質かつ適切なものでなければならない。

この規定は、医事法の体系において非常に重要な位置を占めています。この規定の意義を以下で説明します。

① 生命の尊重と個人の尊厳

医療法1条の2は「医療は生命の尊重と個人の尊厳の保持を旨とする」と規定しています。医療を提供する際には、「生命の尊重と個人の尊厳の保持」を基本としなければならないということです。この規定は、医療に従事する者に対して最も基本的な心構えを説いているのと同時に、国に対しても、医療提供体制を整備し運営する際の最も基本的な心構えを説いているということができます。

② 「医療の担い手」の位置づけ

医療法1条の2は、「医師、歯科医師、薬剤師、看護師その他の医療の担い手」と規定しています。ここでは「医療の担い手」として、医師、歯科医師、薬剤師、看護師などが並列的に規定されていますが、これは、すべての医療職が原則として対等な立場で、チームとして医療の担い手になることを理念的に示しているのです。各医療従事者は、それぞれの法律では医師・歯科医師の指示の下で診療の補助を行うこととされています。しかしそれは、医師や歯科医師が他の医療従事者の上位に立つことを意味するものではなく、あくまで医療行為を行う際の役割分担をしていると考えるべきです。医師・歯科医師と他の医療職が対等な立場で協力してこそ良い医療を提供することが可能となるのです。

なお、薬剤師については、本規定によって初めて「医療の担い手」と明記されました。薬剤師は、従来、「医療の担い手」というより、社会において薬や毒物を管理する「科学者」的な位置づけが強かったのですが、医薬分業の進展などにより薬剤師にも医療人としての役割が強く求められるようになっています。

③ 医療の担い手と医療を受ける者の信頼関係

医療法1条の2は、「医療は、…医師、歯科医師、薬剤師、看護師その他の医療の担い手と医療を受ける者との信頼関係に基づき」行われなければならないと規定しています。このことは、今日では当然のように思われるかもしれませんが、かつての医療は、医師が患者を「治療のための対象物」と考え、パターナリズム的に患者に接する傾向にありました（コラム2参照）。しか

し、本来、医師を含む医療の担い手と医療を受ける者は対等であるべきで、相互に信頼関係を構築できてこそ、適切な医療が行えると考えるべきです。

　医療の担い手と医療を受けるものとの間で信頼関係を構築するためには、医療を受ける者が、自己がどのような状況におかれていてどのような医療が行われているのかということを十分に理解し、承認していることが前提となるでしょう。この意味で、この規定は、医療法１条の４第２項とあいまって、インフォームド・コンセントを積極的に促すという側面もあります。

コラム❷　パターナリズム（paternalism）

　立場の強い者が、弱い者に対して弱い者の利益になるとして、強権的に弱い者に介入・干渉することをいいます。かつて、医療現場において、医師が患者に対してこのような態度で臨むと批判されてきました。なお、もともとは「父親が子供に対して干渉するような態度」を意味し、パターナリズムの語源は父親（father）のラテン語である patar からきています。

---

④　心身の状況に応じた医療

　医療法１条の２は、「医療は、…医療を受ける者の心身の状況に応じて行われ」なければならないと規定します。当然のことを述べているように思われますが、先に述べたように、かつての医療は、患者を「病気を抱えた対象物」としてしか考えず、個々の患者の状態や事情などにあまり配慮してこなかったという状況がありました。この規定は、このような過去に対する反省の意味も込められています。

　また、患者の心身の状況や事情に応じた医療を行うべきである、ということは、「クオリティ・オブ・ライフ（quality of life）」の考え方や尊厳死の是非といった議論にもつながってきます。かつての医療は、可能な限り寿命を延ばすことを至上命題としてきました。いわば「生命至上主義」ともいうべきそのような医療に対して疑問を呈したものであるともいえます。

⑤　リハビリテーションをも含む総合的な医療

　医療法１条の２は、医療の内容は、「単に治療のみならず、疾病の予防のための措置及びリハビリテーションを含む良質かつ適切なものでなければならない」と規定します。医療は治療だけではありません。人間は健康でいられるのが一番良いわけですから、その意味で疾病の予防というのは非常に重要です。また、治療後のリハビリテーションが適切におこなわれなければ、患者が社会復帰することは困難です。医療が単に疾病を治療するだけに留まらず、予防やリハビリテーションを含む総合的な観点から行われなければならないことを、この規定は示しているのです。

(5)　総合的な医療の提供

　先に述べたとおり、社会的リソースは限られており無限に医療や福祉に注ぎ込むわけにはいきません。したがって、医療機関をその機能によって効率的に配置しなければなりませんし、国民のそれぞれが健康に保つ努力やセルフ・メディケーションも重要になってきます。医療法１条の２第２項では、そのような観点から、「医療は、国民自らの健康の保持増進のための努力を基礎として、医療を受ける者の意向を十分に尊重し、…医療を提供する施設…、医療を受ける者の

居宅等において、医療提供施設の機能…に応じ効率的に、かつ、福祉サービスその他の関連するサービスとの有機的な連携を図りつつ提供されなければならない」と規定しています。

(6) 国・地方公共団体の責務

医療法1条の3は、「国及び地方公共団体は、前条に規定する理念に基づき、国民に対し良質かつ適切な医療を効率的に提供する体制が確保されるよう努めなければならない」と規定し、国や地方公共団体の責務を定めています。この規定は、憲法25条2項の国の責務をより具体的に規定したものということができます。

(7) 医療を担う者の責務

医療法1条の4では、医療を担う者の責務を、具体的に規定しています。基本的には、医療法1条の2で示された「医療提供の理念」を、より具体的に規定したものですが、特に重要な点として、以下の2点をあげることができます。

① インフォームド・コンセント

医療法1条の4第2項は、「医師、歯科医師、薬剤師、看護師その他の医療の担い手は、医療を提供するに当たり、適切な説明を行い、医療を受ける者の理解を得るよう努めなければならない」と規定しています。これは、インフォームド・コンセントについて規定したものです。インフォームド・コンセントが法律で定められたのはこの規定が初めてで、それ自体が意義あることです。しかし、この規定は、患者の理解を得るよう努力すべきであると述べるにとどまっていて（努力義務規定）、医療従事者に対して、患者の理解を得ることを法的に義務づけているものではありません。このため、インフォームド・コンセントの規定としては不十分であるという批判があります（第2章2インフォームド・コンセント参照）。

② 診療に従事する者の責務

医療法1条の4第3項は、診療に従事する者の責務を定め、医師や歯科医師が必要に応じて他の医療機関に患者の紹介や情報提供を行うべきとされました。これは、医療の効率化のために、病院等の各種医療機関が連携して機能分担すべきであるという点が具体的に示されています。

(8) まとめ

医事法は、既にみたとおり、憲法25条の国民の生存権を実現するための国の責務として、国民の公衆衛生の向上・増進のために整備されているものです。そして、医事法の体系の総則的役割をになっているのが医療法1条の2から1条の4の規定です。この医療法1条の2から1条の4までの規定をふまえて、具体的な医事法の体系が展開されているわけです（図1）。

(図1) 医事法の全体像

```
憲法25条　生存権
　　1項：国民の権利（生存権の内容）
　　2項：国の責務（社会福祉、社会保障、公衆衛生の向上・増進）
```
［医事法の体系の基本理念］

```
医療法1条の2～1条の4
　　1条の2：医療提供の理念
　　1条の3：国・地方公共団体の責務
　　1条の4：医療従事者の責務
```
［医事法の体系の基本的考え方・医療を実施する際の原則］

```
医事法（医師法、医療法、薬事法など）
```
［具体的な医事法の内容］

4 医事法の体系

(1) 医事法と公衆衛生法規

　医事法の実定法の体系として、どこまでを含むかは論者によって異なります。ここでは医事法の体系を疾病の予防や国民が健康に生活するための法律群も含むものと広く理解して、医事法の体系を公衆衛生法規と同義であると考え、その上で公衆衛生法規の説明をします。公衆衛生法規は（図2）のような体系になっていますので、以下で順を追って説明していきます。

(2) 一般衛生法規と特殊衛生法規

　まず、公衆衛生法規は、大きく一般衛生法規と特殊衛生法規に分けられます。一般衛生法規というのは、一般の国民に対する衛生法規です。一般衛生法規は、更に公衆衛生法規、医務衛生法規、薬務衛生法規に区分できます。
　一方、特殊衛生法規は、特別な場所における衛生法規で、特殊衛生法規には学校で適用される学校保健法規と、会社などの労働現場で適用される労働衛生法規があります。

(3) 医務衛生法規、薬務衛生法規、公衆衛生法規

　① 医務衛生法規

　医務衛生法規は、国民が病気やけがなどの疾病にかかった際に、治療し健康を回復するための制度を決めている法規です。医務衛生法規には、①医療従事者に関する法規（医師法や薬剤師法など）、②医療施設に関する法律（医療法）、③その他の医療制度を支えるための法規（死体解剖保存法など）があります。

　② 薬務衛生法規

　薬務衛生法規は、薬や毒、麻薬といった人体に大きな影響を与える物質を社会的に管理し、有

(図2) 公衆衛生法規の体系（法律名は略称）

```
公衆衛生法規
├─ 一般衛生法規 ─┬─ 公衆衛生法規
│                │   (1) 保健衛生法規　①地域保健法、②母体保護法、③児童福祉法、
│                │                     ④高齢者の医療の確保に関する法律…
│                │   (2) 予防衛生法規　①感染症法、②予防接種法、③性病予防法、
│                │                     ④エイズ予防法、⑤検疫法…
│                │   (3) 環境衛生法規　①食品衛生法、②水道法、③環境基本法、④廃棄物処理法、
│                │                     ⑤公衆浴場法、⑥理容師法、⑦美容師法…
│                ├─ 医務衛生法規
│                │   (1) 医療関係者に関する法規
│                │       ①医師法、②歯科医師法、③保健師助産師看護師法、
│                │       ④理学療法士・作業療法士、⑤言語聴覚士法…
│                │   (2) 医療施設に関する法規　①医療法…
│                │   (3) その他医務衛生法規
│                │       ①死体解剖保存法、②臓器の移植に関する法律、
│                │       ③医学及び歯学の教育のための献体に関する法律…
│                └─ 薬務衛生法規
│                    (1) 薬事一般に関する法規　①薬事法、②薬剤師法…
│                    (2) 毒物・劇物に関する法規　①毒物及び劇物取締法…
│                    (3) 麻薬などに関する法規　①麻薬及び向精神薬取締法、②覚せい剤取締法…
└─ 特殊衛生法規
     (1) 学校保健法規　①学校保健安全法…
     (2) 労働衛生法規　①労働基準法、②労働安全衛生法…
```

効に活用するための制度を規定する法規です。薬務衛生法規には、①薬の製造・流通・管理について定める薬事一般に関する法規（薬事法、薬剤師法など）、②毒などの製造・流通・管理について定める毒物・劇物に関する法規（毒物及び劇物取締法など）、③麻薬などの製造・流通・管理について定める麻薬などに関する法規（麻薬及び向精神薬取締法、大麻取締法など）があります。

③　公衆衛生法規

　公衆衛生法規は、国民が健康で暮らしていくための諸環境を維持するための制度を規定する法規です。公衆衛生法規には、①社会的弱者を支援したり保護したりするための保健衛生法規（地域保健法や母体保護法など）、②伝染病など病気が伝播するのを予防するための予防衛生法規（感染症法、予防接種法など）、③健康を維持するための環境を整備するための環境衛生法規（食品衛生法、水道法など）があります。

5 医療提供体制

(1) 意義

　医療法は、本章第3節でみた医療提供の理念、また第4章で説明をする医療施設に関する規定の他に、国や地方自治体が医療を提供していく体制を具体的にどのように定めるかということも規定しています。国や地方自治体がばらばらに医療政策を行うのではなく、医療法に基づいて、国や地方自治体が統一的で一貫した医療政策を行うための枠組みを定めています。以下ではその

概要について説明します。

(2) 厚生労働大臣による「基本方針」の策定

　厚生労働大臣は、良質かつ適切な医療を効率的に提供する体制を確保するための「基本方針」を定めるとされています（医療法30条の3）。基本方針は、（表1）に掲げるような事項を定めています。この基本方針は、医療政策の基本的な考え方や方針について定めるもので、国や地方自治体の行政機関は、この基本方針に従って、各種施策を実施することになります。

（表1）基本方針が定めている事項（医療法30条の3）

① 医療提供体制の確保のため講じようとする施策の基本となるべき事項
② 医療提供体制の確保に関する調査及び研究に関する基本的な事項
③ 医療提供体制の確保に係る目標に関する事項
④ 医療提供施設相互間の機能の分担及び業務の連携並びに医療を受ける者に対する医療機能に関する情報の提供の推進に関する基本的な事項
⑤ 医師、歯科医師、薬剤師、看護師その他の医療従事者の確保に関する基本的な事項
⑥ 医療計画の作成及び医療計画に基づく事業の実施状況の評価に関する基本的な事項
⑦ その他医療提供体制の確保に関する重要事項

(3) 都道府県による「医療計画」の策定

　都道府県は、基本方針に即して、かつ、地域の実情に応じて、都道府県における医療提供体制の確保を図るための計画（医療計画）を定めるものとされています（医療法30条の4）。医療計画においては、（表2）に挙げられているような事項を定めることとされています。この中で重要なのは、医療圏を設定し、その医療圏ごとに基準病床数を定めていることです。また、生活習慣病に関する医療機関相互の連携体制の構築や、地域における救急医療や災害医療などに関する方策なども医療計画に事項を盛り込まれています。

　とりわけ、医療圏の設定は、疾病の重さなどにより医療の単位を3段階に区分し、医療機関相互の連携をはかるためのもので、地域医療の骨格を定めるものとなります（表3）。1次医療圏は我々にとって身近な疾病の治療を行うことを想定していて、医療機関としては、近所のかかりつけ医やかかりつけ薬局を想定しています。また、2次医療圏は日常生活圏において通常必要とされる医療を確保する単位として、一通りの医療を提供できるものとして病院や地域医療支援病院などを医療機関として想定しています。地域で必要な病床数（基準病床数）の設定などは、この2次医療圏単位で設定されています。3次医療圏は、都道府県単位（北海道は6つ）として、高度専門医療や特殊な医療を提供できる範囲を想定しています。対応する医療機関としては、特定機能病院が考えられます。

　また、医療計画では、都道府県が国民の生活習慣病（がん、脳卒中、急性心筋梗塞、糖尿病）対策を行うべきとされ、この対策に関する事項や目的などを定めることとされています。

　このように、医療計画によって多層的に医療機関を組み合わせることにより、有効かつ効率的

に医療を提供するための体制づくりが推進されることになります。

(表2) 医療計画が定めている事項 (医療法30条の4)

①	都道府県において達成すべき④及び⑤の事業の目標に関する事項
②	④及び⑤の事業に係る医療連携体制に関する事項
③	医療連携体制における医療機能に関する情報の提供の推進に関する事項
④	生活習慣病その他の国民の健康の保持を図るために特に広範かつ継続的な医療の提供が必要と認められる疾病として厚生労働省令で定めるものの治療又は予防に係る事業に関する事項
⑤	次に掲げる医療の確保に必要な事業に関する事項
	イ　救急医療
	ロ　災害時における医療
	ハ　へき地の医療
	ニ　周産期医療
	ホ　小児医療（小児救急医療を含む。）
	ヘ　イからホまでに掲げるもののほか、都道府県知事が当該都道府県における疾病の発生の状況等に照らして特に必要と認める医療
⑥	居宅等における医療の確保に関する事項
⑦	医師、歯科医師、薬剤師、看護師その他の医療従事者の確保に関する事項
⑧	医療の安全の確保に関する事項
⑨	地域医療支援病院の整備の目標その他医療機能を考慮した医療提供施設の整備の目標に関する事項
⑩	主として病院の病床（⑪に規定する病床並びに精神病床、感染症病床及び結核病床を除く。）及び診療所の病床の整備を図るべき地域的単位として区分する区域の設定に関する事項
⑪	二以上の⑩に規定する区域を併せた区域であつて、主として特殊な医療を提供する病院の療養病床又は一般病床であつて当該医療に係るものの整備を図るべき地域的単位としての区域の設定に関する事項
⑫	療養病床及び一般病床に係る基準病床数、精神病床に係る基準病床数、感染症病床に係る基準病床数並びに結核病床に係る基準病床数に関する事項
⑬	その他、医療提供体制の確保に関し必要な事項

(表3) 医療圏の概要

1次医療圏	ごく近い生活圏 （市町村を想定）	・プライマリーケアが基本。 ・かかりつけ医などが対応。軽症の医療を受け入れる範囲 ・診療所を対応する医療施設として想定
2次医療圏	日常生活圏において通常必要とされる医療を確保する単位 （3－4程度の市町村を一つの単位として想定）	・高度な先端医療、難病治療などを除く、一通りの医療サービスが提供できる範囲 ・病院・地域医療支援病院を想定
3次医療圏	都道府県単位（北海道は6つ）	・高度専門医療など特殊な医療を提供できる範囲 ・特定機能病院を想定

6 設問に対する解答例

　まず確認しておくべきは、国や地方公共団体が何もやっていない訳ではないということです。医療法に基づいて国が「基本方針」を定め、それに基づいて都道府県は「医療計画」を定めています（「基本方針」や「医療計画」では、医師の確保のための方策などが定めれています）。この基本方針や医療計画に基づき、国や地方公共団体は、医療体制の確保と充実に努力しているのです。

　しかし、Aさんは現実に困っているわけですし、一般論としても地域における医師不足は確かに深刻です。となると、国や地方公共団体の努力が足りないのでしょうか。仮に国や地方公共団体の努力が足りないのだとすると、そのせいで国民の健康な生活が脅かされ、生存権の保障が十分ではないということになります。したがって、このことを理由に、国や地方公共団体に対して訴訟を提起するということも理論的には考えられます。

7 今後の課題

　そもそも、地域における医師不足の問題は、法律や国や地方自治体の政策の問題にばかり帰結させることは適切ではないでしょう。第3章にあるとおり、医師をはじめとする医療従事者の数は基本的に増加しているのです（第3章の〈表2〉を参照）。問題は、医師が偏在していることにあります。したがって、これは、社会全体の構造的な問題なのです。我々は直近の問題を解決するためにどのような対策を講じるべきか考えるとともに、中長期的な観点から、我々の医療や社会保障がどうあるべきかを国民全体で真剣に議論しなければならないでしょう。

　なお、設問に関連して述べると、我々の健康を確保するための医療や福祉の充実の必要性を、憲法上の人権として積極的に規定しようという考え方があります。それは「健康権」という考え方で、日本弁護士連合会は、「健康に生きる権利（「健康権」）は、憲法の基本的人権に由来し、すべての国民に等しく全面的に保障され、なにびともこれを侵害することができないものであり、本来、国・地方公共団体、さらには医師・医療機関等に対し積極的にその保障を主張することのできる権利である。」と主張しています（http://www.nichibenren.or.jp/ja/opinion/hr_res/1980_1.html）。健康権を確立した人権と考えるには慎重に検討する必要がありますが、設問のような問題を解決するための一つの考え方であることは確かだと思います。

参考文献

① 中谷瑾子編著『医事法への招待』（信山社、2001年）
② 植木哲『医療の法律学［第3版］』（有斐閣、2007年）

（森元　拓）

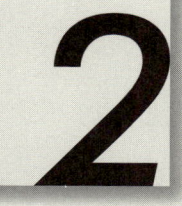

2 患者の権利

　30年来の「エホバの証人」の信者であるXは、T病院にて悪性の肝臓血管腫との診断を受けましたが、当該病院から輸血をしないで手術できないと言われたため、輸血を伴わない手術を受けることができる可能性があるY病院に入院し、肝臓の腫瘍を摘出する手術を受けました。エホバの証人の信者であるXは、宗教上の理由で、いかなる場合にも輸血を拒否するという固い信念を有し、その家族もXの固い意思を尊重しています。他方、Y病院は、外科手術を受ける患者がエホバの証人である場合、当該信者の輸血拒否を尊重し、できるかぎり輸血をしないことにするが、輸血以外には救命手段がない事態になったときは、患者およびその家族の諾否にかかわらず輸血するという方針を採用していましたが、Xの意思を尊重するような素振りを見せていました。医師らは、Xの腫瘍を摘出した段階で出血量が2245ミリリットルに達したことから、輸血をしない限り救命ができないと考え、この方針に従い輸血を行いました。このように医師らが輸血を行ったことが、Xの自己決定権や信教上の良心の侵害に該当する等の理由で、XがY病院を設置・運営する国および手術にかかわった医師らを被告として損害賠償請求を行いました。この請求は認められるでしょうか。

キーワード☞医療父権主義、自己決定権、インフォームド・コンセント、治療拒否、パターナリズム、プライバシー権、人格権

参照条文☞民法90条、415条、709条、710条、715条、国家賠償法1条1項、憲法25条、医師法19条

1 はじめに ～患者の権利～

(1) はじめに

　私達は、病気や怪我をしたときには病院に行って「患者」という立場で診察・治療を受けます。患者は治療してもらうために専門家である医師の診察を求めるものですが、医師に比べて医学的知識もほとんどなく、病気や怪我を治してもらう立場にあるため、どうしても医師に対してお願い・お任せするという姿勢になりがちです。また、医師も自分にすべて任せておきなさいというパターナリスティック（父権主義的）な姿勢になりがちです。しかし、医者任せではなく、自らの生命・身体にかかわることについては自分で決定していくべきであるという姿勢を持つ患者がどんどん増えてくるようになり、このような患者と医師の関係は現代においては崩れつつあります。患者の権利の重要性について認識しているのは、何も患者だけではなく、医療従事者も治療方針決定における患者の役割の重要性を評価していることは、患者側だけでなく、医療者

側も患者の権利やインフォームド・コンセントについての文書を出していることからも窺い知ることができます（ただし、患者側の認識とは多少のずれがあることも指摘されています）。そこで、本章では、まず、患者の権利についての世界的な流れとわが国における患者の権利を求める運動について概観した後、アメリカおよびわが国の裁判におけるインフォームド・コンセントの発展、自己決定権の尊重の流れ、医療情報とプライバシーが問題となった裁判例について説明します。

(2) 欧米における患者の権利

アメリカにおいては、アメリカ病院協会が1973年に『患者の権利章典』を発表しましたが、その中には、患者が自分の診断・治療・予後に関するすべての新しい情報を、十分に理解できる言葉で伝えられる権利、治療拒否権、プライバシーについて配慮を求める権利、自分の治療に関するすべてのコミュニケーションや記録の秘密が保護されることを期待する権利等に関する規定があります。アメリカにおいて、患者の権利拡大の動きについて中心的な役割を果たしてきたジョージ・アナス『患者の権利』の初版は1975年に出版され、2004年には第三版が出ていますが、その内容は、30年間の患者の権利をめぐる周辺事情の変化により大きく変わってきています。アナスは、患者の権利の重要性を強調し、①十分な情報を受けた上での決定、②プライバシーと尊厳に対する権利、③治療を拒否する権利、④救急医療を受ける権利、⑤権利擁護者を持つ権利を中核的権利であると位置付けています（ジョージ・J・アナス『患者の権利』（谷田憲俊監訳）（明石書房、2007）45頁）。

ヨーロッパにおける患者の権利の促進に関する宣言（WHO宣言（1994））は、世界保健機構（WHO）加盟のヨーロッパ諸国により、患者の権利に関するヨーロッパ会議において採択されたものです。これは、各国において医療保障改革が進められている中で、患者の権利を促進する原則と戦略を明らかにするために、ヨーロッパ共通の活動要綱として作成されたものです。WHO宣言において患者の権利の骨子となっているのは、①完全な情報を提供される権利、②すべての医療行為におけるインフォームド・コンセント原理の適用、③診療記録に対するアクセス権、④私生活への干渉禁止、⑤自己の健康に必要なケアを受ける権利、⑥医療サービスの計画および評価に関する参加権です。

一方、1981年に出された世界医師会による患者の権利に関するリスボン宣言（2005年最終修正）にも、①良質の医療を受ける権利、②他の医師の意見を求める権利を含めた、選択の自由の権利、③自己決定の権利、④意識のない患者、⑤法的無能力の患者、⑥患者の意思に反する処置、⑦情報に対する権利（患者が理解できる方法で説明を受けること、医療上の記録に記載されている自己の情報を受ける権利、自己の健康状態について十分な説明を受ける権利、知らされない権利）、⑧守秘義務に対する権利、⑨健康教育を受ける権利、⑩尊厳に対する権利、⑪宗教的支援に対する権利が定められています（日本医師会訳 http://www.med.or.jp/wma/lisbon.html）。

(3) わが国における患者の権利

わが国においては、1984年に患者の権利宣言全国起草委員会により患者の権利宣言案が発表され、患者には、①個人の生命・身体・人格の尊重、②平等な医療を受ける権利、③最善の医療を受ける権利、④知る権利、⑤自己決定権、⑥プライバシーの権利があるという宣言がなされていますが、その中心となるのは「知る権利」と「自己決定権」です。この二つは、長い間続いてきた「先生にお任せします」という父権主義の医療から患者中心の医療への転換を意味するものであり、当時の医療界だけでなく患者となる市民に対しても衝撃的な呼びかけとなったといわれています。マスコミの反応は、大まかに言えば、医師・患者関係の対等化を歓迎するものでしたが、日本医師会の法制部長は、医療において患者にこのような権利を認めることは医師の主体性や裁量を狭めるものであり、医療行為においては医師こそが主体者であるとして批判の立場を表明しました。日本医師会生命倫理懇談会は、1990年1月に「『説明と同意』についての報告」を出し、会員医師に対し、日常診療において「説明と同意」を十分に行うよう呼びかけました（日本医師会雑誌103巻4号515頁、ジュリスト950号149頁）。インフォームド・コンセントのことを「説明と同意」という言葉に置き換えたものであり、医師は患者が理解できるよう分かりやすく説明すべきであるとされています。しかし、「アメリカ式」のインフォームド・コンセントではなく、わが国のこれまでの医療の歴史、文化的な背景、国民性、国民感情などを十分に考えながら、わが国に適した「説明と同意」が行われるべきであるというのが基本的な立場であることや、医師と患者の関係は対等ではなく、医師は指導性と裁量を有するとされていることから、その背景にある考え方は、上記の患者の権利宣言案で提唱された「自己決定権」や自己決定権の前提としての「知る権利」とは異なるもののようです。1991年には、患者の権利宣言運動の流れを承継し、かつ、より広範囲な専門家や市民層を結集した「患者の権利法を作る会」が結成されました。この会は、発足に先立ち、わが国において初めての「患者の諸権利を定める法律要綱案」（略称「患者の権利法案」）を発表しました。この法案は、医療における基本権、国及び地方自治体の義務、医療機関および医療従事者の義務、患者の権利各則、患者の権利擁護システム、罰則という6章から成り立っており、患者の権利各則は、①診療に関する自己決定権、②診療に関して説明および報告を受ける権利、③インフォームド・コンセントの方式・手続に関する権利、④医療機関を選択する権利と転医・入退院を強制されない権利、⑤セカンド・オピニオンを得る権利、⑥医療記録の閲覧謄写請求権、⑦証明書等の交付請求権、⑧個人情報を保護される権利、⑨快適な施設環境と在宅医療および私生活を保障される権利、⑩不当な拘束や虐待を受けない権利、⑪試験研究や特殊な医療における権利、⑫医療被害の救済を受ける権利、⑬苦情調査申立権から成り立っています（2004年改訂版）。この法案は、「同会が前述のWHO宣言採択等の国際的な動きとの直接的な連携を構築しつつ、立法形式においては個別課題に即した柔軟な対応も含めて国会や政府に対する働きかけを継続してきたこともあり、…医療政策に関する立法ないし行政活動においても患者の権利に関わる規定の導入や明確化などを検討する際においても積極的な役割を果たしてきている」と評価されています（池永満「患者の権利を促進する医療政策上の原則と戦略」加藤良夫編著『実務医事法講義』（民事法研究会、2005）624頁）。1997年には、医

療法の第三次改正が行われ、第1条の4に「医師…その他医療の担い手は、医療を提供するに当たり、適切な説明を行い、医療を受ける者の理解を得るよう努めなければならない。」(同条第2項)という努力義務規定が付け加えられました。これは、患者の立場に立った情報提供体制を整えることを目的とするものです。2002年には、衆議院本会議において、坂口厚労相による「健康保険法等改正案」など政府2法案の趣旨説明に続き、民主党議員が、国民が求める医療制度の抜本改革実現にむけた対案である、「医療の信頼性の確保向上のための医療情報の提供の促進、医療に係る体制の整備等に関する法律案」(患者の権利法案)の提案理由の説明を行いました。患者の理解と選択に基づく医療の実現には、医療内容の十分な説明、診療情報の積極的な開示が前提だという指摘がなされ、それに向けた法的整備として「患者の権利法案」の必要性が訴えられました。

2 インフォームド・コンセント

(1) インフォームド・コンセントとは

患者の同意を得ないでなされる手術は患者の身体に対する違法な侵襲行為であるため、医師は患者の同意なく治療を行った場合に、民事上・刑事上の責任を問われることがあります。そこで治療にあたって患者の同意が必要となります。患者の同意の必要性は古くから認識されており、アメリカにおける、1914年のシュレンドルフ判決 (Schloendorff v. Society of New York Hospital, 211 N.Y. 125 (1914)) におけるカードーゾ裁判官の「成人に達し、健全な精神を持つすべての者は、自分の身体に何がなされるべきかを決定する権利がある。患者の同意を得ずに手術を行う医師は、暴行を犯すものであり、その損害を賠償する責任を負う」という言葉は有名です。

インフォームド・コンセントの意義は、患者が当該治療を受けるかどうかを決定するのに必要な情報を提供すること、すなわち、患者が自己決定権を行使するのに必要な情報を医師が提供することにより、患者の自己決定権を保障すること、および、身体の不可侵性 (bodily integrity) の確保にあるといわれています。医師が患者側に説明しなければならない事項とは、大まかに言えば、「病状、治療方法の内容及び必要性、発生の予想される危険、それを行ったときの改善の見込み・程度、行わない場合の予後、代替可能な他の治療法等」です(平林勝政「インフォームド・コンセント〈再論〉」年報医事法学8号58頁 (1993) 70頁)。

インフォームド・コンセントという概念は、アメリカにおいては、裁判例を通じて形成されたものです。20世紀半ばになると、患者には医師が何をしようとしているのかについて知るだけでなく、リスクと利益および、治療しないことを含めた利用できるその他の選択肢に照らして、その医的介入が望ましいかどうかについて決定する権利を有しているかという問題に裁判官が直面するようになりました。これは、同時期に発展した製造物責任および消費者保護に関する法律の影響を受けたものであり、この時期にインフォームド・コンセント原則が確立されました。その昔、ヒポクラテス(紀元前460-375頃)は、医療父権主義 (Medical Paternalism) を推進しており、「患者の将来または現在の症状について何も明らかにすることなく、時折鋭くかつ力強

くしかり、時折気遣いと思いやりをもって慰めよ。」と忠告しました。従って、ヒポクラテスの誓いには、患者に情報を与える医師の義務について何も書かれていません。ヒポクラテスの考え方は、病気のことについて患者に色々と説明をすると患者に精神的な不安を与えて病気の治癒に悪い影響を与えるので、専門家である医師にすべてを任せるのが最善であるというものです。しかし、このような考え方は現在においては既に通用しません。このように、医療裁判を通じて裁判所が積み重ねてきた判例法が、医療父権主義という伝統的な医療慣行に異議を唱え、患者の自律権、自己決定権尊重の方向に向かって動いていったのです。

(2) わが国の医療裁判におけるインフォームド・コンセントの発展

わが国の医療裁判においてインフォームド・コンセントはどのように発展してきたでしょうか。治療を行うためには患者の同意が必要であるという同意原則は、古くから承認されていました（長崎地裁佐世保支判昭和5年5月28日司法研究18輯246頁。子宮周辺部の癌摘出についての同意のもとで、子宮及びその付属器まで摘出したことは同意を欠き、違法であるとされました）。インフォームド・コンセントについては、1965年の唄孝一による「治療における患者の意思と医師の説明」という論文（西ドイツにおける判例・学説紹介）や1976年の新美育文による「医師と患者の関係―説明と同意の法的側面」という論文（アメリカにおける判例紹介）による問題提起がなされ、このような学界の状況を反映して、インフォームド・コンセントに言及する裁判例が登場してきました。例えば、同意なき乳腺摘出手術の違法性に関する東京地判昭和46年5月19日判時660号62頁は、同意の前提として医師による病状及び手術の必要性についての説明が必要であると判示し、舌癌摘出手術の違法性に関する秋田地大曲支判昭和48年3月27日判タ297号275頁は、手術内容や予後について説明をしないまま行われた舌癌摘出手術は違法であると判示しました。患者の同意の前提としての医師の説明義務を肯定した最初の最高裁判決は1981年に出されました（最判昭和56年6月19日判タ447号78頁（いわゆる「頭蓋骨陥没骨折開頭手術」事件））。この判決においては、10歳の子どもの開頭手術をめぐる医師の説明が不十分であったとして、この亡くなった子の両親が説明義務違反を理由として損害賠償を請求しましたが、最高裁は、医師には、「右手術の内容及びこれに伴う危険性を患者又はその法定代理人に対して説明する義務があるが、そのほかに、患者の現症状とその原因、手術による改善の程度、手術をしない場合の具体的予後内容、危険性について不確定要素がある場合にはその基礎となる症状把握の程度、その要素が発現した場合の対処の準備状況等についてまで説明する義務はない」として請求を棄却しました。この事件は緊急性のある事例であったため、説明すべき内容が限定されていますが、少なくとも、医師に手術の内容およびこれに伴う危険性を説明する義務があるということを認めた点において重要な意義を有しています。この判決の後、説明義務の細部につき議論が進化していくこととなります（医師の説明義務については14章を参照のこと）。

3 患者の自己決定権

(1) 宗教上の理由による輸血拒否のケース

　以上のように、医師は、患者が当該治療を受けるかどうかを決定するのに必要な情報を患者に説明し、患者の同意を得なければなりません。それでは、説明をすることにより、患者が、医学的に推奨される治療法を拒否あるいは選択しない可能性がある場合にも同様でしょうか。例えば、設問のように、宗教上の理由からいかなる場合にも輸血を拒否するという固い意思を有しているような特殊な事例の場合に、医療関係者はどのような説明をしなければならないでしょうか。この難しい問題に関して判断したのが、いわゆる「エホバの証人」輸血拒否事件判決（最判平成12年2月29日民集54巻2号582頁）であり、設問はこの判決を題材にしています。第一審の東京地裁判決では、本件輸血が原告の意思に反するものであっても、社会的に正当な行為であることから違法性がないとして、Xの請求が棄却されました（民集54巻2号582頁）。輸血以外には救命手段がない事態になったときは、患者およびその家族の諾否にかかわらず輸血するというY病院の方針を医師らが説明しなかったことについては、以下のような判断がなされています。Xの宗教上の信念は強く、仮に輸血以外には救命手段がない事態になったときには輸血すると明言すれば、Xが手術自体を拒否する蓋然性が高く、手術をしなければ死に至る病気の場合には、このような手術拒否により患者が死亡することとなる。医師は、病院の方針について誠実に説明をするという対応だけでなく、患者の救命を最優先し、手術中に救命方法がない事態になれば輸血をするとまで明言しない対応をすることも考えうる。そして、後者の対応を選んでも、医師には救命義務が課せられていることから、直ちに違法性があると解することはできない。この場合に違法性があるか否かは、「患者と医師の関係、患者の信条、患者及びその家族の行動、患者の病状、手術の内容、医師の治療方針、医師の患者及びその家族に対する説明等の諸般の事情を総合考慮して判断」するべきものであるという判示がなされ、本件においては、医師らがXの輸血を受け入れないという意思を認識した上で、その意思に従うかのように振舞ってXに本件手術を受けさせたことが違法であるとは解せられないし、相当でないともいうことができないとしました。東京地裁判決においては、生命を保護するという医療の役割が強調されているのです。これは、Xが輸血以外に救命方法がない場合でも輸血をしないという特約に合意したという主張をしたことに対して、このような特約は、医師の救命義務および生命がもつ崇高な価値に照らし、それが宗教的信条に基づくものであったとしても、公序良俗に反して無効である（民法90条）と判示していることからも明らかです。

　これに対して、Xが控訴し、控訴審の東京高裁では、輸血以外に救命手段がない事態になれば輸血するとの治療方針を説明しなかったことが説明義務違反に該当し、違法であるとされ、Xの被った精神的苦痛を慰謝するために50万円の慰謝料が与えられました（東京高判平成10年2月9日高民集51巻1号1頁。なお、裁判の途中でXが亡くなったため、その相続人らがこの訴訟を受け継いでいます。）これに対して国側および相続人ら双方から上告がなされましたが、最高裁

は上告を棄却し、以下のように判示しました。「…患者が、輸血を受けることは自己の宗教上の信念に反するとして、輸血を伴う医療行為を拒否するとの明確な意思を有している場合、このような意思決定をする権利は、人格権の一内容として尊重されなければならない。」Xがいかなる場合にも輸血を受けないで手術してもらえるだろうという期待をもってY病院に入院したことを本件医師らが知っていたという事実関係の下では、医師らは、「手術の際に輸血以外には救命手段がない事態が生ずる可能性を否定し難いと判断した場合には、Xに対し、医科研（筆者注：Y病院）としてはそのような事態に至ったときには輸血するとの方針を採っていることを説明して…本件手術を受けるか否かをX自身の意思決定にゆだねるべきであったと解するのが相当である。」しかしながら、医師らはこのような説明を怠ったことにより、Xが輸血を伴う可能性のあった本件手術を受けるか否かについて意思決定をする権利を奪っており、Xの人格権を侵害したものであるから、Xがこれによって被った精神的苦痛を慰謝する責任を負う。

　このように、本判決では、宗教上の理由で、患者がいかなる場合においても輸血を受けることを拒否する意思を有していることを医師側が知っている場合には、輸血以外に救命手段がない場合には輸血するという方針を説明する義務が医師らにあるとしました。それは、そのような説明をしていれば、このような信念を有する患者は、いかなる場合にも輸血をしない方針を採用する他の医療機関を選択することが可能だったのにそれができなかったからです。このように、輸血を拒否すれば死ぬ可能性が高い場合においても、最高裁は患者の宗教上の信念に基づいて意思決定をする権利を尊重し、必ずしも生命を保持するという必要性を理由として、説明の有無を医師の完全なる裁量に委ねてはいません。このような裁判所の姿勢は、患者に対する医師のパターナリスティックなかかわり方よりも患者の自己決定権を重視するという流れを反映しているといえます。なお、ここで一つ留意しておかなければならないのは、最高裁が、医師に対して患者の求める治療法（ここでは、輸血しなければ救命できない場合でも輸血しないこと）に従わなければならないという判示をしたわけではないということです。例えば、エホバの証人が免責証書を提出したとしても、患者の求める治療法に従って無輸血で手術をした結果、輸血していたら救命できた患者が亡くなった場合には、医師が刑事上の責任を問われる可能性もないとはいえないし、患者の家族がエホバの証人ではなく、患者の意向を尊重しない場合には、損害賠償請求をされる可能性もあります。最高裁は、患者の自己決定権、治療法を選択する権利を尊重するための前提として、病院の方針を説明すべきであったということを問題にしたのであり、医師らがXの輸血を受け入れないという意思を認識した上で、その意思に従うかのように振舞ってXに本件手術を受けさせたことが、人格権の一内容として尊重されるべきである、本件手術を受けるか否かについて自分で意思決定をする権利を侵害していると判示したのです。（なお、最高裁においては、自己決定権という文言は使用されていません。）

(2) 未確立の治療法についてのケース

　一定の要件の下、確立されていない治療法について説明する義務が医師にあると判示した最高裁判決も出ています。最判平成13年11月27日（民集55巻6号1154頁。いわゆる「乳房温存療法事

件」。その詳細については、13、14章参照）は、患者の治療方法選択権を認めたため、自己決定権の内実を豊富にしたと評価されています（飯塚和之「患者の自己決定権と司法判断―近時の最高裁・説明義務判決をめぐって」湯沢雍彦＝宇都木伸編『人の法と医の倫理』（信山社、2004）275頁）。この最高裁判決は、未確立の療法については、原則として説明義務を負わないことを確認しつつ、「①当該療法（術式）が少なからぬ医療機関において実施されており、②相当数の実施例があり、③これを実施した医師の間で積極的な評価もされているものについては、④患者が当該療法（術式）への適応である可能性があり、かつ、⑤患者が当該療法（術式）の自己への適応の有無、実施可能性について強い関心を有していることを医師が知った」（番号は筆者による）という５つの要件を充たせば、説明義務が発生するとする点にその重要性があります。そして、この最高裁判決が提示する例外要件は、必ずしも乳房温存療法の場合にのみ限定されるものではなく、その他の新規の治療法の場合でも、上記の5要件を充たせば、説明義務が生ずると解されています（飯塚、281頁）。ただし、ここでも、医師が患者の選択した治療方法に従わなければならないというわけではないことに注意すべきです。乳房温存療法事件においても、最高裁は、胸筋温存乳房切除術が患者にとって最適応の術式であると医師が考えている場合に、「その考え方を変えて自ら乳房温存療法を実施する義務がないことはもちろん」であると判示しています。

　患者のインフォームド・コンセントを得るための前提としての説明義務の内容は、個々の事例によってその具体的内容が異なるものの、「患者が当該治療を受けるかどうかを決定するのに必要な情報」とされています。また、患者の自己決定を保障するという観点から、説明の相手方は、原則として患者本人とされています。患者の生命を救済するという医療の役割も大切ですが、判断能力のある患者については、そのような患者の自己決定権を尊重することがより重視されてきており、今後も益々重要になってくるものと思われます（説明義務に関する最近の最高裁判決については、14章を参照のこと）。

4 設問に対する解答例

　設問からは、輸血をしなければ救命できない状況になっても輸血をしないという医師と患者との間の特約があるかについて定かではありませんが、少なくとも医師にはそのような特約に拘束される意思はなく、この点については意思の合致がないと考えることができます。従って、医師は特約に拘束されることはなく、自らの医師としての良心や職業倫理に反して患者の望む治療を行う必要はないということになります。ただ、医師はXの希望も知りながら輸血を行っています。医師がこのような状況の下で輸血を行ったことをどのように評価すべきでしょうか。東京地裁のように、医師には救命義務があるとして、患者の意思に反して輸血を行ったこと自体には違法性はないと解することもできるし、患者の意思に反して輸血を行ったこと自体が違法であり不法行為を構成する可能性があると解することもできます。さらに、患者の意思に反して輸血を行ったことそれ自体には違法性がないと解したとしても、輸血を行う前提として、輸血をしなければ救命できない場合には患者の承諾を得ずに輸血するというY病院の方針についての説明が

適切になされず、Xが説明を受けていたならば手術自体を拒否するか転医するという決定をできたのにそれができなかったということが、人格権の一内容としての患者の自己決定権を侵害したとして違法性があると解することもできます。違法性があるとされる場合には、債務不履行（民法415条）ないし不法行為（民法709条、715条）の他の要件を充たせば、損害賠償請求が認められます。次に、輸血をしたことにより患者の生命が助かったため、経済的な損失は生じていないことから、何が損害となっているかということについても考えなければなりません。患者の意思に反して輸血を行ったことが違法であるという立場からは、輸血が患者の意思に反していることと患者の同意なく輸血を行ったことが問題とされ、患者の自己決定権と身体の不可侵性の両方が侵害されていると考えることができます。これに対して、輸血の前提として適切な説明がなされずに自己決定権が侵害されたが、本件の状況下では輸血したこと自体には違法性がないという立場に立てば、損害は自己決定権侵害ということになるでしょう。

5 医療情報の第三者への開示

(1) HIV感染情報の第三者への開示

　診療情報を本人の同意を得ずに第三者に教えることにはどのような問題があるでしょうか（個人情報保護法については6章を参照のこと）。例えば、就職するに際して本人の同意なくHIV抗体検査を行い、その情報を本人ではなく使用者となるべき者に伝えた結果、使用者が採用を見合わせたような場合には、本人の同意なく検査を行ったこと、および本人の診療情報を本人の同意なく第三者に伝えたことに違法性がないでしょうか。これらの点が問題となったのが、東京地判平成15年5月28日（判タ1136号114頁）です。Xは警視庁の警察官採用試験に合格し、警察学校への入校手続きを済ませて巡査に採用されましたが、採用後に警察病院が行った血液検査に含まれていたHIV抗体検査の結果が陽性であり、その結果が警察病院から直接Xの上司に伝えられたため、上司から辞職を勧告され、辞表を提出したというものです。上司はXに対して、XはHIV抗体検査陽性であり、免疫力が相当低下しているため仕事の継続が困難であると説明したため、Xは茫然自失となり、辞表を提出しました。しかし、Xが後日他の病院においてHIV抗体検査を受けたところ、Xは陽性であるが通常の就労は可能であるという診断を受けました。そこで、XはHIV抗体検査陽性であることを理由として辞職を強要されたのではないかという強い疑いを抱き、警察学校の設置主体である東京都（Y1）に対して、(i)警察学校がXに無断でHIV抗体検査を行ったこと、(ii)およびHIV抗体検査陽性を理由に事実上辞職を強制したことが違法であるとして、国家賠償法1条1項に基づき損害賠償請求をするとともに、警察病院を設置・運営する財団法人（Y2）に対して、(iii)検査につきX本人の意思を確認しなかったこと、および検査結果を本人の同意なく警察学校に通知したことが違法であるとして、民法709条、710条に基づき損害賠償請求を行いました。

　東京地裁は、(i)の点について、一般論として、HIV感染者に対する偏見が根強く残っている状況において、「個人がHIVに感染しているという事実は、一般人の感受性を基準として、他

者に知られたくない私的事項に属するものといえ、人権保護の見地から、本人の意思に反してその情報を取得することは、原則として、個人のプライバシーを侵害する違法な行為」であるとしました。ただし、労働者の健康維持を目的とする労働安全衛生法66条の趣旨および労働契約の目的を考えるならば、HIV抗体検査の実施が許されるべき場合もあるとして、「採用時におけるHIV抗体検査は、その目的ないし必要性という観点から、これを実施することに客観的かつ合理的な必要性が認められ、かつ検査を受ける者本人の承諾がある場合に限り、正当な行為として違法性が阻却されるというべきである」としました。そして、本件において検査の実施が許されるかという点に関しては、HIV感染の事実から当然に警察官の職務に適しないとはいえないことや、労働安全衛生法66条の趣旨からも、その必要性は認められず、Xの承諾も得ていないことから、Xのプライバシー権を侵害する違法な行為であると判示しました。(ⅱ)の点についても違法な公権力の行使であることが認められ、Y1は国家賠償法1条1項に基づく責任を免れないとしました。(ⅲ)の点については、警察病院は相当程度の規模を有する総合的医療機関であるから、HIV抗体検査実施の際には、被検査者の同意を得ること、保健指導、カウンセリングの実施、プライバシー保護、感染者への適切な医療の提供などに配慮すべきであるにもかかわらず、実施および結果通知に関し、本人の同意の有無の確認等を一切行わず、「漫然と検査を実施し、その結果を伝えたものであるから、この警察病院職員の行為は、故意または少なくとも重大な過失により、Xのプライバシーを侵害する違法な行為として、不法行為に該当する」と判示しました。(なお、慰謝料の額は、Y1が300万円、Y2が100万円であると認定されました。)

　HIV感染に関する情報の開示については、この他にも歯学部学生のHIV感染に関する情報の開示に関する判決があります（東京地判平成11年2月17日判時1697号73頁）。これは、HIVに感染している歯学部学生が歯学部長らに感染の事実と学業継続の意思を伝え、歯学部内で歯科臨床実習への参加の可否について検討している最中に、歯学部教授が行った電話での問い合わせに対し、同大学医学部教授（主治医ではないが、主治医とともに治療に関わっていた者）が当該学生の同意を得ることなくそのカルテの記載に従って病状と検査データの概要を説明したというものです。本件でもHIV感染に関する患者の情報を本人の同意なく第三者に開示したことが問題となりましたが、本件では当該開示が正当な理由に基づくものであるとされました。これは、本件開示の動機、動機の正当性、本件開示に係る双方の立場、本件開示に係る情報の秘密性について検討した結果、当該病状と検査データの概要が、Xが感染者であることを既に知っている者に知られてもXに格別の不利益をもたらすとはいえなかったことが認定されたからです。本件では、診療契約上の守秘義務違反について以下のように判示されました。「医療従事者は患者に対し、診療契約上の付随義務として、診療上知り得た患者の秘密を正当な理由なく第三者に漏らしてはならない義務を負う。」特に、「HIV感染者の病状、特に免疫機能に関する情報は秘密性が非常に高いということができ、したがって、HIV感染患者の診療に携わる医療従事者は、その患者の診療上知り得た右のようなHIV感染者の病状については、診療契約上相当高度な守秘義務を負うというべきであり、正当な理由がないのに右データを第三者に漏らした場合には、診療契約上の債務不履行責任を負うものというべきである。」

(2) 遺伝情報の第三者への開示

　HIV抗体検査の結果だけでなく、前述の通り、診療情報を正当な理由なく第三者に開示することは許されませんが、遺伝情報を本人の同意なく血縁関係のある家族に開示することの是非について最近議論がなされています。例えば、遺伝性があるが、早期発見と治療をすれば治癒が可能な病気の患者の家族に対して、患者の同意がなくても、家族に対してその病気を遺伝している危険性を知らせるべきであるかという問題です。遺伝情報には、患者本人だけでなく家族に関するものであるということ（血縁者間共有制）と、感染症等の病気とは性質が異なり、遺伝子の配列を変えることはできないという点（生涯不変性）に特徴があります。アメリカにおいては、この問題をめぐりいくつか裁判例があります。患者の遺伝情報を第三者に漏らすことは、遺伝病の場合にも原則として禁止されていますが、遺伝情報は家族にもかかわっているという性質を有していること、および、「家族関係」という特別な性質を考慮し、限定された範囲の家族にとって当該情報を知る「やむにやまれぬ必要」がある場合にのみ例外として秘匿義務違反が正当化される場合があるとされています。「正当な理由」ではなく「やむにやまれぬ必要」という厳格な理由が必要なのは、前述の通り遺伝情報は生涯変わることがなく、高度のプライバシー情報であるからです。また、遺伝情報の場合に気をつけなければいけないのは、患者の家族が必ずしもその情報を知りたいとは望んでいないということです。つまり、「知らないでいる権利」も考慮に入れなければなりません。この要素も考慮に入れるとするならば、患者のプライバシー権と将来発生するだろう回避可能な害を避けることのできる家族の利益を比較衡量した上で医師の患者情報秘匿義務の例外を認めるかという構図ではなく、さらに、家族の利益の所で当該家族の「知らないでいる権利」についても考えなくてはならないため、問題が複雑化するという指摘がなされています（永水裕子「医師の情報秘匿義務と遺伝情報の家族への開示－アメリカ法を素材として」甲斐克則編『遺伝情報と法政策』（成文堂、2007）153頁）。（遺伝情報をめぐっては、さらに、それを利用して生殖上の選択をすることの是非が問題となりますが、この問題については8章を参照のこと）。

6 今後の課題 〜医療を受ける権利〜

　個々の患者医師関係における自己決定権、説明を受ける権利については裁判例の積み重ねにより保護されるようになってきています。これは、医療を受けた結果とともに生きていくのは患者であるという認識が広まってきて患者の権利意識が向上したことの表れであるともいえます。今後の課題としては、裁判外の紛争解決処理、医療の安全を確保・促進するための制度作り（これについては15章参照のこと）が挙げられます。

　この他にも、医療を受ける権利自体、すなわち医療へのアクセス権を確保するための体制作りが今後の課題として挙げられます。医療を受ける権利については、憲法25条で国がその権利を保障することに努めなければならないと規定されていますが、公立病院の閉鎖や医療の地域格差が

近年とみに多く発生し、マスコミに取り上げられるようになってきています。また、国民皆保険といいながらも、保険料を支払えなかったため保険証を取り上げられてしまった人が病気になったときに受診を抑制し、病気を悪化させるという問題もあります。中学校を卒業するまでの子どもについては、個別に保険証を発行することによって受診抑制が起こらないようにする措置が最近とられるようになりました（朝日新聞2008年12月10日夕刊）。救急医療と受け入れ拒否（たらい回し）の問題は最近特に注目を集めていますが、決して新しい問題というわけではなく、これまでにも受け入れ拒否をされた人の遺族が損害賠償を求めて民事訴訟を起こすケースがありました。例えば、神戸地判平成4年6月30日（判時1458号127頁、判タ802号196頁）は、救急車が交通事故にあった人を第三次救急医療機関に運ぼうとしたところ、病院側が脳外科医と整形外科医が宅直であることを理由に受け入れを拒否したため、他の病院に収容されたが、死亡したというケースです。受け入れ拒否により適切な医療を受ける法的利益を侵害されたとして、その遺族が当該第三次救急医療機関の開設者である市に損害賠償を請求しました。これに対して、神戸地裁は、医師法19条1項の応招義務は公法上の義務であるから、医師が診療を拒否したとしても、それが直ちに民事上の責任に結びつくものではないとしつつも、「応招義務は患者保護の側面をも有すると解されるから、医師が診療を拒否して患者に損害を与えた場合には、当該医師に過失があるという一応の推定がなされ、同医師において同診療拒否を正当ならしめる事由の存在…を主張・立証しない限り、同医師は患者の被った損害を賠償すべき責任を負う」として、過失の推定がなされるという判示がなされました。そして、病院も医師と同様の診療義務を負うとして、診療拒否は当該病院における組織活動全体の問題であり、組織上の過失であるとされました。その上で診療拒否の正当事由の有無については、確かに脳外科医と整形外科医が宅直でしたが、外科医は在院しており、当該患者を受け入れたとしても同人に対して治療を行うことは人的にも物的にも可能であったとして、正当事由はないとしました。救急患者はできる限り受け入れるべきですが、受け入れのための人的・物的資源が不足している状況の下で医療従事者や医療施設にだけ責任を押し付けて無理な負担を強いることは妥当ではありません。人的・物的資源の拡充に向けた早急な対策が国や地方公共団体に求められていますが、問題はそう単純ではなく、簡単に解決するものではありません。例えば、NICU（新生児集中治療室）の満床を理由に救急患者である妊婦の受け入れが行われなかった事件が報道されています。NICUには重症児が入院していますが、彼らのうち将来重篤な障害が残る可能性の高い者を選んで治療を中止したり、退院させることが認められるでしょうか。あるいは、人工呼吸器につないでおけば長く生きられる可能性があるが、人工呼吸器を外したら数時間で死んでしまう患者の場合はどうでしょうか。しかも、その理由がベッドの空きを作るためだとしたらどうでしょうか。皆さんは絶対にそのような理由で治療を中止することは認められないと言うでしょうし、おそらくその判断は多くの人の共有するところですが、目の前にいる人の生命を守らなければいけないとしても、それによって救急患者として受け入れられず適時に治療を受けられなかった人の生命が失われる可能性が出てくるという問題が出てきます。ここには限りある医療資源をどのように利用していくかという問題があり、その背景には、前者の生命と後者の生命を比較して価値の差を設けることが許されるのかとい

う難しい倫理的問題があることを忘れてはなりません。ただ、実際にはこのような倫理的問題だけでなく、重症児が退院した後の受け皿がないという問題も絡んでおり、問題はより複雑です。厚生労働省の研究班の調査によると、NICU に１年以上入院している子どもは全体の3.8％になるそうです。退院できない理由としては、「症状が重い」等の医学的原因が34％、在宅医療の担い手がない等「家族の都合」が24％、「療育施設の不足」が22％だということで、退院が望ましいとされる場合であっても退院後の受け皿がない場合があることが浮彫にされました（朝日新聞2009年２月１日朝刊）。現在、文部科学省が、国立大学病院の周産期医療体制を充実させるため、すべての国立大学病院に NICU を作り、さらに NICU のある国立大学病院の NICU のベッド数を増やそうと計画していますが、ベッド数を増やすということは専門の医療従事者の数を増やすことをも意味します（朝日新聞2008年12月５日夕刊）。これは、一朝一夕には解決できる問題ではありませんが、少しずつ事態を改善していかなければなりません。

参考文献
患者の権利一般について
① 手嶋豊『医事法入門（第２版）』（有斐閣、2008）
② ロバート・B・レフラー『日本の医療と法』（長澤道行訳）（勁草書房、2002）
③ 患者の権利オンブズマン『医療事故・カルテ開示・患者の権利』（明石書房、2001）
④ 池永満『患者の権利（改訂増補版）』（九州大学出版、1997）
⑤ 加藤良夫編著『実務医事法講義』（民事法研究会、2005）
⑥ 畔柳達雄他編『医療の法律相談』（有斐閣、2008）
⑦ 岩田太編『患者の権利と医療の安全』（ミネルヴァ書房、2011）

インフォームド・コンセントについて
① 唄孝一「治療行為における患者の承諾と医師の説明―西ドイツにおける判例・学説」『医事法学への歩み』（岩波書店、1970）３頁（『契約法体系Ⅶ補巻』（1965）66頁以下）
② 新美育文「医師と患者の関係―説明と同意の法的側面(1)―(3)」明治大学法政論集64号67頁、65号182頁、66号149頁（1976）
③ 手嶋豊「インフォームド・コンセントと説明義務」伊藤文夫＝押田茂實編『医療事故紛争の予防・対応の実務―リスク管理から補償システムまで―』（新日本法規、2005）63頁
④ 「インフォームド・コンセント」『生命倫理百科事典』（丸善株式会社、2007）

関連ホームページ
① 患者の権利オンブズマン　http://www.patient-rights.or.jp/
② 患者の権利法要綱案　http://homepage.mac.com/kyushudogolo/kenriho/framepage.html

（永水裕子）

3 医療従事者

設問

看護師Aは、患者Xから「処方してもらっている薬が切れたので、すぐに追加して欲しい」と頼まれました。Aは、「薬を処方してもらうには医師が診察し、院内処方せんを交付してもらい、薬剤師に調剤してもらわなければならないので、まずは先生の診察を受けて下さい」と答えました。ところが、Xは「身体がつらいので今すぐ薬がほしい。それに、医者に前に診てもらったときと病状も変わらないので、わざわざ診てもらわなくてもいい」と言いました。たしかにXの言うとおり病状は安定していて、同じ薬でよさそうです。担当医師も忙しそうで、処方せんを出してもらうためだけに医師の手を煩わすのもなんだか悪い気がするとAは思いました。Xのように特に問題が起きそうにない患者であれば、医師や薬剤師の手を煩わせることなく看護師が薬を交付できれば便利なのに、そもそも、なぜ処方せんを出してもらうためだけでも医師に診察してもらわなければならないのでしょうか。面倒ではないでしょうか。

キーワード☞医師の業務、看護師の業務、チーム医療、業務独占、診療の補助
参照条文☞医師法17条、保健師助産師看護師法37条

1 はじめに ～医療従事者の資格と業務～

(1) 医療従事者の種類と周辺職種

　第1章でみたように、25条1項に規定する国民の生存権を保障するために、国は、社会福祉・社会保障・公衆衛生の向上・増進につとめなければいけないと規定されています（憲法25条2項）。医療従事者は、そのために、いわば最前線で活動する立場にあります。医療従事者の法は、最前線で活動する医療従事者の資格や業務、法的責務などについて定め、国民に質の高い医療を提供することを目的としています。

　医療現場では様々な職種の人々が活動しています。そして、職種ごとに求められる資質や法的責務が異なります。このため、医療従事者は、（表1）のように基本的に職種ごとに異なる法律に規定されています。このように多数の法律に規定されているのは、それぞれの医療職が、社会的ニーズや医療技術の進歩に基づいて徐々に国家的資格化され、そのたびに新たに法律を制定しているからです。逆に、臨床心理士や音楽療法士など国家資格化されていない職種もあります。これらの職種も、社会的機運が高まれば国家資格として法定化される可能性があり、その場合は、医療従事者の法もさらに増加することになります。

(表1) 医療従事者と法

法律	規定されいている資格
医師法（1948(昭和23)年）	医師
歯科医師法（1948(昭和23)年）	歯科医師
薬剤師法（1960(昭和35)年）	薬剤師
保健師助産師看護師法（1948(昭和23)年）	保健師、助産師、看護師、准看護師
臨床検査技師等に関する法律（1958(昭和33)年）	臨床検査技師、衛生検査技師
理学療法士及び作業療法士法（1965(昭和40)年）	理学療法士、作業療法士
診療放射線技師法（1951(昭和26)年）	診療放射線技師
歯科衛生士法（1948(昭和23)年）	歯科衛生士
歯科技工士法（1955(昭和30)年）	歯科技工士
臨床工学技士法（1987(昭和62)年）	臨床工学技士
義肢装具士法（1987(昭和62)年）	義肢装具士
救急救命士法（1991(平成3)年）	救急救命士
言語聴覚士法（1997(平成9)年）	言語聴覚士
視能訓練士法（1971(昭和46)年）	視能訓練士
あん摩マツサージ指圧師、はり師、きゆう師等に関する法律（1947(昭和22)年）	あん摩マツサージ指圧師、はり師、きゆう師
柔道整復師法（1970(昭和45)年）	柔道整復師

コラム❶ 次は「臨床心理士」と「医療心理師」？

　医療に関する国家資格は、医療の高度化や医療に対するニーズの多様化に対応するために、徐々に増加してきました。次に国家資格となるだろうといわれているのが、患者の心理的カウンセリングなどを行う心理学系の職種だといわれています。実際、2005年には「臨床心理士」と「医療心理士」を国家資格として新たに創設する法案がまとめられました。結局、関係団体などとの調整がつかず国会に法案を提出するのは見送られましたが、心理学系の職種の社会的ニーズは高く、条件が整えば近い将来、公的資格になるかもしれません。

　なお、主な医療従事者数の推移を（表2）にまとめました。ここからもわかるとおり、各医療職は、基本的に増加傾向にあります。他の業種と比較しても、これだけ増加している業種は他に見当たりません。高齢化社会を迎え、医療従事者に対する需要が大きくなっていることを反映しているものと考えられます。

(表2) 主な医療従事者数の推移

年	医師	歯科医師	薬剤師	保健師	助産師	看護師	准看護師	歯科衛生士	歯科技工士
1996	240,908	85,518	194,300	31,581	23,615	544,929	383,967	56,466	36,652
1998	248,611	88,061	205,953	34,468	24,202	594,447	391,374	61,331	36,569
2000	255,792	90,857	217,477	36,781	24,511	653,617	388,851	67,376	37,244
2002	262,687	92,874	229,744	38,366	24,340	703,913	393,413	73,297	36,765
2004	270,371	95,197	241,369	39,195	25,257	760,221	385,960	79,695	35,668
2006	277,927	97,198	252,533	40,191	25,775	811,972	382,149	86,939	35,147
増加率	+15%	+13%	+30%	+27%	+9%	+49%	-0.5%	+54%	-4.8%

(医師・歯科医師・薬剤師は資格者数、その他は就業者数。また増加率は2006年/1996年。)
(厚生労働省「医師・歯科医師・薬剤師調査」及び「衛生行政報告例」より作成)

(2) 医療従事者の法の構成

　医療従事者の法は、法律ごとに少しずつ規定が異なっていますが、基本的には同じで、おおむね（表3）のような構造となっています（ここでは、もっとも典型的かつシンプルな構成をとる薬剤師法を例にして説明します）。第1章総則は、それぞれの職種の任務や業務の内容が定義されています。薬剤師法では、「薬剤師は、調剤、医薬品の供給その他薬事衛生をつかさどることによつて、公衆衛生の向上及び増進に寄与し、もつて国民の健康な生活を確保するものとする」（1条）とし、薬剤師の任務を①調剤、②医薬品の供給、③薬事衛生を行い、国民の健康に貢献することと規定しています。また、第2章免許では、免許の取得や喪失に関する事項、第3章試験では、国家試験に関する事項、第4章業務では、業務を行う際の法的義務などに関する事項、第5章罰則では、法的義務に違反した場合の罰則に関する事項などが規定されます。医師法や歯科医師法では、このほかに臨床研修に関する章があります。

　第2節以下では医療従事者の法の内容を説明していきますが、医療従事者の法は、各資格の特性の相違などによって法律ごとに少しずつ内容が異なっています。このため、本章では、まず、医療従事者の法に規定されている職務について概観した上で、医療行為の法律上の定義と問題点について説明します（第2節）。次に、各資格の共通事項を、医師法の規定をもとに説明していきます（第3節、第4節）。その上で、各資格に独自の規定について説明していきます（第5節）。

(表3) 医療従事者の法の構成（薬剤師法）

```
＜薬剤師法＞
第1章　総則（1条）
第2章　免許（2条―10条）
第3章　試験（11条―18条）
第4章　業務（19条―28条の3）
第5章　罰則（29条―33条）
附則
```

2 各資格の職務と「医療行為」

(1) 各資格の職務

医療従事者の法では、それぞれの資格の性格や従事すべき業務の内容に基づいて、各資格の職務を規定しています（表4）。

(表4) 主な資格の任務と職務内容

資格と根拠規定	法が定める職務の内容
医師（医師法1条）	①医療、②保健指導
歯科医師（歯科医師法1条）	①歯科医療、②保健指導
薬剤師（薬剤師法1条）	①調剤、②医薬品の供給、③その他薬事衛生
保健師（保助看法2条）	保健指導
助産師（保助看法3条）	①助産、②妊婦、じょく婦、新生児の保健指導
看護師（保助看法5条）	傷病者・じょく婦に対する①療養上の世話、②診療の補助
歯科衛生士（歯科衛生士法2条）	①歯牙及び口腔の疾患の予防処置 ②歯科診療の補助 ③歯科保健指導
歯科技工士（歯科技工士法2条）	歯科医療の用に供するため、補てつ物、充てん物、矯正装置の作成・修理・加工
救急救命士（救急救命士法2条）	救急救命処置（重度傷病者が病院又は診療所に搬送されるまでの間に行われる気道の確保、心拍の回復その他の処置で、当該重度傷病者の症状の著しい悪化を防止し、又はその生命の危険を回避するために緊急に必要なもの）
理学療法士（理学療法士・作業療法士法2条）	理学療法（身体に障害のある者に対し、主としてその基本的動作能力の回復を図るため、治療体操その他の運動を行なわせ、及び電気刺激、マッサージ、温熱その他の物理的手段を加えること）
作業療法士（理学療法士・作業療法士法2条）	作業療法（身体又は精神に障害のある者に対し、主としてその応用的動作能力又は社会的適応能力の回復を図るため、手芸、工作その他の作業を行なわせること）
言語聴覚士（言語聴覚士法2条）	音声機能、言語機能又は聴覚に障害のある者についてその機能の維持向上を図るため、言語訓練その他の訓練、これに必要な検査及び助言、指導その他の援助を行うこと

(2) 医療行為の定義と問題点

以上でみたように、医療従事者の任務・業務内容はそれぞれの医療従事者の法律で規定されています。しかし、法律の規定が抽象的で、それぞれの医療従事者が行う業務を法律からは必ずしも明確に読み取ることができないために、次のような問題が生じています。

① 医療行為の定義、業務の適法性

医師法には、「医師でなければ、医業をなしてはならない」（17条）という規定があり、医師以外が「医業」を行うことを禁止しています。この条文は、医師が医療行為を行う根拠とされています。しかし、ここでいう「医業」とは具体的に何を指すのでしょうか。また「医業」であれば全て許されるのでしょうか。

 (a)　医業の定義

  医療行為というのは、「医師の医学的判断および技術をもってするのでなければ人体に危害を及ぼすおそれのある行為」と理解するのが一般的です。また、「業として行う」とは、「不特定多数を対象に反復継続して行うこと」を意味し、有償か否かを問いません。したがって、「医業を行う」とは、「反復継続して行う意思を持って、医師の医学的判断および技術をもってするのでなければ人体に危害を及ぼすおそれのある行為」ということになります。

 (b)　医療行為の適法性

  しかし、医療行為だからといって、医師の全ての行為が適法になるとは限りません。医師の医療行為が適法であるためには、更に以下の3つの要件を満たすことが必要であるといわれています。

 (ア)　治療目的であること

  医療行為は、患者に対する医的侵襲を伴うことから、疾病の治療や予防など患者の健康を維持し増進することを目的として行われることが要件であるとされます。したがって、医療行為であっても人体実験を目的とするものなどは違法とされます。なお、美容整形など患者の健康の維持・増進を目的としない医療行為の場合、患者の利益に合致し、患者の健康を阻害しないものであれば許容されるべきであると考えられます。

 (イ)　医療行為の妥当性

  医療行為は、治療時点での医療水準に照らして妥当な方法によって行われることが必要です。治療方法が確立していないような無茶な治療は、この点から認められないということになります。ただし、他に治療法がなく、先端的な治療を施す場合、患者の同意を前提に認められる場合があります。このような事例では、治療に際して倫理委員会の承認を得るなど、客観的な審査に耐えられる治療法である必要があります。

 (ウ)　患者の承諾

  医療行為は、患者に対する侵襲を伴うものです。ですから、医療行為には患者の承諾が必要とされています。患者の意思に反する医療行為は、専断的医療行為として違法となります。つまり、医療行為としては仮に正当な行為だとしても、患者本人の承諾を得ずに行った医療行為は違法ということになります。

 ②　医師・歯科医師とその他の医療職との関係

もう一つ、医療職間の業務分担の問題があります。特に問題となるのは、医師・歯科医師と他の医療職との問題です。看護師を例に説明すると、法律では、看護師は①診療の補助と②療養上の世話を行うことができると規定されていますが（保助看法5条）、主治医の指示がなければ、診療機械の使用や医薬品の授与など、「医師又は歯科医師が行うのでなければ衛生上危害を生ず

るおそれのある行為をしてはならない」（保助看法37条）とされています。したがって、看護師の業務のうち、診療の補助に関する業務は、医師の指示の下でのみ行うことができるとされています（患者の「療養上の世話」については、このような規定がないため、医師に関係なく看護師の独自の判断で行うことができます）。

　このことは、看護師以外の医療職でも同様のことがいえます。現在の法律では、医師・歯科医師以外の医療職は、原則として、医師・歯科医師の指示の下で業務を行なわなければならないとされています。このような位置づけは、医師・歯科医師が責任を持ち、その下で統合的に業務を行うことができるという利点があります。しかし、全ての医療行為が医師・歯科医師の指示の下でないと行えないというのは多忙な医療現場の現実に即していない上に、チーム医療の理念とも相容れないのではないかという疑問が呈されています。

コラム❷　医師と看護師の役割分担

　上記でみたとおり、看護師は自ら医療行為を行うことはできず、看護師は、医師の指示の下で診療の補助を行うことができるに留まります。しかし、看護師が行うことができる「診療の補助」がどこまでで、どこからが看護師が行えない「医療行為」であるかの境界線ははっきりしません。
　この点で、かつて問題となったのが、法的に看護師が静脈注射を行うことが可能かという問題です。厚生省は、「看護師の業務の範囲外の行為であり、医師または歯科医師の指示があってもこれを行うことができない」（1951（昭和26）年9月15日厚生省医務局長通知）と判断し、静脈注射を行った看護師を医師法違反で告発しました（国立鯖江病院事件）。しかし、裁判所は、「看護婦が医師の指示により静脈注射を為すことは当然その業務上の行為」（名古屋高金沢支判1952（昭和27）年6月13日）と判断し、看護師の静脈注射を適法としました。最終的には、厚生労働省が自らの解釈を変更する（2002（平成14）年9月30日厚生労働省医政局長通知）ことで看護師が静脈注射を行うことは違法ではないとされましたが、「医療行為」や「診療の補助」の概念の曖昧さは現場に混乱を招く一因となっています。

コラム❸　内診行為と「診療の補助」

　現在、「診療の補助」の範囲の問題で、法的に看護師が行ってよいのか議論となっているのが内診行為です。厚生労働省は、看護師が行える「診療の補助」には「内診」を含まないとしています（2004（平成16）年9月3日厚生労働省医政局看護課長通知等）。このため、警察は2006（平成18）年11月に看護師に内診を行わせていた病院を保助看法違反容疑で書類送検しました。内診が診療の補助に該当するのか否かは従来から議論されていて、司法の判断が注目されましたが、本件については検察が起訴猶予処分としたため、司法の判断は行われませんでした。

---

3 免許に関わる事項

(1) 免許の授与

　医師法で「医師になろうとする者は、医師国家試験に合格し、厚生労働大臣の免許を受けなければならない」（2条）と規定しているように、資格を得るためには、国家試験に合格し、厚生労働大臣から免許を受けなければならないとされています。
　それぞれの資格には絶対的欠格事由と相対的欠格事由が定められています。絶対的欠格事由と

いうのは、法律の定める条件に該当する者は、（仮に国家試験を優秀な成績で合格しても）絶対に免許を授与されないというものです。具体的には、①未成年、②成年被後見人、③被保佐人が絶対的欠格事由となります（医師法3条など）（絶対的欠格事由は、医師、歯科医師、薬剤師についてのみ規定されています）。

　また、相対的欠格事由というのは、法律の定める条件に該当する者は免許が授与されない可能性があるというもので、免許が授与されるか否かは、本人に聴聞の機会を与えた上で、厚生労働大臣が最終的な判断をします。相対的欠格事由に該当する者は、①心身の障害により業務を適正に行うことができない者、②麻薬、大麻又はあへんの中毒者、③罰金以上の刑に処せられた者、④業務に関し犯罪又は不正の行為があつた者です（医師法4条など）。①の「心身の障害により業務を適正に行うことができない者」というのは、例えば、医師の場合であれば、「視覚、聴覚、音声機能若しくは言語機能又は精神の機能の障害により医師の業務を適正に行うに当たつて必要な認知、判断及び意思疎通を適切に行うことができない者」（医師法施行規則1条）と規定されています。業務を適切に実施するために必要な身体機能は、それぞれの資格によって異なることから、この規定は、職種によって微妙に異なっています（例えば、薬剤師の場合、「視覚又は精神の機能の障害により薬剤師の業務を適正に行うに当たつて必要な認知、判断及び意思疎通を適切に行うことができない者」（薬剤師法施行規則1条の2）と規定されていて、医師と比べて要件が緩和されています）。

(2) 免許の登録と変更
① 登録と変更

　免許は、国家試験に合格した者の申請に基づき、厚生労働省に定める「名簿」に登録することによって発効します。この「名簿」は資格ごとに定められていて、医師は「医籍」、歯科医師は「歯科医籍」、薬剤師は「薬剤師名簿」、看護師は「看護師籍」とされています。免許を与えた場合、厚生労働大臣は、申請者に免許証を交付します。

　免許には、住所や処分の記録などを登録することとされ、登録事項に変更が生じた場合には、30日以内に厚生労働省に届け出ることとされています。また、医師、医歯科医師、薬剤師の場合、2年ごとの12月31日現在の住所等を都道府県知事を経由して所在地を厚生労働大臣に届け出ることとされています（医師法6条3項など）（なお、保健師、助産師、看護師、准看護師、歯科衛生士は、2年ごとに都道府県知事へ届け出ることとされています（保助看法33条など））。

② 取消し

　免許を授与された後であっても、絶対的欠格事由に該当するようになった場合には厚生労働大臣によって免許は取り消されます（医師、歯科医師、薬剤師のみ。医師法7条1項など）。相対的欠格事由に該当した場合には、免許を取り消されるか期間を決めて免許の停止等の処分を厚生労働大臣から受けることがあります。また、医師、歯科医師、薬剤師、保健師、助産師、看護師、歯科衛生士などは、当該資格を有する者として「品位を損するような行為」を行った場合も処分の対象となります（医師法7条2項など）。なお、免許が取り消されたのちに、取り消しの事由に

該当しなくなったとき、または改めて免許を与えることが適切であると厚生労働大臣が判断した場合には、再び免許が与えられることがあります（医師法7条3項など）。

4 業務に関する規定（1）〜各資格の共通事項〜

(1) 業務独占

医師法は「医師でなければ、医業をなしてはならない」（17条）と規定していて、医師の資格を有していない者が医療行為を行うことを禁止しています。このように、資格を有していなければその業務を行うことができないことを「業務独占」といいます。業務独占の職種は、医師の他に、歯科医師、薬剤師、助産師、看護師です。これらの職種は、業務を適切に実施するためには高度な知識と技能が必要であり、資格を有しない者が業務を行えば患者に重大な被害を発生させてしまう可能性が高いことから、有資格者のみに業務を独占させていると考えられます（医師法17条、歯科医師法17条、薬剤師法19条、保助看法29-31条など）。

(2) 名称独占

また、医師法は「医師でなければ、医師又はこれに紛らわしい名称を用いてはならない」（18条）と規定しています。これは医師の資格を持たない者が「医師」または紛らわしい名称（例えば「医士」など）を名乗ることを禁止したものです。このように、資格を有している者のみがその職種を名乗ることができることを「名称独占」といいます。資格を有する医療従事者は、それぞれ専門知識と技能を有していることを証明するものとして「医師」や「薬剤師」といった資格を名乗ることができるのであり、資格を名乗ることは一定の信用を担保することになります。このため、全ての医療従事者には、原則としてこのような名称独占の規定が設けられています（医師法18条、歯科医師法18条、薬剤師法20条、保助看法42条の3など）。

(3) 守秘義務

全ての医療従事者には、守秘義務が課せられています。医師、歯科医師、薬剤師、助産師は、刑法134条で守秘義務が規定されています。それ以外は、それぞれの資格を定める法律に規定されています（例えば、保健師・看護師は保助看法42条の2）。刑法は、「医師、薬剤師、医薬品販売業者、助産師…又はこれらの職にあった者が、正当な理由がないのに、その業務上取り扱ったことについて知り得た人の秘密を漏らしたときは、六月以下の懲役又は十万円以下の罰金に処する」（134条）と規定しています。仮に法律上の規定がないとしても患者のセンシティブ情報を扱う医療人として、業務上知りえた他人の秘密を安易に漏らすべきではないことは当然のことですが、守秘義務の規定に関しては二つ留意点があります。まず第一に、守秘義務は、退職し資格を失ったのちであっても失われません。職を退いたからといって、在職中に知った他人の秘密を漏らすことは守秘義務違反に問われることになります。第二に、「正当な理由」がある場合は、守秘義務が免除されます。ただし、「正当な理由」というのは、非常に狭く解釈されていて、法令

で明記されている場合や裁判所等の公的機関の命令に基づく場合に限られます。例えば、感染症法に基づいて、感染症にかかっている者の情報を保健所に通知する場合などが「正当な理由」として認められます。このように、めったなことでは「正当な理由」とは認められませんので、職業倫理的な観点からだけではなく、患者の情報を第三者に漏らすことは、厳に慎まなければなりません（なお、患者の情報の取り扱いについては、個人情報保護法の観点からも留意する必要があります。この点については、「第6章医療情報」を参照して下さい）。

(4) 診療義務

　医師法は「診療に従事する医師は、診察治療の求があつた場合には、正当な事由がなければ、これを拒んではならない」（19条1項）と規定します。これは、「診療義務」（応召義務）といわれる規定で、患者が診察や治療を要求した場合、診療に従事している医師は正当な理由がなければ拒否することはできないという規定です。同様の規定は、歯科医師（歯科医師法19条1項）、薬剤師（薬剤師法21条）、助産師（保助看法39条1項）にもみられます。診療義務で問題になるのは、診療義務が免除される「正当な事由」とは何かということです。一般に「正当な事由」は、物理的に診察が不可能な場合（例えば、医師が怪我や重い病気で診察を行えない場合）などに限られ、「診療時間外だから」「治療費を払ってもらえそうにない」「疲れている」「ベッドが満床だ」などといった理由は「正当な事由」とは認められません。医療従事者にとっては厳しい規定であるように思われますが、医療従事者が公共的社会的に重要な役割を担っていること、診療義務を課されている職種は業務独占が付与されており、業務独占であるからこそ少々の理由では診療拒否をすべきではないといったことが根拠として挙げられます。

(5) 記録の記載義務・保存義務

　医療従事者は自己の提供した医療に関する情報を記録し、保存しなければなりません。例えば、医師法では「医師は、診療をしたときは、遅滞なく診療に関する事項を診療録に記載しなければならない」（24条1項）と規定し、診察をした際には、医師に診療録（カルテ）の作成を義務付けています。診療録には、①患者の住所・氏名・性別・年齢、②病名及び主要症状、③治療方法（処方及び処置）、④診療の年月日を記載するものとされています（医師法施行規則23条）。また、診療録を、診察が完了してから5年間は保存しなければならないとされています（医師法24条2項）。同様の規定は、歯科医師の診療録の作成と保存（歯科医師法23条）、薬剤師の処方せんへの記入と保存義務（薬剤師法26条、27条。保存期間は3年）、薬剤師の調剤録の作成と保存（薬剤師法28条。保存期間は3年）、助産師の助産録の作成と保存（保助看法42条。保存期間は5年）、歯科技工士の歯科技工指示書の保存（歯科技工士法19条。保存期間は2年）、救急救命士の救急救命処置録の作成と保存（救急救命士法46条。保存期間は5年）などがあります。

5 業務に関する規定(2) ～各資格ごとに規定されている事項～

　医師・歯科医師、薬剤師、保健師・助産師・看護師には、前節で述べた共通の規定の他に、それぞれの法令に定められた独自の規定があります。本節ではこの点について説明します。

(1) 医師・歯科医師
　① 臨床研修
　医師・歯科医師は、診療に従事する際、医師は2年以上、歯科医師は1年以上の臨床研修を大学病院か厚生労働大臣が指定する病院で臨床研修を受けなければならないとされています（医師法16条の2、歯科医師法16条の2）。臨床研修は近年義務化されました。これは、近年の医療の高度化・専門化に対応するために、臨床を行う医師・歯科医師に対して専門課程終了後の更なる研修を課したものです。臨床研修を修了した際には、厚生労働大臣は医籍・歯科医籍にその旨登録し、登録証を医師・歯科医師に交付します（医師法16条の4、歯科医師法16条の4）。
　② 診断書の交付義務
　医師・歯科医師は、患者から要求があった場合には、正当な理由がない限り診断書の交付を拒否することはできません（医師法19条2項、歯科医師法19条2項）。
　③ 無診断治療の禁止
　医師・歯科医師は、自らが診断しないで治療を行うことはできません。また、診断していないのに、診断書や処方せんを交付することも許されません（医師法20条、歯科医師法20条）。
　④ 異状死体の届出義務
　医師は、死体または妊娠4か月以上の死産児を検案して異常があった場合、24時間以内に所轄の警察署にその旨届け出なければなりません（医師法21条）。本規定は歯科医師法にはありません。
　⑤ 処方せん交付義務
　医師・歯科医師は、患者に対し調剤を投与する必要があると認めた場合には、患者又は看護している者に処方せんを交付しなければないとされています（医師法22条、歯科医師法21条）。ただし、患者や看護している者が不要である旨申し出た場合、処方せんを交付することが治療を阻害することになる場合、治療方針が決定していない場合、応急措置として薬剤を投与する場合などであれば処方せんを交付する必要はありません。
　⑥ 療養方法の指導義務
　医師・歯科医師は、診療を行った場合、本人またはその保護者に対して、療養の方法やその他保健の向上に必要な事項の指導を行わなければならないとされています（医師法23条、歯科医師法22条）。
　⑦ 厚生労働大臣の指示権限
　厚生労働大臣は、公衆衛生上重大な危害を生じる恐れがある場合、危害を防止するために、医師・歯科医師に対して、医療・保健指導に関する必要な指示を与えることができるとされていま

す。ただし、このような指示は、恣意的なものであってはならず、真に必要な範囲に留めるべきですから、指示を行う際には、事前に医道審議会の意見を聴くことが義務づけられています（医師法24条の２、歯科医師法23条の２）。

(2) 薬剤師

① 調剤場所

薬剤師は、原則として薬局以外の場所で調剤することは禁止されています（薬剤師法22条）。

② 処方せんによる調剤

薬剤師は、処方せんを受け入れるところから調剤が始まります。処方せんがなければ調剤することができません（薬剤師法23条）。また、処方せんを受け入れた場合、単に機械的に処方せんに基づいて調剤を行えばよいのではなく、当該処方せんを薬剤師自らが確認して、処方せんに疑問点があれば、処方せんを交付した医師などに確認をして疑問点を解決した後でなければ調剤することはできません（薬剤師法24条）。また、処方せんを無断で変更することも禁止されています（薬剤師法23条）。

③ 調剤

薬剤師は、調剤を行った場合には、薬剤の容器・被包に、処方せんに記入された患者の氏名、用法、用量、調剤年月日、薬剤師の氏名等を記入しなければならないとされています（薬剤師法25条、薬剤師法施行規則14条）。薬剤師が処方せんに基づき調剤した際には、患者または看護している者に対して調剤した薬剤の適正な使用のために必要な情報を提供しなければならないとされています（薬剤師法25条の２）。また、調剤したときは、処方せんに調剤済みである旨の記入しなければなければなりません（薬剤師法26条）。

(3) 保健師・助産師・看護師

① 医療行為の禁止

保健師・助産師・看護師は、主治医の指示がある場合を除いて、次の行為を行ってはいけないとされています。その行為とは、診療機械の使用、医薬品の授与、医薬品についての指示、その他、医師・歯科医師が行うのでなければ衛生上危害の生じる恐れのある行為です。ただし、臨時応急の手当て、助産師の行為に当然付随する行為の場合は、医師の指示がなくても行うことができるとされています（保助看法37条）。

② 保健師に対する指示

保健師は、傷病者の療養上の指導を行うことができるとされていますが、その傷病者に主治医がいる場合、主治医の指示を受けなければなりません（保助看法35条）。

また、保健師は、就業地の保健所の長の指示を受けたときは、それに従わなければならないとされています（保助看法36条）。

③ 助産師の業務に関する諸規定

助産師は、異常妊産婦等を処置することは原則として禁止されています。具体的には、妊婦、

産婦、じょく婦、胎児、新生児に異常がある場合、臨時応急の手当である場合を除いて医師の診療を受けなければならず、自ら処置することは禁止されています（保助看法38条）。

　分べんの介助・死胎の検案をした助産師は、出生証明書・死産証書・死胎検案書の交付の要求があった場合には、正当な事由がなければ、これを拒んではならないとされています（保助看法39条2項）。また、出生証明書・死産証書・死胎検案書を交付する場合は、自らが分べんの介助や死胎の検案を行った場合に限られます（保助看法40条）。更に助産師が、妊娠4か月以上の死産児を検案して異常があると認めたときは、24時間以内に所轄の警察署にその旨を届け出なければならないとされています（保助看法41条）。

6 設問に対する解答例

　看護師は、医療スタッフの一員として十分な医療の知識を持ち合わせています。そして、療養上の世話を行って常に患者と接している看護師は、患者の病状を最も把握している存在かもしれません。その意味で、看護師Aの疑問はもっともかもしれません。

　しかし、法的には、医師が診断もせずに治療を行い、処方せんを交付することは禁止されていますので（医師法20条）、Aが独断でXの治療方針を立てる訳にはいきません。また、調剤は原則として薬剤師以外は行えませんので（薬剤師法19条）、やはりAが勝手に調剤を行うことはできません。

　医療従事者の法は、看護師が患者に最も近い立場で療養上の世話と診療の補助を行い、医師が治療方針を立てて医療行為を行い、薬剤師が調剤や薬事衛生をつかさどる立場から患者の治療に参加するというように、それぞれの役割分担を定めています。

　Aの疑問に答えるためには、なぜこのような仕組みになっているのか考えてみるべきです。このように役割を分担することによって、看護師・医師・薬剤師などがそれぞれ立場からXの治療に関与することができます。患者には表面には現れない病状の変化があるかもしれません。ですから、やはり医師が患者Xを診察し、Xの病状を改めて確認した上で処方せんを交付すべきです。また、もし本当に病状に変化がないということであれば、良くもなっていないということですので、現在の治療方針の再検討が必要なのかもしれません。Aは、医師と一緒になって現在の治療方針を継続して本当に良いのかを再検討すべきでしょう。その意味でも、医師にXを診察してもらうことは重要なことです。また、薬剤師に処方してもらうことは、医薬品の専門家の立場から現在処方されている薬で良いのかチェックしてもらうことにもつながります。一見すると、手間のかかることでも、それがチーム医療の理念を実現できるようになるのですし、そうすることによって、結局は、質の高い医療を実現することができ、患者のためにもなるのです。

7 今後の課題

　医療法第1条の2や第1条の4はチーム医療の理念を規定し、患者のために、良質かつ適切な医療を提供すべきであると規定しています。しかし一方で、医療現場での勤務環境の悪化は、十分にチーム医療が機能するだけの余裕がない状態になっています。また、このような状況で、医師や歯科医師のみに指導的な役割を与えることが果たして適切なのか、ということも問題です。

　医療従事者の法は、昭和23年に現在の法制度の基礎がつくられて以来、必要に応じて継ぎ足されてきたもので、必ずしも合理的な法体系になっていない面もあります。今日の医療現場の置かれた状況を正確に把握し、各医療スタッフがどのような役割を果たすべきかをもう一度精査し、医療従事者の法を抜本的に再構築しなければならない時期が来ているのかもしれません。

参考文献

① より詳細な勉強を行うためには、『実務　医事法講義』（民事法研究会、2005年）第5章が詳細で近年の法令改正にも対応していて参考になるはずです。
② 同様に、医事法制について過去の判例をふまえて詳説しているものとして、『医事法学概論　第2版』（医歯薬出版、2004年）があります。本章との関係では、第5章と第9章が対応しています。

関連ホームページ

① 医療従事者などの統計情報は、厚生労働省の統計のページが便利です。
　http://wwwdbtk.mhlw.go.jp/IPPAN/ippan/scm_o_NinshouNyuuryoku
　（特に、厚生統計要覧は主要な統計が揃っています。）
　http://wwwdbtk.mhlw.go.jp/toukei/youran/index-kousei.html
② 医師と看護師の業務分担についてのわかりやすい考察が掲載されています。
　http://www.e-kango.net/16_1.html#top

（森元　拓）

4 医療施設・医療制度

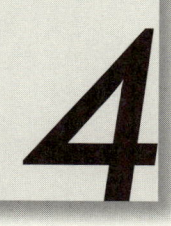

設問

　ある大学病院に勤務していた医師Aさんは、勤務医としての激務に耐えかねて、自宅を改築してクリニックを開業しました。サービス精神が旺盛なAさんは最初から多くの患者さんに来てもらおうと、クリニックの看板には、スーパーの看板などを参考にして、「日本一のクリニック」、「完治100％」、「初診の料金10％ OFF」など掲げました。もちろんホームページも開設して、自身のにっこり笑ったポートレート写真や卒業した大学名、大学病院時代の診療実績、論文数なども掲載しています。ていねいに治療していることを知ってもらいたくて患者さんに断りなく治療の様子など個人が特定できる写真なども載せておきました。
　さて、Aさんの行ったこれらの行為は法律上、問題はないのでしょうか。

キーワード☞医療法、広告規制、医療広告ガイドライン
参照条文☞医療法、6条の5から6条の8

1 はじめに ～医療施設の現状～

　医療法1条の2第2項には、「医療提供施設」として、病院、診療所、介護老人保健施設、調剤を実施する薬局その他の医療を提供する施設があげられています。それぞれの施設の開設、管理等については、病院、診療所は医療法、介護老人保健施設は介護保険法、調剤を実施する薬局は薬事法に定められています。

　病院、診療所、歯科診療所、薬局について施設数の推移を追ってみますと、厚生労働省が発表している毎年10月1日時点での「医療施設調査」によれば、病院については、かつては1万件を超えていましたが（ピークは平成2（1990）年の10,096施設）、平成17（2005）年から平成21（2009）年の5年間で年々減少傾向にあります。逆に診療所については、増加傾向にありますが、これは、病院については統廃合が進んでいることと、診療所については勤務医から開業医への転進が増加していることなどが原因であると思われます。

　歯科診療所は、同じ時期では、毎年微増の傾向にはありますが、近年の歯科医師過剰と医療費削減の問題があり、今後は同様の傾向が見られるかは不明です。

　薬局については、厚生労働省「保健・衛生行政業務報告」に各年度末の施設数が出ていますが、上記と同じ期間で、年々増加傾向にあります。これは、医薬分業（5章2.(2)「医薬分業と薬剤師」参照）が進展し、院外処方せんの数が増えたことに関連します。

医療施設の数の推移

	平成17 (2005)	平成18 (2006)	平成19 (2007)	平成20 (2008)	平成21 (2009)
病院	9,026	8,943	8,862	8,794	8,739
一般診療所	97,442	98,609	99,532	99,083	99,635
歯科診療所	66,732	67,392	67,798	67,779	68,097
薬局	51,223	51,952	52,359	53,304	53,642

では次に、それぞれの医療施設の開設や管理等について法律の内容を見てみましょう。

2 医療提供施設

(1) 病院、診療所

(a) 病院、診療所の開設

医療法1条の5第1項には、「病院」とは、医師又は歯科医師が、公衆又は特定多数人のため医業又は歯科医業を行う場所であって、20人以上の患者を入院させるための施設を有するもの、とあり、同第2項には、「診療所」とは、医師又は歯科医師が、公衆又は特定多数人のため医業又は歯科医業を行う場所であって、患者を入院させるための施設を有しないもの又は19人以下の患者を入院させるための施設を有するもの、とあります。病院と診療所の違いは病床数20床で分けられるので、有床の診療所もあります。ちなみに、前掲の平成21（2009）年の施設数99,635施設のうち、有床の診療所は11,072（約11％）でした。

同7条1項は、病院を開設しようとするとき、又は臨床研修等修了医師及び臨床研修等修了歯科医師でない者が診療所を開設しようとするときは、開設地の都道府県知事の許可を受けなければならない、と規定しています。また、同8条には、臨床研修等修了医師又は臨床研修等修了歯科医師が診療所を開設したときは、開設後10日以内に、診療所の所在地の都道府県知事に届け出なければならない、としています。

病院は、都道府県が医療計画（5.「医療計画」参照）を作成して病床数を規制している関係上、都道府県知事の許可が必要となりますが、診療所については臨床研修を修了した医師等が開設するかぎりは事後の届け出で足ります。

(b) 病院、診療所の管理

病院、診療所の管理については、医療法10条に、「病院又は診療所の開設者は、その病院又は診療所が医業をなすものである場合は臨床研修等修了医師に、歯科医業をなすものである場合は臨床研修等修了歯科医師に、これを管理させなければならない。」とあり、病院又は診療所の開設者が、病院又は診療所の管理者となることができる者である場合は、自らその病院又は診療所を管理しなければならないとされていますが、都道府県知事の許可を受けた場合は他の者に管理させることもできます（同12条1項）。

病院や診療所を開設するには医師、歯科医師である必要はありませんが、その場合は臨床研修等修了医師、同歯科医師を管理者として置き、その病院又は診療所に勤務する医師、歯科医師、薬剤師その他の従業者を監督し、その業務遂行に欠けるところのないよう必要な注意をさせなければならないほか（同15条１項）、管理者にはさまざまな義務が課せられます。

(c)　病床の区分

病床については医療法７条２項に規定されていますが、次のように分類されます。

① 　精神病床：病院の病床のうち、精神疾患を有する者を入院させるためのもの
② 　感染症病床：病院の病床のうち、「感染症の予防及び感染症の患者に対する医療に関する法律」に規定する一類感染症、二類感染症（結核を除く）、指定感染症の患者等を入院させるためのもの
③ 　結核病床：病院の病床のうち、結核の患者を入院させるためのもの
④ 　療養病床：病院又は診療所の病床のうち、前３号に掲げる病床以外の病床であって、主として長期にわたり療養を必要とする患者を入院させるためのもの
⑤ 　一般病床：病院又は診療所の病床のうち、前各号に掲げる病床以外のもの

療養病床とは、かつて「療養型病床群」と呼ばれていたものですが、平成12（2000）年の医療法改正により、病床の区分を、上記のように、結核病床、精神病床、感染症病床のほかに、主に急性期の疾患を対象とした「一般病床」と、慢性期の疾患を対象とした「療養病床」の二つに分け、構造設備基準や人員配置基準、診療報酬上異なる取扱いをしています。

図表　病院における種類別病床数（平成21年10月１日・「医療施設動態調査・病院報告の概況」より）

総数	精神病床	感染症病床	結核病床	療養病床	一般病床
160万1,476	34万8,121 (21.7%)	1,757 (0.1%)	8,924 (0.6%)	33万6,273 (21%)	90万6,401 (56.6%)

※一般診療所（14万1,817）、歯科診療所（122）を除く

(d)　専属薬剤師数

医療法18条には、病院又は医師が常時３人以上勤務する診療所にあっては、開設者は、専属の薬剤師を置かなければならない。但し、病院又は診療所所在地の都道府県知事の許可を受けた場合は、この限りでない、と病院、診療所における専属の薬剤師数を規定しています。

(e)　病院の法定人員

医療法21条１項には、「病院は、厚生労働省令の定めるところにより、次に掲げる人員…を有し…なければならない」と規定し、その１号に「当該病院の有する病床の種別に応じ、厚生労働省令で定める員数の医師、歯科医師、看護師その他の従業者」としています。厚生労働省令で定める員数は同施行規則19条１項に次のとおり規定されています。

① 　医師：精神病床及び療養病床に係る病室の入院患者の数を３をもつて除した数と、精神病床及び療養病床に係る病室以外の病室の入院患者（歯科、矯正歯科、小児歯科及び歯科

口腔外科の入院患者を除く）の数と外来患者（歯科、矯正歯科、小児歯科及び歯科口腔外科の外来患者を除く）の数を2.5（耳鼻いんこう科又は眼科については、5）をもって除した数との和（以下この号において「特定数」という）が52までは3とし、特定数が52を超える場合には当該特定数から52を減じた数を16で除した数に3を加えた数

② 歯科医師：イ 歯科医業についての診療科名のみを診療科名とする病院にあっては、入院患者の数が52までは3とし、それ以上16又はその端数を増すごとに1を加え、さらに外来患者についての病院の実状に応じて必要と認められる数を加えた数

ロ イ以外の病院にあっては、歯科、矯正歯科、小児歯科及び歯科口腔外科の入院患者の数が16までは1とし、それ以上16又はその端数を増すごとに1を加え、さらに歯科、矯正歯科、小児歯科及び歯科口腔外科の外来患者についての病院の実状に応じて必要と認められる数を加えた数

③ 薬剤師：精神病床及び療養病床に係る病室の入院患者の数を150をもって除した数と、精神病床及び療養病床に係る病室以外の病室の入院患者の数を70をもって除した数と外来患者に係る取扱処方せんの数を75をもって除した数とを加えた数（その数が1に満たないときは1とし、その数に1に満たない端数が生じたときは、その端数は1として計算する）

④ 看護師及び准看護師：療養病床、精神病床及び結核病床に係る病室の入院患者の数を4をもって除した数と、感染症病床及び一般病床に係る病室の入院患者（入院している新生児を含む。）の数を3をもって除した数とを加えた数（その数が1に満たないときは1とし、その数に1に満たない端数が生じたときは、その端数は1として計算する）に、外来患者の数が30又はその端数を増すごとに1を加えた数。ただし、産婦人科又は産科においてはそのうちの適当数を助産師とするものとし、また、歯科、矯正歯科、小児歯科又は歯科口腔外科においてはそのうちの適当数を歯科衛生士とすることができる。

⑤ 看護補助者：療養病床に係る病室の入院患者の数が4又はその端数を増すごとに1

⑥ 栄養士：病床数100以上の病院にあっては、1

⑦ 診療放射線技師、事務員その他の従業者：病院の実状に応じた適当数

⑧ 理学療法士及び作業療法士：療養病床を有する病院にあっては、病院の実状に応じた適当数

病院の法定人員については罰則の規定は設けられておらず、同施行規則19条1項では、「…病院に置くべき医師、歯科医師、看護師その他の従業者の員数の標準は、…」と標準の員数と位置づけています。

〈地域医療支援病院〉

地域医療支援病院とは、平成9（1996）年医療法改正により導入された、地域における医療提供の支援、救急医療の実施等を行う医療提供施設のことです。医療法4条では、国、都道府県、市町村、社会医療法人（3.「医療法人」参照）その他厚生労働大臣の定める者の開設する病院であって、地域における医療の確保のために必要な支援に関する要件に該当するものは、その所在地の都道府県知事の承認を得て地域医療支援病院と称することができる、としています。

その要件は、
① 他の病院又は診療所から紹介された患者に対し医療を提供し、かつ、当該病院の建物の全部若しくは一部、設備、器械又は器具を、当該病院に勤務しない医師、歯科医師、薬剤師、看護師その他の医療従事者の診療、研究又は研修のために利用させるための体制が整備されていること。
② 救急医療を提供する能力を有すること。
③ 地域の医療従事者の資質の向上を図るための研修を行わせる能力を有すること。
④ 厚生労働省令で定める数以上の患者を入院させるための施設を有すること。
　※…厚生労働省令で定める数は200とする（同施行規則6条の2）
⑤ 第21条第1項第2号から第8号まで（各科専門の診察室・手術室・処置室・臨床検査施設・エックス線装置・調剤所・給食施設）及び第10号から第12号まで（診療科名中に産婦人科又は産科を有する病院にあっては、分べん室及び新生児の入浴施設・療養病床を有する病院にあつては、機能訓練室・その他厚生労働省令で定める施設）並びに第22条第1号及び第4号から第9号までに規定する施設（集中治療室・化学、細菌及び病理の検査施設・病理解剖室・研究室・講義室・図書室・その他厚生労働省令で定める施設）を有すること。
⑥ その施設の構造設備が厚生労働省令で定める要件に適合するものであること。

地域医療支援病院は、主として一般の病床に入院するときに医療を確保できる範囲である2次医療圏における中核の病院で、「医療施設動態調査」によると、平成23（2011）年3月の時点で308施設が承認を受けています。

〈特定機能病院〉

特定機能病院とは、平成4（1992）年医療法改正により導入された、高度な医療を提供する病院のことです。医療法4条の2では、病院であって、次に掲げる要件に該当するものは、厚生労働大臣の承認を得て特定機能病院と称することができる、とあり、その要件とは次のとおりです。
① 高度の医療を提供する能力を有すること。
② 高度の医療技術の開発及び評価を行う能力を有すること。
③ 高度の医療に関する研修を行わせる能力を有すること。
④ その診療科名中に、厚生労働省令の定めるところにより、厚生労働省令で定める診療科名を有すること。
　※内科、外科、精神科、小児科、皮膚科、泌尿器科、産婦人科、産科、婦人科、眼科、耳鼻いんこう科、放射線科、脳神経外科、整形外科、歯科…のうち10以上の診療科名を含むものとする（同施行規則6条の4）
⑤ 厚生労働省令で定める数以上の患者を入院させるための施設を有すること。
　※…厚生労働省令で定める数は400とする（同施行規則6条の5）
⑥ その有する人員が第22条の2の規定に基づく厚生労働省令で定める要件に適合するものであること。
　※…特定機能病院に置くべき医師、歯科医師、薬剤師、看護師その他の従業者の員数

は、次に定めるところによる（同施行規則22条の2）

一　医師　入院患者（歯科、矯正歯科、小児歯科及び歯科口腔外科の入院患者を除く）の数と外来患者（歯科、矯正歯科、小児歯科及び歯科口腔外科の外来患者を除く）の数を2.5をもつて除した数との和を8で除した数

二　歯科医師　歯科、矯正歯科、小児歯科及び歯科口腔外科の入院患者の数が8又はその端数を増すごとに1以上とし、さらに歯科、矯正歯科、小児歯科及び歯科口腔外科の外来患者についての病院の実状に応じて必要と認められる数を加えた数

三　薬剤師　入院患者の数が30又はその端数を増すごとに1以上とし、調剤数80又はその端数を増すごとに1を標準とする。

四　看護師及び准看護師　入院患者（入院している新生児を含む）の数が2又はその端数を増すごとに1と外来患者の数が30又はその端数を増すごとに1を加えた数以上。ただし、産婦人科又は産科においてはそのうちの適当数を助産師とするものとし、また、歯科、矯正歯科、小児歯科又は歯科口腔外科においてはそのうちの適当数を歯科衛生士とすることができる。

五　管理栄養士　1以上

六　診療放射線技師、事務員その他の従業者　病院の実状に応じた適当数

⑦　第21条第1項第2号から第8号まで及び第10号から第12号まで（上記(g)「地域医療支援病院」の項参照）並びに第22条の2第2号、第5号及び第6号に規定する施設（集中治療室・化学、細菌及び病理の検査施設・病理解剖室・研究室・講義室・図書室・その他厚生労働省令で定める施設）を有すること。

⑧　その施設の構造設備が厚生労働省令で定める要件に適合するものであること。

特定機能病院は、高度先進医療を提供する範囲である3次医療圏の中核となる病院で、平成23（2011）年7月の時点で83施設が承認を受けています。

(2) 介護老人保健施設

医療法1条の6では、介護老人保健施設とは、介護保険法の規定による介護老人保健施設をいうとあり、介護保険法8条25項では、介護老人保健施設とは、要介護者に対し、施設サービス計画に基づいて、看護、医学的管理の下における介護及び機能訓練その他必要な医療並びに日常生活上の世話を行うことを目的とする施設として、都道府県知事の許可を受けたものをいう、とあります。

「ろうけん」と略称され、「介護を必要とする高齢者の自立を支援し、家庭への復帰を目指すために、医師による医学的管理の下、看護・介護といったケアはもとより、作業療法士や理学療法士等によるリハビリテーション、また、栄養管理・食事・入浴などの日常サービスまで併せて提供する施設」をいいます（「社団法人全国老人保健施設協会」のホームページより）。

厚生労働省が発表した「介護サービス施設・事業所調査」によると、平成21（2009）年10月1日の時点での介護老人保健施設は3,611施設あります。

(3) 薬局

　薬局の開設、管理等については薬事法に規定されていますが、前述のように「調剤を実施する薬局」が医療法1条の2第2項において「医療提供施設」として位置づけられている関係上ここで取り上げることにします。なお、医薬品の販売業については、5章3.(4)「医薬品の販売」の項を参照してください。

　薬局を開設するには、その所在地の都道府県知事の許可を受けなければなりません（薬事法4条1項）。また、その許可は6年ごとに更新することになっており（同2項）、申請の許可の基準には、薬局の構造設備、実務に従事する薬剤師の員数、及び申請者の人的要件が上げられ（同5条）、この基準に達しないとき、都道府県知事は薬局の許可を与えないことができます。

　ちなみに、薬局薬剤師の員数については、「薬局並びに店舗販売業及び配置販売業の業務を行う体制を定める省令」に規定があり、それによると、薬局において薬事に関する実務に従事する薬剤師の員数は、その薬局における1日平均取扱処方せん数が40までは1とし、それ以上40又はその端数を増すごとに1を加えた数とする、とあります。また、一日平均取扱処方せん数については、前年における総取扱処方せん数（前年において取り扱った眼科、耳鼻いんこう科及び歯科の処方せんの数にそれぞれ3分の2を乗じた数とその他の診療科の処方せんの数との合計数をいう）を前年において業務を行った日数で除して得た数とする、と規定されています（同1条1項2号）。

　薬局開設者が薬剤師であるときは、自らその薬局を実地に管理しなければなりませんが、ただし、その薬局において薬事に関する実務に従事する他の薬剤師のうちから薬局の管理者を指定してその薬局を実地に管理させることもできます（薬事法7条1項）。また、薬局開設者が薬剤師でないときは、その薬局において薬事に関する実務に従事する薬剤師のうちから薬局の管理者を指定してその薬局を実地に管理させなければなりません（同2項）。

　薬局の管理者は、保健衛生上支障を生ずるおそれがないように、その薬局に勤務する薬剤師その他の従業者を監督し、その薬局の構造設備及び医薬品その他の物品を管理し、その他その薬局の業務につき、必要な注意をしなければなりません（同8条1項）。また、保健衛生上支障を生ずるおそれがないように、その薬局の業務につき、薬局開設者に対し必要な意見を述べなければなりません（同2項）。

　薬局開設者は、調剤済みとなった処方せんを、調剤済みとなった日から3年間、保存しなければならず（薬剤師法27条）、また、薬局に調剤録を備え、これを最終の記入の日から3年間、保存しなければなりません（同28条1項、3項）。

　なお、かつて薬事法に規定されていた薬局等の適正配置基準が、日本国憲法22条1項にいう「営業の自由」に反するとして、最高裁判所が違憲立法審査権を行使し、関連条項を無効とした判例があります（最大昭和50年4月30日民集29巻4号572頁）。

(4) 助産所

　医療法2条1項は、助産所の定義として、助産師が公衆又は特定多数人のためその業務（病院

又は診療所において行うものを除く）を行う場所、としています。また、同２項において、助産所は、妊婦、産婦又はじょく婦10人以上の入所施設を有してはならない、と規定しています。

　助産師でない者が助産所を開設しようとするときは、開設地の都道府県知事の許可を受けなければならず（同７条）、助産師が助産所を開設したときは、開設後10日以内に助産所の所在地の都道府県知事に届け出なければなりません（同８条）。

　助産所の開設者は、助産師に、その助産所を管理させなければならず（同11条）、助産所の開設者が、助産所の管理者となることができる者である場合は、原則として自ら助産所を管理しなければなりません（同12条）。

　助産所の管理者は、助産所に勤務する助産師その他の従業者を監督し、その業務遂行に遺憾のないよう必要な注意をしなければならず（同15条２項）、また、助産所の開設者は、厚生労働省令で定めるところにより、嘱託する医師及び病院又は診療所を定めておかなければなりません（同19条）。

　助産所は、平成20年（2008年）12月時点で、423施設（日本助産師会調査）あります。

　なお、病院、診療所又は助産所の管理者、薬局開設者は、医療を受ける者が選択を適切に行うために必要な情報として、厚生労働省令で定める事項を、都道府県知事に報告するとともに、当該事項を記載した書面を当該施設において閲覧に供しなければならないとされています（医療法６条の３第１項、薬事法８条の２第１項）。また、都道府県知事はこれら報告された事項を公表しなければならないと規定されていますが（医療法６条の３第５項、薬事法８条の２第５項）、これは平成19（2007）年４月よりはじまった「医療（薬局）機能情報提供制度」と呼ばれるもので、介護サービス情報についても同様の公表制度があります。

3 医療法人

(1) 医療法人

(a) 医療法人とは何か

　「自然人」と同様に、所有権を取得したり、損害賠償請求を行使したりできる権利の主体に「法人」があり、株式会社や学校法人、NPO法人などがあります。医療の分野については、生命、身体の安全に直接かかわるという特性を踏まえて、医業経営の非営利性を損なうことなく、医療の安定的普及を図り、医業の永続性を確保するとともに、資金の集積を容易にする医療事業の経営主体として「医療法人」という法人の形態が、昭和25年（1950年）に医療法に導入されました。

　医療法人には、社員の出資によって設立される医療法人社団と、寄付金によって設立される医療法人財団があります。

(b) 医療法人の設立

　医療法40条の２には、「医療法人は、自主的にその運営基盤の強化を図るとともに、その提供

する医療の質の向上及びその運営の透明性の確保を図り、その地域における医療の重要な担い手としての役割を積極的に果たすよう努めなければならない」とあり、「病院、医師若しくは歯科医師が常時勤務する診療所又は介護老人保健施設を開設しようとする社団又は財団は、この法律の規定により、これを法人とすることができる」（同39条）とあります。

医療法人は、都道府県知事の認可を受けなければ、これを設立することができず（同44条1項）、医療法人を設立しようとする者は、定款又は寄附行為をもつて、目的、名称、その開設しようとする病院、診療所又は介護老人保健施設の名称及び開設場所、事務所の所在地、資産及び会計に関する規定、役員に関する規定などを定めなければなりません（同44条2項）。

医療法人には、役員として、理事3人以上及び監事1人以上を置かなければならないとするのが原則であり（同46条の2第1項）、理事のうち1人は、理事長とし、定款又は寄附行為の定めるところにより、医師又は歯科医師である理事のうちから選出するとされていますが、都道府県知事の認可を受けた場合は、医師又は歯科医師でない理事のうちから選出することができます（同46条の3第1項）。

(c) 医療法人の実態

厚生労働省が発表している「医療施設調査」によると、平成21（2009）年10月1日の時点での「開設者別にみた施設数」では、病院は8,739施設中、「医療法人」が5,726施設（65.5%）と最も多く、次いで「公的医療機関」が1,296施設（14.8%）、「個人」は448施設（5.1%）となっています。一般診療所（99,635施設）では「個人」が48,023施設（48.2%）と最も多く、次いで「医療法人」35,341施設（35.5%）であり、歯科診療所（68,097施設）は「個人」が57,062施設（83.8%）と最も多くなっており「医療法人」は10,406施設（15.3%）となっています。

(2) 社会医療法人

社会医療法人とは、「地域医療の重要な担い手である医療法人について、非営利性の徹底等の観点から各般の見直しを行うとともに、救急医療やへき地医療、周産期医療など特に地域で必要な医療の提供を担う医療法人を新たに社会医療法人として位置づけることにより、良質かつ適切な医療を効率的に提供する体制の確保を図るもの」（平成20年3月31日厚生労働省医政局長通知「社会医療法人の認定について」）として、平成18（2006）年医療法の改正により導入された医療法人の新たな形態です。

社会医療法人の認定を受けた医療法人は、厚生労働大臣が定める収益業務の実施が可能となり（医療法42条の2第1項、平成19年3月30日厚生労働省告示第92号「厚生労働大臣が定める社会医療法人が行うことができる収益事業」）、社会医療法人債も発行することができます（同54条の2第1項）。

4 医療保険 〜診療報酬と調剤報酬〜

(1) 医療保険のしくみ

　わが国は昭和36（1961）年以来、「国民皆保険」制度をとっており、国民の誰もがいずれかの医療保険に強制的に加入しています。医療保険は社会保険と国民健康保険に分かれ、社会保険は被用者保険、職域保険とも、国民健康保険は、地域保険とも呼ばれます。

　社会保険には、主に中小企業の被用者を対象とした全国健康保険協会管掌健康保険（「協会けんぽ」・旧政府管掌健康保険）、主に大企業の被用者を対象として健康保険組合を組織する組合管掌健康保険、国家公務員・地方公務員・私学の教職員を対象とした各種共済組合管掌の保険、日雇特例被保険者の保険、船員保険などがあります。国民健康保険には、一般の地域住民を対象とした市町村国保と、医師、歯科医師、薬剤師などの同種の仕事に従事する人が組織した国民健康保険組合保険（組合国保）があります。

　高齢者の医療については、平成20（2008）年4月からは従来の老人保健制度に変わって、「高齢者の医療の確保に関する法律」に基づく後期高齢者医療制度が発足しました。これは原則75歳以上の高齢者を対象として、都道府県を単位とした広域連合を運営主体とするもので、上記の健康保険からは独立した制度となっています。

図表　公的医療保険制度の体系

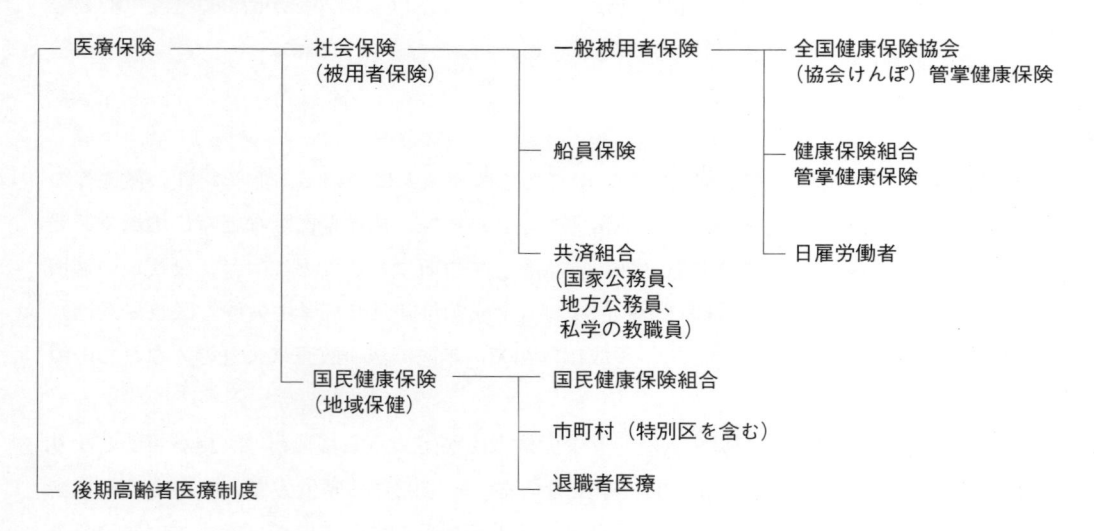

```
医療保険 ─┬─ 社会保険 ──────┬─ 一般被用者保険 ──┬─ 全国健康保険協会
         │  （被用者保険）    │                    │   （協会けんぽ）管掌健康保険
         │                    │                    │
         │                    │                    ├─ 健康保険組合
         │                    │                    │   管掌健康保険
         │                    ├─ 船員保険          │
         │                    │                    └─ 日雇労働者
         │                    │
         │                    └─ 共済組合
         │                       （国家公務員、
         │                         地方公務員、
         │                         私学の教職員）
         │
         └─ 国民健康保険 ───┬─ 国民健康保険組合
            （地域保健）      ├─ 市町村（特別区を含む）
                              └─ 退職者医療

後期高齢者医療制度
```

　医療保険では、保険に加入し保険料を納入、被保険者証を受け取り保険給付を受ける者を「被保険者」、保険料を徴収し被保険者証を交付する者を「保険者」、療養の給付を行う「医療機関」、医療機関から出された診療報酬明細書（いわゆるレセプト）を審査する「審査支払機関」（社会保険では「社会保険診療報酬支払基金」、国民健康保険では「国民健康保険団体連合会」）といい、この4者が介在します。療養の給付を受けた被保険者は医療機関の窓口で一部負担金を

支払い、医療機関は残りの診療報酬の支払いを審査支払機関を通じて保険者に請求することとなります。

図表　保険診療のしくみ

```
                            被保険者
                ↗  ↙                    ↘  ↖
    一部負担金の支払い                        保険料の支払い
      ↙      ↗ 療養の給付      被保険者証の      ↘
                                交付
  医療機関                                          保 険 者
            ↘ 診療報酬の      請求金額の      ↗
              請求            支払い
              ↗                          ↘
    診療報酬の支払い                        レセプト送付
                ↘                      ↗
                            審査支払機関
```

(2) 保険医療機関・保険薬局

健康保険法63条1項には、被保険者の疾病又は負傷に関して、①診察、②薬剤又は治療材料の支給、③処置、手術その他の治療、④居宅における療養上の管理及びその療養に伴う世話その他の看護、⑤病院又は診療所への入院及びその療養に伴う世話その他の看護、の「療養の給付」が行われるものと規定されています。被保険者がこれらの給付を受けようとする場合、厚生労働省令で定めるところにより、次に掲げる病院若しくは診療所又は薬局のうち、自己の選定するものから受けるものとすると規定されていますが（同3項）、そこには厚生労働大臣の指定を受けた病院若しくは診療所（保険医療機関）又は薬局（保険薬局）が含まれます。

したがって、保険診療を始めるには病院、診療所の開設の許可、届け出（2.(1)(a)「病院、診療所の開設」参照）、薬局の開設許可（2.(3)「薬局」参照）だけでは足りず、厚生労働大臣の指定を受けなければなりません（現在は地方厚生局長に権限委任）。ただし、診療所又は薬局が医師若しくは歯科医師又は薬剤師の開設したものであり、かつ、当該開設者である医師若しくは歯科医師又は薬剤師のみが診療又は調剤に従事している場合において、当該医師若しくは歯科医師又は薬剤師について保険医、保険薬剤師の登録があったときは、当該診療所又は薬局について、この指定があったものとみなされます（同69条）。

(3) 診療報酬

患者の治療にかかった保険診療における治療費を診療報酬といいますが、医療機関ではこれを点数化して（1点10円）診療報酬明細書を作成、審査機関を通じて保険者に請求するという、個別出来高払い方式をとっています。なお、病名や症状に基づき手術などの診療行為の有無に応じて、1日当たりの診断群分類別の医療費を計算する「診断群別定額払い方式（DPC）」も、特定機能病院をはじめ、一定の基準を満たした病院でも入院患者を対象に採用されています。診療報

酬の計算については、医科の場合は「医科診療報酬点数表」に、歯科の場合は「歯科診療報酬点数表」に基づいて算定されます。

　保険診療を行う上で守らなければならない規則である「保険医療機関及び保険医療養担当規則」（略称「療担規則」）が厚生労働省令として定められていますが、具体的には、健康保険事業の健全な運営の確保（同2条の4）、特定の保険薬局への誘導の禁止（同2条の5）、被保険者証による受給資格の確認（同3条）、一部負担金等の受領（同5条）、領収書等の交付（同5条の2）などが規定されています。

　また、診療に関する具体的な方針として、医師である保険医に関しては同20条に、①診察、②投薬、③処方せんの交付、④注射、⑤手術及び処置、⑥リハビリテーション、⑦入院について、歯科医師である保険医に関しては同21条に、①診察、②投薬、③処方せんの交付、④注射、⑤手術及び処置、⑥歯冠修復及び欠損補綴、⑦リハビリテーション、⑧入院、⑨歯科矯正について規定しています。

(4)　調剤報酬

　前掲「保険医療機関及び保険医療養担当規則」と同様に、保険調剤を行う上で守らなければならない規則である「保険薬局及び保険薬剤師療養担当規則」（略称「薬担規則」）が厚生労働省令として定められています。保険薬局が担当する療養の給付及び被扶養者の療養は、薬剤又は治療材料の支給並びに居宅における薬学的管理及び指導であり（同1条）、健康保険事業の健全な運営を確保するために、保険薬局は、保険医療機関と一体的な構造とし、又は保険医療機関と一体的な経営を行うことや、保険医療機関又は保険医に対し、患者に対して特定の保険薬局において調剤を受けるべき旨の指示等を行うことの対償として、金品その他の財産上の利益を供与すること、が禁じられています（同2条の3第1項）。

　また、平成20（2008）年4月より、保険調剤にかかる処方せんの様式が変更されたのにともない、保険薬局は、後発医薬品の備蓄に関する体制その他の後発医薬品の調剤に必要な体制の確保に努めなければならない、とした上で（同7条の2）、保険薬剤師は、後発医薬品への変更可能な処方せんの場合は、後発医薬品に関する説明を適切に行い、後発医薬品を調剤するよう努めなければならない、としています（同8条3項）。

(5)　混合診療の問題

　医療保険が適用される保険診療と、適用されない保険外診療（「自由診療」といいます）を併用することを混合診療といいますが、現行の保険制度では混合診療が行われた場合には、本来療養の給付に該当する保険診療相当分について法に基づく給付を受けられなくなる旨の立場を採用しています。混合診療についての判例では、保険診療のインターフェロン療法と、自由診療の活性化自己リンパ球移入療法（LAK療法）を併用した治療で、保険請求分を受給できることの確認を求めた訴訟において、本来療養の給付に含まれる診療が、療養の給付に含まれない診療を組み合わせたからといって、療養の給付が受けられなくなる法的根拠はない、とした下級審判決が出まし

たが（東京地裁平成19年11月7日判時1996号3頁、判タ1261号121頁）、同控訴審ではこれを取り消す判決が下され、原告の請求が棄却されています（東京高裁平成21年9月29日判タ1310号66頁）。

ただし現行制度においても、例外的に保険適用の範囲を拡大するものとして、「保険外併用療養費」の制度があり（旧「特定療養費」制度）、差額ベッドや特別な歯科材料などの「選定療養」や、将来の保険適用に向けた評価のための「評価療養」が認められています。

5 医療計画

医療法30条の4第1項には、都道府県は、厚生労働大臣の定める基本方針に即して、かつ、地域の実情に応じて、当該都道府県における医療提供体制の確保を図るための計画（「医療計画」）を定めるものとする、とあります。医療計画の策定は昭和60年（1985年）の医療法改正により制度化されたもので、基準病床数、地域の救急医療やへき地医療などの確保事業、医療従事者の確保、地域医療支援病院の整備などが定められています。

また、平成18（2006）年の医療法改正により、「これまでの基準病床数に関する事項等に加え、新たに、がん、脳卒中、急性心筋梗塞及び糖尿病に係る治療又は予防に関する事項、救急医療、災害時における医療、へき地の医療、周産期医療及び小児医療（小児救急医療）の確保に必要な事業に関する事項、さらに、これらの疾病及び事業に係る医療提供施設相互の医療連携体制に関する事項が定められるなど、医療計画の見直しを通じて、患者本位の、かつ、安全で質が高く、効率的な医療提供体制の確保を図るために必要な改正が行われ」ました（平成19年7月20日厚生労働省医政局長通知「医療計画について」より）。

都道府県は、少なくとも5年ごとに調査、分析及び評価を行い、必要があると認めるときは、当該都道府県の医療計画を変更するものと規定されています（同30条の6）。

6 設問に対する解答例

病院、診療所等における広告は、患者等の利用者保護の観点から医療法により規制されています（同6条の5から6条の8）。広告規制の対象となる媒体は、チラシ、パンフレット、ポスター、看板などが該当します。かつては、盛り込むことのできる内容は医師名や住所、診療日、診療科名などに限られていましたが、平成18年（2006年）医療法改正により、患者等に正確な情報が提供され、その選択を支援する観点から、客観性、正確性を確保しうる事項については、広告事項としてできる限り幅広く認めることとしています。また、それに基づき「医業若しくは歯科医業又は病院若しくは診療所に関して広告し得る事項等及び広告適正化のための指導等に関する指針（医療広告ガイドライン）」が公表され、具体的な広告規制の対象範囲を示しています。

もっとも規制緩和されたといっても、患者を惑わすような広告は禁止されていますし、設問に見られるような、「日本一」や「完治100％」などは誇大表現にあたり、「初診料10％ OFF」などは健康保険法にも違反している内容となります。

なお、ホームページについては、患者が自発的にアクセスするものであるので、広告規制の対象となっていませんが、誇大広告などを避けるために、日本医師会では「医療施設ホームページのあり方―会員医療施設ＨＰ および医療情報提供のガイドライン―」（平成20年３月改定）を制定し、医療施設が運営するホームページにおいて、自施設の情報や医療情報を提供する際に、その内容が適切であり、医療界全体の信頼を損なわないものとなるよう、基本要件や不適格事項を表しています。ただし、院内の写真などを掲載する場合は被写体の肖像権に配慮することは当然であり、本人の了解なく個人を特定できる写真などを載せることは権利侵害になるといえます。

7 今後の課題

　わが国では少子高齢化が急速に進み、医療を取り巻く環境は日に日に厳しさを増しています。国民医療費は年々上昇し、医療費削減に向けたさまざまな試みがなされています。診療科では産科や小児科が減少し、地域間の医療格差の拡大も見られ、世界的に見るとわが国の病床数の多さなども指摘されています。

　今後、わが国は、質が高く効率的な医療提供体制を構築するために、「急速な少子高齢化、医療技術の進歩、国民の医療に対する意識の変化等、医療を取り巻く環境が変化する中で、将来を見据え、どのような医療体制を構築するかという中長期的な課題にも取り組まなければならない」としています（『平成22年版厚生労働白書』200頁）。

　それらを円滑に進めるべく、地域の医療計画に則り、医療施設間の効率的な連携体制を図ることがこれからも求められるでしょう。

参考文献
① 久々湊晴夫『やさしい医事法学（第２版）』成文堂、平成16（2004）年
② 宇都木伸、塚本泰司編『現代医療のスペクトル　フォーラム医事法学Ⅰ』尚学社、平成13（2001）年
③ 手嶋豊『医事法入門（第３版）』有斐閣、平成23（2011）年
④ 前田和彦『医事福祉法講義』信山社、平成14（2002）年
⑤ 前田和彦『医事法セミナー（新版）』医療科学社、平成16（2004）年
⑥ 川渕孝一編著『第５次医療法改正のポイントと対応戦略60』日本医療企画、平成18（2006）年

関連ホームページ
① 厚生労働省　http://www.mhlw.go.jp/
② 旧・社会保険庁　http://www.sia.go.jp/
③ 日本医療法人協会　http://ajhc.or.jp/index.html
④ 日本医師会　http://www.med.or.jp/
⑤ 全国老人保健施設協会　http://www.roken.or.jp/

（森本敦司）

5 薬事制度

設問

　製薬企業Ａが製造販売をした医薬品Ｂを、医師Ｃが処方し、薬剤師Ｄが薬局にて調剤、適正に服用した患者Ｅに重篤な副作用が生じた場合、患者Ｅは医薬品により生じた健康被害で誰を訴えればよいのでしょうか。これはその過失がどこにあるかにより、いろいろなケースが考えられると思います。次のケースに応じて、それぞれの責任を考えてみましょう。

① 医薬品Ｂに欠陥があり、医師Ｃの処方、薬剤師Ｄの調剤には過失がなかった場合、

② 医薬品Ｂに欠陥はなく、医師Ｃの処方に過失なく、薬剤師Ｄの調剤に過失があった場合、

③ 医薬品Ｂに欠陥はなく、医師Ｃの処方に過失があり、薬剤師Ｄの調剤に過失がない場合、

④ 医薬品Ｂに欠陥はなく、医師Ｃの処方、薬剤師Ｄの調剤にともに過失があった場合、

　また、医薬品Ｂが厚生労働大臣の指定する抗がん剤であった場合や、Ｂが治験薬であったり、国内未承認の海外から輸入された医薬品であった場合にはどのようになるのでしょうか。あるいは、医薬品Ｂの副作用を添付文書に記載していた場合と記載していなかった場合とでは違いがあるのでしょうか、考えてみましょう。

キーワード☞製造物責任法、医薬品副作用被害救済制度、共同不法行為
参照条文☞製造物責任法３条、独立行政法人医薬品医療機器総合機構法16条、民法709条、719条

1 はじめに 〜薬事制度の現状〜

　わが国の薬事制度に関わる法体系を展望すると、薬事法、薬剤師法、麻薬及び向精神薬取締法、あへん法、大麻取締法、覚せい剤取締法、毒物及び劇物取締法、独立行政法人医薬品医療機器総合機構法、安全な血液製剤の安定供給の確保等に関する法律など多くの法律から成り立っています。

　薬事法は、それらの根幹にあり、医薬品はもとより医薬部外品、化粧品、医療機器もその規制の対象としています。医薬品等の製造販売業や製造業、薬局や医薬品販売業、医療機器の販売業、医薬品等の基準及び検定、医薬品等の取扱い、医薬品等の広告、生物由来製品の特例、監督、指定薬物の取扱い、希少疾病用医薬品及び希少疾病用医療機器の指定などが規定されていま

す（薬事法については3.「医薬品と法」参照）。

医薬品の専門家として薬剤師がいますが、その免許、試験、業務等については薬剤師法に規定されます。薬剤師の養成については平成18（2006）年4月より6年制課程となり、これ以降の入学生は原則、同課程を卒業しないと薬剤師国家試験が受験できなくなりました（薬剤師法については2.「薬剤師と法」参照）。

また、乱用薬物の規制には、麻薬及び向精神薬取締法、あへん法、大麻取締法、覚せい剤取締法があたりますが、これらはいわゆる薬物4法といわれています。さらに、平成18（2006）年の薬事法改正により、「指定薬物」の制度が設けられ（平成19（2007）年4月から実施）、以上の法律で規制されない、いわゆる「脱法ドラッグ」も規制の対象となりました（これらの法律については4.「麻薬等の取締と法」参照）。

以下に、これらの薬事にかかわる法律の内容を見ていきましょう。

2 薬剤師と法

(1) 薬剤師制度の沿革

わが国において現在の薬剤師という職能の原型が登場するのは、西洋医学が導入された明治維新以降になります。明治7（1874）年に当時の文部省医務局より「医制」が制定され、その55条に「調剤ハ薬舗主薬舗手代及ヒ薬舗見習ニ非サレハ之ヲ許サス」として、薬剤師の前身である「薬舗主」に調剤権が与えられたのがその最初です。

その後明治22（1889）年に「薬律」と呼ばれる「薬品営業並薬品取扱規則」が制定され、ここに薬剤師の名称が初めて登場し、大正14（1925）年には旧・薬剤師法が制定、「薬律」から薬剤師の身分が独立することとなります。

第2次世界大戦中、薬剤師法は薬事法に統合されましたが、戦後GHQの指導のもと、大改正された薬事法により、昭和24（1949）年には第1回の薬剤師国家試験も実施されました。さらに昭和35（1960）年にはその薬事法から現・薬剤師法が分離、制定され、数度の改正を経て今日に至っています。

また、薬剤師は平成4（1992）年の医療法改正により、医師、歯科医師、看護師とともに「医療の担い手」として位置づけられ、医療法にも明文化されています。

なお、厚生労働省が平成20年末に行った薬剤師の全国調査によると、総届出数が26万7,751人で男女比が4：6、内訳としては薬局の従事者が50.7％、病院・診療所の従事者が18.8％、医薬品製造販売業・製造業に従事する者が11.5％、医薬品販売業に従事する者が6.3％、大学の従事者（大学院生含む）が3.5％、衛生行政機関又は保健衛生施設の従事者が2.3％…となっています。

図表　過去10年の届出薬剤師数の推移（厚生労働省「医師・歯科医師・薬剤師調査」より）

平成12	平成14	平成16	平成18	平成20
21万7,477	22万9,744	24万1,396	25万2,533	26万7,751

(2) 医薬分業と薬剤師

　医薬分業とは、医師が処方せんを患者に交付し、薬剤師がその処方せんにしたがって調剤することをいいます。複数の医療関係者が医薬品の供給に関係することにより重複投薬などの危険性を防ぐことを意図しますが、わが国における医薬分業の歴史は、薬剤師制度の導入と同じく明治維新にまでさかのぼることができます。前掲の「医制」では41条において、「医師タル者ハ自ラ薬ヲ鬻ク（※）コトヲ禁ス医師ハ処方書ヲ病家ニ附與シ相当ノ診察料ヲ受クヘシ」（※「ひさぐ」、「売る」の意。）として、漢方以来の伝統である医師による処方の考え方を否定し、西洋流の医薬分業の思想をいち早く取り入れました。さらに前掲の「薬律」でも1条において、薬剤師を「薬局ヲ開設シ医師ノ処方箋ニ拠リ薬剤ヲ調合スル者ヲ云フ」と規定し、法律上医薬分業を明文化しました。しかしながら当時は薬剤師の数も少なかった関係もあり、「薬律」もその付則において医師による調剤を容認していました。薬剤師は医薬分業の実現を図ることを目的として、「日本医師会」（大正5（1916）年創設）に先立ち、明治26（1893）年に「日本薬剤師会」を創立しています。

　戦前戦後に何度も医薬分業をめぐる議論が進展しますが、その最も大きいものが戦後すぐの医薬分業法をめぐる一連の動きです。この時はGHQの指示により関連法案が成立するまでに至りますが、医系議員らの反対により本格的な実施とは相成りませんでした。

　その後昭和49（1974）年には処方せん料の大幅な引き上げ、さらには1990年代に入ってからの薬価差益の縮小という経済的な誘引によって、わが国にもようやく本格的に医薬分業が始まることとなりました。平成2（1990）年には全国平均で12％程度であった「医薬分業率」（※外来処方件数に占める薬局への処方せん枚数の割合）が、平成15（2003）年には50％を突破し、平成22（2010）年は63.1％となり今日に至っています。

図表　過去10年の医薬分業率の推移（単位％、日本薬剤師会調べ）

平成13	平成14	平成15	平成16	平成17	平成18	平成19	平成20	平成21	平成22
44.5	48.8	51.6	53.8	54.1	55.8	57.2	59.1	60.7	63.1

(3) 薬剤師法

① 薬剤師の任務

　薬剤師法1条には、「薬剤師の任務」として、「薬剤師は、調剤、医薬品の供給その他薬事衛生をつかさどることによつて、公衆衛生の向上及び増進に寄与し、もって国民の健康な生活を確保するものとする」と規定されていますが、これにより「調剤」、「医薬品の供給」、および「その他薬事衛生」の三つが薬剤師の主要任務であることがわかります。

　調剤とは、医師の処方せんにしたがって薬剤師が医薬品を取りそろえ、あるいは患者の飲みやすいように剤形を整えて投薬することであり、判例においては、「一定ノ処方ニ従ヒテ一種以上ノ薬品ヲ配合シ若クハ一種ノ薬品ヲ使用シテ特定ノ分量ニ従ヒ特定ノ用途ニ適合スル如ク特定人ノ特定ノ疾病ニ対スル薬剤ヲ調製スルコト」（大審院大正6年3月19日・刑録23輯215頁）とされて

います。もっとも今日にいう調剤とはこれよりも広く捉えられており、薬剤師法１条の趣旨に見られるように、「薬剤師に対して国家が担うべき国民の健康安全を確保するための一翼を担わせる以上、単に処方せんに基づいて特定の患者に対して薬品を調合するだけではその目的を達成させることができず、処方せんの内容の確認、薬歴管理、服薬指導、その他、情報の提供を含めて理解」されています（小林郁夫『Ｑ＆Ａ薬局・薬剤師の責任』（平成18（2006）年）５頁以下）。

調剤について薬剤師法には、19条に「薬剤師でない者は、販売又は授与の目的で調剤してはならない」として、薬剤師に対して調剤の権限を独占的に与えており、また、23条では、「薬剤師は、医師、歯科医師又は獣医師の処方せんによらなければ、販売又は授与の目的で調剤してはならない」と規定しています。ただし、医師若しくは歯科医師が法に定める一定の場合において自己の処方せんにより自ら調剤するとき、又は獣医師が自己の処方せんにより自ら調剤するときはこの限りでないとされ（19条但書）、薬剤師による調剤を原則としながらも、医師、歯科医師等による調剤も例外的に認められています。

すなわち薬剤師による調剤とは、医師の処方せんによらなければ調剤することができないという、医師による一連の医療行為の一環として位置づけられるとともに、薬剤師が独立して主体的に調剤を行うという点からは看護師による「診療の補助」とも異なる性質を有していることになります。

② 薬剤師の免許

薬剤師になろうとする者は、厚生労働大臣の免許を受けなければなりません（薬剤師法２条）。免許を受けようとするには薬剤師国家試験に合格しなければなりませんが（同３条）、試験に合格しても、未成年者、成年被後見人、被保佐人に該当した場合は免許は与えられません（同４条）。これを免許の絶対的欠格事由といいますが、かつてこの絶対的欠格事由には、目が見えない者、耳が聞こえない者、又は口がきけない者も含まれていました。

平成10（1998）年、薬剤師国家試験に合格した耳の聞こえない女性が、当時の規定により免許の申請が却下されましたが、欠格条項を撤廃する粘り強い運動の結果、220万人以上の署名を集め、平成13（2001）年には、薬剤師だけではなく、医師、歯科医師、看護師なども上記の理由は免許の絶対的欠格事由から削除されるはこびとなりました。

今日では「免許を与えないことがある」とする相対的欠格事由において、「麻薬、大麻又はあへんの中毒者」、「罰金以上の刑に処せられた者」、「薬事に関し犯罪又は不正の行為があった者」以外に、「心身の障害により薬剤師の業務を適正に行うことができない者として厚生労働省令で定める者」のなかに「視覚又は精神の機能の障害により薬剤師業務に必要な認知、判断、意思疎通を適切に行うことができない者」が規定されています（同５条１号、同施行規則１条の２）。

③ 薬剤師の業務

薬剤師に調剤業務が独占的に与えられていることは前述のとおりですが、薬剤師法21条には、調剤の求めに応ずる義務として、「調剤に従事する薬剤師は、調剤の求めがあった場合には、正当な理由がなければ、これを拒んではならない」と規定し、薬剤師の応需義務を定めています。正当な理由には、後述する疑義照会先の医師が不在の場合や冠婚葬祭、急病等で薬剤師が不在の場合な

どがこれに該当し、医薬品の在庫がない場合などは正当な理由には当たらないとされています。

同22条には「調剤の場所」として、薬剤師は「薬局以外の場所で、販売又は授与の目的で調剤してはならない」と規定されていますが、例外として、病院、診療所等の調剤所で、その病院等で診療に従事する医師等の処方せんによって調剤することは認められています。また、平成18（2006）年の薬剤師法改正により、医療を受ける者の居宅等で処方せんの確認を行い、薬剤を交付することが可能になりました。その他、災害等で薬剤師が薬局において調剤することができない場合などもこの規定は適用されません。

同24条には「処方せん中の疑義」として、「薬剤師は、処方せん中に疑わしい点があるときは、その処方せんを交付した医師、歯科医師又は獣医師に問い合わせて、その疑わしい点を確かめた後でなければ、これによって調剤してはならない」と薬剤師による疑義照会についても規定し、後述するように、医師の処方ミスを見逃した薬剤師が医師とともに共同不法行為責任が問われた事例もあります。

また、同25条の2には「情報の提供」として、「薬剤師は、販売又は授与の目的で調剤した時は、患者又は現にその看護に当たっている者に対し、調剤した薬剤の適正な使用のために必要な情報を提供しなければならない」と、情報提供義務が規定されています。

(4) 薬剤師の法的責任

さて、薬剤師が調剤過誤を起こした場合、さまざまな法的責任が問われることになりますが、それはとりわけ民事上の責任、刑事上の責任、および行政上の責任の三つに分類されます。

① 民事上の責任

薬剤師と患者との間で締結される調剤契約は民法上、診療契約と同様に準委任契約と解されています。準委任とは、当事者の一方（委任者）が法律行為でない事務をすることを相手方（受任者）に委託し、相手方がこれを承諾することによって、その効力を生ずる契約ですが（民法643条、656条）、これによると、患者が、医薬品の専門家としての技能と識見を持つべき薬剤師に処方せんを示すことによって調剤という事務処理を委託し、薬剤師がこれを承諾することにより調剤が行われるということになります。したがって、薬剤師は、単に調剤された薬で病気が治らない、症状が改善されない、副作用が出たなどの結果だけでは民事上の責任を問われるわけではなく、薬剤師としての注意義務の違反により患者に不適切な服薬を行い、その結果健康上の損害を与えた場合に責任が生じることになります。

十二指腸虫駆除のために入院した原告に対して、医師はチモール20、ナフタリン1100の処方を出し、薬剤師に対して投薬を命じましたが、薬剤師はこれにかえてネマトール12球を調剤し、原告に格別の指示をすることなく服用させました。原告はこれによりネマトール中毒を起こし、一命は取り留めたものの、難聴などの重い後遺症に苦しむこととなりました。この事例において福島地裁は、「薬剤師として病院に勤務し、医師の処方によって患者に投薬する者は、医師の処方せん又は処方命令によく注意し、誤って投薬することのないよう十分に注意すべき義務があり、一時に多量を投薬して、患者の身体を害しないようにすべき職務上の注意義務がある」とした

上で、「薬剤師として払うべき前示職務上の注意を怠り、独断で医師の処方せんと異なる投薬をし、しかも誤って多量のネマトールを原告に投与したため、原告が前示傷害を受けるにいたったものといわなければならない」と判示し、薬剤師の不法行為責任を認めました（福島地裁昭和31年1月20日下民7巻1号59頁）。

　では、医師の記載した処方せんどおりに調剤する限りにおいては、薬剤師は責任に問われることはないのでしょうか。風邪で外来受診した生後4ヶ月の新生児に対して、医師が常用量の3倍を超える薬剤を処方し、その処方を受けた薬剤師は処方どおりに調剤を行い、新生児の母親は本件飲み薬を指示どおりに服薬させましたが、その後新生児は呼吸困難とチアノーゼ状態となり長期の入院を余儀なくされました。この事例において千葉地裁は、医師においては、当該薬剤処方をしたことにつき、薬剤師においては、薬剤の専門家としてその処方に何の疑問も感じずにこれに従い調剤をしたことにつきそれぞれ落ち度があり、漫然と常用量を大幅に上回る本件処方・調剤をしたという不法行為によって、原告に症状を生ぜしめたことにつき被告らに過失があったと判示しました（千葉地裁平成12年9月12日判時1746号115頁）。

　この事例は、処方せんを出した医師と調剤を行った薬剤師との間で共同不法行為（民法719条）が成立したものであり、医師が誤って処方をなし、薬剤師もそのことに気づかずに調剤をしてしまった場合のように、医師と薬剤師との間に認識の共有がなかったとしても、薬剤師は医師と連帯して損害賠償責任を負う可能性があることになります。また、複数の薬剤師間において調剤過誤がなされた場合、たとえば調剤に携わった薬剤師と鑑査に携わった薬剤師などの間でも共同不法行為は成立することになります。

　平成15（2003）年10月、兵庫県立A病院で、先天性心疾患のため入院した生後5ヶ月の男児が、処方せんの10倍の量の強心剤を投与され死亡した事例がありますが、病院の調査によると、飲み薬を調剤した薬剤師は1万倍に薄めるべきところ千倍に薄めた強心剤で調剤し、点検役（鑑査）の薬剤師も誤りを見落としたようです。男児の遺族は平成16（2004）年6月に5,264万円の損害賠償を求める調停を神戸簡裁に申し立てましたが、遺族と病院との間では平成17（2005）年2月、賠償金3,800万円を支払うことで調停が成立しています（『朝日新聞』平成15（2003）年10月16日付朝刊35面（大阪）、同平成17（2005）年2月16日付夕刊11面（大阪））。

　また最近では、平成17（2005）年10月、T病院に肺がんで入院中の患者に対して、併発した肺炎の治療薬「ペナンバックス」を通常の5倍の量で3日間投与し同年11月に腎不全などで死亡した事例において、東京地裁は投薬を指示した医師や疑義照会を怠った3名の薬剤師らに対して、2365万円の賠償が命じられています（東京地裁平成23年2月10日判タ1344号90頁，判時2109号56頁、『朝日新聞』平成23（2011）年2月11日付朝刊37面（東京））。

　ところで、薬剤師に調剤過誤があった場合、本来であれば調剤を行った薬剤師当人が不法行為に基づく損害賠償責任を負うことになりますが、通常は薬局開設者が「使用者責任（民法715条）」を負い、雇用された薬剤師は「履行補助者」として調剤を行うこととなります。したがって、調剤過誤事件において使用者の賠償責任については、求償権（民法715条3項）により雇用された薬剤師に請求されます。

② 刑事上の責任

　薬剤師が業務上、問われる可能性がある刑事罰には、業務上過失致死傷罪（刑法211条）、秘密漏示罪（同134条1項）、業務上堕胎罪及び同致死傷罪（同214条）、文書偽造・変造罪（同155、159条）などがありますが、調剤過誤によって患者に健康被害を与えた場合、業務上過失致死傷罪に問われる可能性があります。

　診療所に勤務する薬剤師が、医師からの合成副腎皮質ホルモン製剤プレドニンの処方指示を、他の医薬品（経口血糖降下剤ダオニール）と1日投与量が同じであることから誤信して誤って調剤し、患者を低血糖性脳障害に起因する急性肺炎により死亡させ、業務上過失致死に問われた事例において、調剤した薬剤師に対して罰金25万円の刑が確定しています（沖縄簡略式平成7年1月15日判タ1035号39頁）。医薬品の誤投与を未然に防止すべき業務上の注意義務があるのにこれを怠った初歩的なミスであるといえます。

　また、医師の処方せんには関節炎治療薬 softam 42錠と記載されていたにもかかわらず、糖尿病治療薬 gondafon を誤って調剤し、患者がいわゆる植物人間状態になるという事例において、医師の記載した医薬品以外の医薬品を絶対に患者に交付することのないようにする業務上の注意義務を怠ったとして、薬剤師には業務上過失傷害により禁錮1年、執行猶予3年の刑が確定しています（福岡地裁昭和52年3月31日）（以上、2件の刑事事件の事例については、飯田英男『刑事医療過誤』（平成13（2001）年）40頁以下、23頁以下参照）。

　また、民事上の責任のところで取り上げた兵庫県立A病院の事例では、男児への薬剤の調剤を担当した薬剤師と、点検役であった薬剤師の2人が業務上過失致死容疑で地検に書類送検されています（『朝日新聞』平成19（2007）年10月3日付夕刊（大阪）12面より）。

　最近の事例では、平成20（2008）年8月に、1回1.5ミリグラムの血栓症防止薬を調剤するつもりが誤って6ミリグラムを調剤し、同年9月に同患者が死亡したとされる事例において、調剤と鑑査にあたった薬局薬剤師2名が業務上過失致死の疑いで書類送検されています（『朝日新聞』平成22（2010）年8月18日付夕刊（東京）9面）。

③ 行政上の責任

　行政上の責任には、薬剤師法による戒告（平成18（2006）年の法改正により新設）、3年以内の業務の停止、免許の取消し処分（同8条2項）があり、これは免許権者である厚生労働大臣が薬剤師法に違反した薬剤師に対して行うものです。処分をするに当たって厚生労働大臣は医道審議会の意見を聴かなければならず、これらの処分を受けた薬剤師には再教育研修も義務づけられておりますが（同8条の2）、これも平成18（2006）年の法改正により新たに導入された制度です。

　平成21（2009）年3月には、医道審議会薬剤師分科会において、『薬剤師の行政処分に関する考え方』が提示され、「薬剤師の行政処分については、公正、公平に行われなければならないことから、処分対象となるに至った行為の事実、経緯、過ちの軽重等を正確に判断する必要がある。そのため、処分内容の決定にあたっては、司法における刑事処分の量刑や刑の執行が猶予されたか否かといった判決内容を参考にすることを基本とし、その上で薬剤師に求められる倫理に

反する行為と判断される場合には、これを考慮して厳しく判断する」旨が示されました。

図表　直近の薬剤師法による行政処分の件数（厚生労働省医道審議会HPより）

	免許取消	業務停止	戒告	計
平成22（2010）年10月	1	8	1	10

　また、薬事法により、薬局の許可取消し、業務の全部又は一部停止の処分については都道府県知事が、薬事法その他薬事に関する法律に違反があった場合に行われます。

　18歳未満の者への劇物の交付を禁じた毒物及び劇物取締法に違反して、当時16歳である女子高生に対して劇物であるタリウム他を販売した静岡県の薬局開設者の事例において、同法違反の罪で略式起訴され薬局及び開設者に対してそれぞれ罰金50万円の略式命令が下され、毒物及び劇物取締法と薬事法に基づき、薬局に対して11日間の業務停止処分などの行政処分が下されています（『朝日新聞』平成18（2006）年3月18日付朝刊（静岡）35面ほか）。

　保険調剤を行う場合には、厚生労働大臣より保険薬剤師の登録（健康保険法64条）と、保険薬局の指定（同63条3項1号）を受けなければなりませんが（現行では地方厚生局長に権限委任）、調剤報酬の不正請求など健康保険法に違反した行為を行った場合には保険薬剤師の登録の取り消し、保険薬局の指定の取消しの処分が下されることがあります（同80条、81条）。

3 医薬品と法

(1) 薬事法の沿革

　わが国における薬事法のスタートは、薬剤師制度の沿革のところで述べたことと同様に、明治7（1874）年の「医制」、さらには明治22（1889）年の「薬律」にまでさかのぼりますが、この頃の法律の目的は市場に出回った粗悪な医薬品を取り締まることでした。薬事法という名前の法律が制定されるのは第二次大戦中の昭和18（1943）年ですが、戦後まもなくの時代まで薬事法は取締り法規的な色合いの強いものでした。昭和35（1960）年に、今日の薬事法の原型が、前述の薬剤師法とともに定められましたが、昭和54（1979）年の法改正では、サリドマイドセスモン（5.「薬害訴訟」参照）を契機とした医薬品の有効性、安全性の確保の厳格化を図り、平成14（2002）年の法改正では、医薬品の製造販売の承認制度の実施（本節(3)参照）、さらに平成18（2006）年の改正では医薬品販売制度の抜本的見直し（本節(4)「医薬品の販売」参照）、指定薬物の規制（4.(1)「薬物に対する規制」参照）など、幾度の改正を得て今日に至っています。薬事法には今後ますます、薬害防止や研究開発の促進に積極的にかかわっていく役割が求められています。

(2) 医薬品の定義

　薬事法1条にはその目的が記されていますが、「医薬品、医薬部外品、化粧品及び医療機器の

品質、有効性及び安全性の確保のために必要な規制を行うとともに…保健衛生の向上を図ることを目的とする」とあります。薬事法が規制するのは医薬品のみならず、医薬部外品、化粧品、医療機器も含まれていることがわかります。人の体や健康に直接影響するものを一括して薬事法で規制しておりますが、ここでは医薬品にかぎって記述をすすめていきます。

医薬品の定義は薬事法2条1項に次のように規定されています。

① 日本薬局方に収められている物
② 人又は動物の疾病の診断、治療又は予防に使用されることが目的とされている物であつて、機械器具、歯科材料、医療用品及び衛生用品（…）でないもの（医薬部外品を除く）
③ 人又は動物の身体の構造又は機能に影響を及ぼすことが目的とされている物であつて、機械器具等でないもの（医薬部外品及び化粧品を除く）

日本薬局方とは、「薬事法第41条により、医薬品の性状及び品質の適正を図るため、厚生労働大臣が薬事・食品衛生審議会の意見を聴いて定めた医薬品の規格基準書」（厚生労働省「日本薬局方ホームページ」より）のことであり、約1,500品目の医薬品が収載されています。少なくとも10年ごとに改定されることになっており、現行のものは第16改正が平成23（2011）年3月に公示されています。

次に、「人又は動物の疾病の診断、治療又は予防に使用されることが目的とされている物」とありますが、疾病の治療だけではなく、たとえばインフルエンザワクチンなどの予防に用いられるもの、胃の検査のときに飲むバリウムなどの診断に用いられるものも医薬品の中に含まれます。

さらに、「身体の構造又は機能に影響を及ぼすことが目的とされている物」とありますが、避妊薬のピルなどは、妊娠は疾病ではありませんから治療を目的とはしていませんが、妊娠を抑制するという人体の機能に明らかに影響を及ぼしますので、医薬品に該当することになります。

医薬品は、医療用医薬品と一般用医薬品（いわゆるOTC薬）に分かれますが、医療用医薬品とは、薬局や病院内の調剤所などで取り扱われるものをいいます。そして、医療用医薬品の中でも、医師や歯科医師などの処方せんがなければ、正当な理由なく販売することができないものを処方せん医薬品として厚生労働大臣が指定できます（同49条）。

一般用医薬品とは、「医薬品のうち、その効果及び効能において人体に対する作用が著しくないものであって、薬剤師その他の医薬関係者から提供された情報に基づく需要者の選択により使用されることが目的とされているもの」をいい、その副作用等のリスクの度合いによって第1類から第3類まで分類されています（同36条の3）。このような分類は、一般用医薬品を店舗で販売する際の薬剤師の配置などにかかわってきますので、(4)「医薬品の販売」のところで述べます。

医薬品の中にはその薬理作用が強いため人体に危害を及ぼし、ときには致死的な結果を生じるために慎重な取扱いが求められるものがありますが、これらは毒薬、または劇薬として、厚生労働大臣が薬事・食品衛生審議会の意見を聴いて指定することができます。毒薬、劇薬の区別はその毒性の強弱によるもので、絶対的な基準ではありません。毒薬、劇薬に指定されると薬事法に定められた表示義務が生じ、その譲渡手続や交付、貯蔵及び陳列について制限を受けます（同44条～48条）。

さらに医薬品には、血液製剤など人や動物に由来する医薬品を生物由来製品、あるいは特定生物由来製品として指定することができ（同2条9項、10項）、特に安全対策の強化が図られています。5.「薬害訴訟」のところで述べる「薬害エイズ」や「薬害ヤコブ病」を契機として平成14（2002）年の薬事法改正により設けられたものです。

　また、薬事法には、その医薬品の対象者の数が5万人未満のものを、厚生労働大臣が薬事・食品衛生審議会の意見を聴いて指定する希少疾病用医薬品（オーファンドラッグ）に関する規定を設け（同77条の2）、審査における優先措置などを規定しています。

(3)　医薬品の製造販売

　医薬品を製造し、販売しようとするには、まず医薬品の製造販売業の許可を受けた上で（薬事法12条1項）、品目ごとに厚生労働大臣から医薬品の製造販売の承認を得なければなりません（同14条1項）。「製造販売」とは、平成14（2002）年の法改正により導入されたものですが（平成17（2005）年より実施）、それまでの「製造」の考え方に変わるもので、製造された医薬品を市場に出荷又は上市（市場に出すこと）する行為をいいます。医薬品の品質、有効性、安全性について責任を負うのは、その医薬品の承認をとり市場に出荷した元売業者ということになり、従来の自ら製造した者が負うという考え方を変更しました。同2条12項には、「製造販売とは、その製造等（…）をし、又は輸入した医薬品…を、…販売し、…又は授与することをいう」、とあり、特にその「製造等」については、「他に委託して製造する場合を含む」と注記されています。これにより、医薬品の製造販売業者は医薬品の製造については外部に委託することが可能となり、必ずしも自社に製造工場を持つ必要がなくなりました。もっとも、外部に委託できるようになったからといって、その品質管理や製造販売後の安全管理については厳しい基準が設けられており（GQP：品質管理の基準、GVP：製造販売後安全管理の基準）、医薬品の製造販売業者は総括製造販売責任者を設置、原則これに薬剤師をあて、品質管理及び製造販売後安全管理を行わせることを義務づけています（同17条1項）。

　医薬品を実際に製造するには、製造所ごとに厚生労働省令で定める区分に従い製造業の許可を受けなければならず（同13条）、その構造設備は、GMP（製造管理及び品質管理の基準）に適合していることが原則です。医薬品の製造販売業者が自前の工場で医薬品を製造する場合は、製造販売業と製造業の許可をあわせてとることになります。

　個々の医薬品を製造販売するには、品目ごとに厚生労働大臣の承認を受けなければならず、その申請に添付される資料は厚生労働省令で定める基準（GLP：安全性に関する非臨床試験の実施の基準、GCP：臨床試験の実施の基準）に従って収集・作成されなければなりません（同14条3項）。審査の対象となる医薬品が、申請に係る効能、効果、性能を有すると認められないときや、効果、効能、性能に比して著しく有害で、使用価値の認められないときなどは、厚生労働大臣は製造販売の承認を与えない、とされています（同14条2項）。

(4) 医薬品の販売

　薬事法24条1項によれば、医薬品の販売業の許可として、「薬局開設者又は医薬品の販売業の許可を受けた者でなければ、業として、医薬品を販売し、授与…してはならない」と規定されています。薬局については、「調剤を実施する薬局」が医療法により医療提供施設として位置づけられた関係で、4章2.(3)「薬局」で取り上げましたので、ここでは医薬品の販売業について説明していきます。

　医薬品を販売するには都道府県知事の許可を受けなければなりませんが（同26条1項）、平成18（2006）年の薬事法改正により、従来、一般販売業、薬種商販売業、特例販売業、配置販売業の4種類に分けられていたものが、店舗販売業と配置販売業の2種類に整理されました（平成21（2009）年6月より実施）。店舗販売業とは、「一般用医薬品を店舗において販売し、又は授与する業務」を行うものをいい（同25条1号）、薬剤師を配置するか、あるいは新たに導入された「登録販売者」を配置するかで取り扱える一般用医薬品の種類が違ってきます。一般用医薬品は、その副作用の程度等を基準として第1類から第3類まで分類され、第1類、第2類の指定は、厚生労働大臣が薬事・食品衛生審議会の意見を聴いて行うことになります（同36条の3第3項）。店舗販売業者は第1類医薬品を販売するには薬剤師を、第2類又は第3類に薬品を販売するには薬剤師又は登録販売者を配置しなければならず（同36条の5）、第1類医薬品については、薬剤師が情報を文書で提供することが義務づけられ（同36条の6第1項）、第2類医薬品については、薬剤師又は登録販売者による情報提供の努力義務が（同第2項）、第1類から第3類までいずれの医薬品にも相談応需義務が課せられています（同第3項）。

　配置販売業とは、「一般用医薬品を、配置により販売し、又は授与する業務」を行うものをいい、いわゆる「置き薬」の業者のことを指します（同25条2号）。また、薬局や医薬品の販売業者、病院や診療所などに対して販売・授与するものを卸売販売業として別個に規定しています（同3号）。

(5) 医薬品副作用被害救済制度

　医薬品の製造販売業者は、医薬品の適正な使用のために必要な情報を収集・検討し、医師や薬剤師などの医薬関係者に提供するよう努めなければならないとされています（薬事法77条の3第1項）。また、医薬関係者には、その情報収集に協力する努力規定があり（同2項）、薬局開設者や医薬品の販売業者には、一般消費者に対して医薬品の適正使用のための情報を提供する努力規定があります（同4項）。また、医薬品の製造販売業者や医薬関係者には、医薬品の副作用等を厚生労働大臣に報告することが義務づけられています（同77条の4の2）。

　薬事法の許可を受けて製造販売された医薬品を、適正な使用目的に従い適正に使用したにもかかわらず、副作用が発現し健康被害が生じた場合は、独立行政法人医薬品医療機器総合機構法に基づく「医薬品副作用被害救済制度」による副作用救済給付の対象となります。医療用医薬品のみならず一般用医薬品も被害救済の対象となりますが、抗がん剤、免疫抑制剤など一部の指定された医薬品、無許可の医薬品、治験薬などは対象から除外されます。救済給付は、入院が必要な

程度の疾病や障害などの健康被害に対して行われますが、法定予防接種を受けたことによるものである場合や、医薬品の製造販売業者などに明らかに損害賠償責任がある場合などは救済の対象とはなりません。

　医薬品医療機器総合機構は、上記の副作用救済給付以外にも、生物由来製品を介した感染等による健康被害の救済給付（生物由来製品感染等被害救済制度）、医薬品・医薬部外品・化粧品及び医療機器の調査、審査、指導業務などを行います（機構法15条）。

(6)　医薬品と製造物責任法

　製造物責任法とは、「製造物の欠陥により人の生命、身体又は財産に係る被害が生じた場合における製造業者などの損害賠償の責任について定め」た法律で（同1条）、民法による過失責任の立証を軽減し、製造物の欠陥を立証することで被害者救済を図ることを目的とした制度です。

　製薬企業が製造販売した医薬品も「製造物」である以上、同法の対象となりますが、医薬品に副作用はつきものであり、有効性を考慮しても許容されない程度に大きな副作用を内包する場合に製造物（医薬品）の欠陥ととらえることになります。また、医薬品の容器や添付文書などに、適切な用法、用量、副作用等を警告していない場合も「指示・警告上の欠陥」があることになります。

　医薬品の製造販売業者は、「引き渡した時における科学又は技術に関する知見によっては、当該製造物にその欠陥があることを認識することができなかったこと」を証明した場合には免責されますが（同4条1号）、これを「開発危険の抗弁」といいます。

4　麻薬等の取締と法

(1)　薬物に対する規制

　麻薬等の取締に関する法律には、麻薬及び向精神薬取締法、あへん法、大麻取締法、覚せい剤取締法があり、これらの乱用を防止し、中毒から心身を守るために、保健衛生上の取締りを行うことを目的として制定されています。また、医薬品ではないものの、その誤用、乱用などが中毒を引き起こす可能性のある毒物や劇物を規制対象とした、毒物及び劇物取締法も薬物乱用防止の観点からおさえておく必要があります。さらに、平成18（2006）年の薬事法改正により薬事法に「指定薬物」の規制が設けられました。

　薬事法に定める「指定薬物」とは上記の法律に規制されない物で、中枢神経系の興奮若しくは抑制又は幻覚の作用を有する蓋然性が高く、かつ、人の身体に使用された場合に保健衛生上の危害が発生するおそれのある物で、厚生労働大臣が薬事・食品衛生審議会の意見を聴いて指定しますが（薬事法2条14項）、これによりいわゆる脱法ドラッグ、違法ドラッグといわれる物も規制の対象となりました。

　以下にこれらの法律を見てみることにします。

(2) 麻薬及び向精神薬取締法

　麻薬及び向精神薬取締法は、「麻薬及び向精神薬の輸入、輸出、製造、製剤、譲渡し等について必要な取締りを行うとともに、麻薬中毒者について必要な医療を行う等の措置を講ずること等により、麻薬及び向精神薬の濫用による保健衛生上の危害を防止し、もって公共の福祉の増進を図ることを目的」としています（同1条）。規制の対象となる麻薬及び向精神薬はいずれも同法別表に指定されており、麻薬のうちで日本薬局方に収載されているものとしては、アヘン末、モルヒネ塩酸塩、コデインリン酸塩、ジヒドロコデインリン酸塩などがあり、向精神薬についてはその有害作用の度合いにより3種に分けられ、そのうち第1種向精神薬にはメチルフェニデートなどがあります。また、コデインリン酸塩散1％やジヒドロコデインリン酸塩散1％は家庭麻薬として取り扱われ、麻薬の対象からは除かれます。

　麻薬も向精神薬も、その取り扱いについては厚生労働大臣（一部の権限は地方厚生局長に委任）または都道府県知事の免許が必要で、麻薬については、麻薬輸入業者、麻薬輸出業者、麻薬製造業者、麻薬製剤業者、家庭麻薬製造業者、麻薬元卸売業者、麻薬卸売業者、麻薬小売業者、麻薬施用者、麻薬管理者、麻薬研究者が、向精神薬については、向精神薬輸入業者、向精神薬輸出業者、向精神薬製造製剤業者、向精神薬使用業者、向精神薬卸売業者、向精神薬小売業者が規定されています（同2条）。

(3) あへん法・大麻取締法

　あへん法の目的は、「医療及び学術研究の用に供するあへんの供給の適正を図るため、国があへんの輸入、輸出、収納及び売渡を行い、あわせて、けしの栽培並びにあへん及びけしがらの譲渡、譲受、所持等について必要な取締を行うこと」であり（同1条）、あへんの輸入、輸出、あるいは関係者への売渡の権能は、国にその独占権が与えられています（同2条）。

　あへん法にいう「けし」とは、「パパヴェル・ソムニフェルム・エル、パパヴェル・セティゲルム・ディーシー及びその他のけし属の植物であって、厚生労働大臣が指定するもの」をいい、「あへん」とは、「けしの液汁が凝固したもの及びこれに加工を施したもの（医薬品として加工を施したものを除く）」、「けしがら」とは、「けしの麻薬を抽出することができる部分（種子を除く）」をいいます。その他、けし耕作者、甲種研究栽培者、乙種研究栽培者をけし栽培者とし（同3条）、けし栽培者以外の者によるけしの栽培を禁じています（同4条）。

　大麻取締法にいう「大麻」とは、「大麻草（カンナビス・サティバ・エル）及びその製品をいう。ただし、大麻草の成熟した茎及びその製品（樹脂を除く）並びに大麻草の種子及びその製品を除く」と規定されています（同1条）。大麻取扱者は大麻栽培者と大麻研究者にかぎられ、いずれも都道府県知事の免許を受けることになりますが（同2条）、大麻取扱者でなければ大麻を所持し、栽培し、譲り受け、譲り渡し、又は研究のため使用してはなりません（同3条）。

(4) 覚せい剤取締法

　覚せい剤取締法は、「覚せい剤の濫用による保健衛生上の危害を防止するため、覚せい剤及び

覚せい剤原料の輸入、輸出、所持、製造、譲渡、譲受及び使用に関して必要な取締を行うことを目的」としています（同1条）。同法では、覚せい剤として、フェニルアミノプロパン（アンフェタミン）、フェニルメチルアミノプロパン（メタンフェタミン）及び各その塩類、ならびにこれらのいずれかを含有するものを（同2条1項1号、3号）、また、覚せい剤原料として、1－フェニル－2－メチルアミノプロパノール－1（エフェドリン）と、1－フェニル－2－ジメチルアミノプロパノール－1（メチルエフェドリン）およびそれらの塩類およびこれらのいずれかを含有する物（10％以下を除く）他別表掲載のものを規制の対象としています。

　覚せい剤を取り扱うことができる者は、覚せい剤製造業者、覚せい剤施用機関、覚せい剤研究者であり、いずれも厚生労働大臣または都道府県知事が指定します（同2条、3条）。薬局において覚せい剤を調剤することはありません。覚せい剤原料を取り扱うことができる者は、覚せい剤原料輸入業者、覚せい剤原料輸出業者、覚せい剤原料製造業者、覚せい剤原料取扱者、覚せい剤原料研究者であり、こちらも厚生労働大臣（一部の権限は地方厚生局長に委任）または都道府県知事が指定しますが（同2条、3条）、医薬品である覚せい剤原料は、覚せい剤原料取扱者の指定を受けなくても、医療関係者は、医療の目的で所持、取扱いをすることができます。その他、その輸出入、所持、製造、譲渡、譲受、使用、施用、広告等について同法で細かく規定されています。

(5) 毒物及び劇物取締法

　パラチオン、シアン化カリウム（青酸カリ）、砒素、アジ化ナトリウム、タリウム…、いずれもその使用や乱用が犯罪などにつながり社会問題となったものですが、これらは毒物、ないしは劇物に該当します。毒物及び劇物取締法は「毒物及び劇物について、保健衛生上の見地から必要な取締りを行うことを目的とする」（同1条）法律で、シンナー遊びや火炎瓶の事件など社会問題の発生の都度、新たな規制が加えられています。

　毒物、劇物はその毒性の強さによって分類されますが、毒物のうちで、使用された場合に著しい危害の発生のあるものは特定毒物として、特にその取扱い等が規制されます。毒物、劇物及び特定毒物は、毒物及び劇物取締法の別表に定められ、厚生労働大臣が薬事・食品衛生審議会の意見を聴いて指定します（同23条の2）。毒物、劇物と同じ成分の薬品であっても、医薬品及び医薬部外品に該当するものは薬事法の規制を受けるため、毒物及び劇物取締法の規制からは除外されます。

　毒物又は劇物の販売業の登録を受けた者でなければ、毒物又は劇物を販売してはならず（同3条3項）、また、18歳未満の者などには交付が禁じられます（同15条1項）。毒物、劇物を業務上取扱う者には毒物又は劇物の表示が義務づけられ（同12条）、毒物、劇物を廃棄する際には政令で定める技術上の基準に従わなければ廃棄してはなりません（同15条の2）。

5 薬害訴訟

　医薬品である以上、その有効性（効き目）の裏にはつねに危険性（副作用）がともないます。「薬害」とは、医薬品の重篤な副作用により、あるいは、ウイルスの汚染など医薬品の重大な欠陥により発生した健康被害で、訴訟にまで発展し、社会問題化したものをいいますが、以下に、代表的な薬害訴訟のいくつかを見てみることにしましょう。

(1) サリドマイド訴訟

　サリドマイドは昭和30年代前半より睡眠薬として販売され、既に欧州においてはその危険性が警告され、即販売停止・回収措置がとられていたにもかかわらず、わが国ではその警告後も9ヶ月にわたり販売を継続したためにさらにその被害が一層拡大しました。製薬企業による安全性を無視した安易な大量販売と、催奇性などを審査対象としなかった国による杜撰な医薬品許可が300人を超える被害者を生んだものといえます。

　サリドマイドを巡る損害賠償訴訟は昭和39（1964）年に名古屋の被害者家族が製薬会社を相手取って提訴したのが最初であり、その後全国的な拡がりを見せ、最終的には昭和49（1974）年10月に全国統一原告団と国、製薬企業との間で確認書を取り交わして和解が成立しました。

(2) スモン訴訟

　スモン（亜急性脊髄視神経障害）の原因となったキノホルムとは、昭和30年代より整腸剤として大量生産、大量販売がはじまり、製薬企業による安全性の軽視が推定1万1,000人という大量の患者を生み出しました。訴訟に参加した総原告数も全国規模で平成3（1991）年10月までに6,470人に上りましたが、最終的には被害者の早期救済と恒久対策の確立のため和解のかたちをとったものの、この一連の訴訟のなかで、製薬企業には最高の学問的水準による医薬品安全確保義務があり、国には医薬品の安全性、有効性の審査義務があることが確認されました。

　また、この事件をきっかけとして、薬事法が改正され、医薬品の安全性の確保に関する厚生大臣（当時）の権限が拡大強化され、さらに現・独立行政法人医薬品医療機器総合機構法の前身である医薬品副作用被害救済基金法の制定により「医薬品副作用被害救済制度」が発足しました。

(3) 薬害エイズ訴訟

　輸入非加熱血液製剤によるHIV感染は、1980年代から90年代にかけて社会問題化しました。国と製薬企業を相手取り大阪、東京と相次いで損害賠償訴訟が提起されたのは平成元（1989）年であり、平成8（1996）年には国と製薬企業は責任を全面的に認め和解が成立しました。

　米国でウイルス対策として血液製剤の緊急加熱を承認したのは1983年のことで、わが国において加熱製剤が製造承認されるのは昭和60（1985）年のことでした。この間製薬企業が非加熱製剤を直ちに回収せず、厚生省もその指示を出さなかったためにさらなる被害の拡大を招いてしまい

ました。HIV感染の危険性を製薬企業、国、研究者など十分に知っていながら早急に危険を回避するために必要な措置を講じることなく、製薬企業や国、研究者の利益を優先した行動をとったことは厳しく非難されなければなりません。

なお、薬害エイズ事件を機に平成11（1999）年8月、厚生労働省の前庭に、薬害根絶をうたった「誓いの碑」が建立され、そこには、「医薬品による悲惨な被害を再び発生させることのないよう医薬品の安全性・有効性の確保に最善の努力を重ねていくこと…」が銘記されています。

(4) 薬害ヤコブ病訴訟

病原体に汚染されたヒト乾燥硬膜を脳外科手術などで移植された患者がクロイツフェルト・ヤコブ病（CJD）を発病、ヒト由来製品として初めての審査であったにもかかわらず、わずか3ヶ月ほどで国が輸入販売を承認するという、その杜撰さが問題となりました。また、アメリカでは、1987年にヒト乾燥硬膜の使用を禁止しましたが、わが国では平成9（1997）年になるまで使用禁止を発表しませんでした。

平成8（1996）年より、大津地裁を皮切りに薬害ヤコブ病訴訟が始まり、平成14（2002）年3月には、国と企業がその責任を認め、原告団との間で和解が成立しました。

(5) 薬害C型肝炎訴訟

C型肝炎ウイルスに感染した血液製剤であるフィブリノゲン製剤ならびに第Ⅸ因子製剤が、フィブリノゲン製剤については産科出血や重症外傷、外科的治療などに伴う出血に対する止血剤として、第Ⅸ因子製剤については新生児の出血などに幅広く投与されたことにより多数のC型肝炎感染者を生み出しました。米国では1977年の時点でフィブリノゲン製剤の承認が取り消されたにもかかわらず、わが国では特定の疾患に同製剤の使用が限定されたのは平成10（1998）年のことであり、20年以上にわたって放置したことにより多数の感染者を生じせしめた国や製薬企業の責任は非常に重いものといわざるを得ません。平成14（2002）年より東京、大阪を皮切りに全国各地で製薬企業と国を相手取り損害賠償訴訟が提起されましたが、訴訟の焦点は、ウイルスに汚染された血液製剤を製造販売した製薬企業の過失、および、副作用の危険が判明した後に被害拡大の防止策をとらなかった国の賠償責任の発生時点であり、国や製薬企業の責任をどの範囲まで認めるかが焦点となりました。

その後、国が責任を認め、平成20（2008）年1月に、薬害C型肝炎訴訟の感染被害者を救済するための給付金の支給に関する特別措置法が制定され、原告患者団と国との間で、さらには製薬企業との間でも和解が成立しました。

現在では平成21（2009）年12月に「肝炎対策基本法」が制定され、肝炎対策の総合的な推進に取り組んでいます。

6 設問に対する解答例

　設問の①のケースは、3.(5)で取り上げた「製造物責任法」による損害賠償が請求可能なケースです。②のケースは、薬剤師の責任が問われるケースで、薬剤の取り違いや薬剤量の誤りなどがありうるでしょうが、別の薬剤師が鑑査を見逃した場合は調剤した薬剤師とともに共同責任に問われることがあります。③、④のケースは、ともに医師の処方に過失があるケースですが、④のケースで薬剤師が疑義照会を怠った場合は医師とともに共同不法行為に問われる可能性もあります。

　医師の処方にも薬剤師の調剤にも過失がなく、医薬品の適正な使用による患者Eの健康被害には、3.(5)で取り上げた「医薬品副作用被害救済制度」による救済給付の対象となる可能性があります。同制度の救済対象には医療用医薬品のみならず一般用医薬品も該当しますが、ただし、厚生労働省の指定する抗がん剤や免疫抑制剤、治験薬や国内未承認の医薬品などは含まれません。

　医薬品の添付文書の重要性は最高裁判例が示すとおりです（平成8年1月23日判時1571号57頁）。「医薬品の投与を受ける患者の安全を確保するため、…当該医薬品の効能や危険性につき最も高度な情報を有している製造業者…に使用上の注意についての記載を義務付けているもの」であり、「医師としては、特段のことがない限り、添付文書に記載された注意事項に従って医薬品を使用すべき注意義務がある」とされています。したがって、副作用等について添付文書に記載がある場合とない場合とでは責任の所在が違ってくるでしょう。

7 今後の課題

　医薬品をめぐる昨今のうごきをみてみると、平成20（2008）年10月に、5.「薬害訴訟」のところで取り上げたサリドマイドの販売再開が承認されました。わが国ではサリドマイドは昭和37（1962）年に販売が中止されましたが、すでに米国などでは多発性骨髄腫などの治療薬として承認されていました。したがって、それまで治療薬としてサリドマイドを使用するには海外からの個人輸入による以外手はありませんでしたが、当然、承認にあたっては厳重な安全管理を条件として、国内でも使用できるはこびとなりました。重篤な副作用と裏腹に強力な有効性のある医薬品の取扱いが問われる事例です。

　海外で承認された医薬品がわが国で使えるようになるには国内で改めて審査をしなければなりませんが、この期間が英米では1年半程度であるのに対してわが国では4年ほどを要するといわれています。この問題は「ドラッグラグ」（薬の時間差）の問題といわれ、この期間の短縮に向けて、医薬品医療機器総合機構の増員などの試みが行われています。迅速な承認と安全性の確保が問われる問題です。

　一般用医薬品の販売形態が平成21（2009）年6月から大幅に変わることは3.(4)「医薬品の販売」のところで取り上げましたが、それにあわせて、これまで規制があいまいであったインター

ネットによる一般用医薬品の販売が第3類医薬品に限定されることが省令により規定されました。しかしながら、この問題についてはネット事業者などからの反対も根強く、今後の検討課題とされていますが、規制緩和と安全性の確保が対立する課題の一つです。

さらに、乱用薬物の取締りなど指定薬物の規制が設けられたこともあり、薬事法にはますます医薬品の安全性を確保するための役割が求められるものといえます。

医薬品の専門家である薬剤師業務の変化も見逃すことができません。病院薬剤師には、薬剤管理指導業務として、病棟における服薬指導や情報提供などチーム医療の一員としての積極的な役割が求められています。薬局薬剤師には保険調剤における後発医薬品の取り扱いについて、患者の同意を得て医師の処方した医薬品とは異なる医薬品を調剤することが可能となりました。在宅医療における薬剤師の役割も無視できなくなっています。薬剤師教育も平成18（2006）年より6年制となり、積極的に患者とかかわっていく医療人としての薬剤師が求められるでしょう。

参考文献

① 大久保一徳、山本健次、森田成満編著『薬事関係法規・制度（薬と社会と法2）』法律文化社、平成19（2007）年
② 薬事法規研究会編『やさしい薬事法（第5版）』じほう、平成18（2006）年
③ 新薬事法研究会監修『よくわかる改正薬事法（改訂版）』薬事日報社、平成19（2007）年
④ 塩原義則『'11-12年　今日の薬事法規・制度　講義と演習』京都廣川書店、平成23（2011）年
⑤ 小林郁夫『Q&A薬局・薬剤師の責任（補訂版）』新日本法規、平成19（2007）年
⑥ 片平洌彦『ノーモア薬害』桐書房、平成9（1997）年

関連ホームページ

① 厚生労働省　http://www.mhlw.go.jp/
② 医薬品医療機器総合機構　http://www.pmda.go.jp/
③ 日本薬剤師会　http://www.nichiyaku.or.jp/
④ 薬害資料館　http://www.mi-net.org/yakugai/
⑤ 薬害オンブスパースン会議　http://www.yakugai.gr.jp/index.php

（森本敦司）

6 医療情報

設問 X警備会社は、新入社員を対象とする健康診断で採血を行い、外部の病院に委託してHIV抗体検査を実施しました。その際、新入社員に対してHIV抗体検査を実施するということを説明しませんでした。後日、上司に呼び出された新入社員Aは、HIV抗体検査の結果が陽性であったので仕事を続けるのは難しい、と退職を勧められました。このような場合、法的にどのような問題があるでしょうか。

キーワード☞診療情報、個人情報、センシティブ情報、守秘義務、秘密漏示罪、プライバシー、個人情報保護、自己情報コントロール権、匿名化

参照条文☞憲法13、23条、刑法104、134、156、160条、民法415、709条、医師法7条、個人情報保護法15～27条

1 はじめに ～医療情報の現状～

　医療情報とは、医療に関する情報全般を示す広い概念であり、その中心となるのが診療に関連して発生する診療情報です。診療情報の内容には、患者の住所・氏名、病状、検査や治療の内容、既往歴、家族関係、職業等が含まれます。記録の形式には、診療録の他、レントゲン写真、看護日誌、処方箋、レセプト、診断書等があり、電子カルテなどの電磁的記録媒体もあります。また、人体に由来する試料、すなわち血液その他の体液、細胞、組織、臓器等も情報としての側面をもつため、医療情報の中でとらえることができます。ゲノムの完全解読が完了したことで注目を集める遺伝情報は、保険加入や就労を制限する等遺伝子に基づく差別の原因となるおそれがあります。遺伝情報は、個人情報であると同時に血縁者情報でもあるため、その取扱いには、個人の権利や利益に加え、新たな視点が必要です。

　本章では、前半において、医療情報がどのように取り扱われ、そこにどのような問題があるのかをみてゆきます。後半は、医学研究における医療情報の取扱いについて考えます。

　はじめに、医療情報の中には、健康状態や病歴に関わるセンシティブ情報があります。センシティブ情報は、取り扱いを誤ると社会的差別の原因となるおそれのある個人情報です。それゆえ、医療情報の多くはプライバシーの権利（憲法13条）によって保護され、医療者は守秘義務を負います。次に、診療情報を記録した診療録は、その保存や記録等基本的な取扱いが法定される一方、患者による開示・閲覧を認めるか否かが長年の論争でした。

　情報の流通手段と範囲が格段に拡がり、情報を必要な場面で十分に保護しつつ適正に利用することが求められるようになった今日、従来の情報保護体制では対応しきれない場合が出てきまし

た。そこで、2005年に全面施行された個人情報保護法が医療情報の保護に対してどのような影響を与えたかを取り上げます。

2 診療情報と患者

　診療情報とは、「医療の提供の必要性を判断し、または医療の提供を行なうために、診療等を通じて得た患者の健康状態やそれらに対する評価及び医療の提供の経過に関する情報」です。医療情報の中で個人情報に相当するものが診療情報であるということもできます。診療情報は、主に医師（歯科医師を含む）が作成する診療録に記録されます。

(1)　診療情報の保護　医師の守秘義務

　医師が適切な診療を行なうためには、患者についての正確な情報が必要です。患者に関する情報には、診察や検査を通じて得られるものの他、問診によって患者から聴き取る情報があります。問診の情報の中には家族の病歴や個人の嗜好、生活パターン等が含まれ、通常の社会生活の中では他人に話すことが躊躇されるような患者の秘密も珍しくありません。しかし、秘密であることを理由に患者の情報が医師に伝えられなかった場合、医師は不十分な情報に基づいて判断せざるをえなくなり、患者にとって不利益な結果をもたらすことになります。したがって、適切な医療を受けるために患者は医師に全てを打ち明けることが不可欠であり、そのためには医師には秘密を守ってもらえるという信頼がなければなりません。

　医師が患者の秘密を守ることは、守秘義務（秘密保持義務）として知られ、ヒポクラテスの誓い以来、職業倫理上の義務とされてきました。さらに、現在では刑法その他の法規によって法的な義務でもあります。秘密が外部に漏れた場合、患者は羞恥や困惑といった精神的苦痛を受けるだけでなく、本人に対する社会的な評価にかかわって深刻な事態を招くことも考えられます。例えば、病気であることが知れて差別されたり、職を失ったり、親しい人間関係が損なわれたりすれば、患者がこうむる損害は経済的な損害にも及びかねません。したがって、守秘義務に違反する行為は、刑事上・民事上・行政上の各側面において法的責任を生じます。

(2)　守秘義務違反に対する法的責任　①刑事責任

　医師が守秘義務に違反して患者の秘密を漏らす行為は、刑法134条の秘密漏示罪で処罰の対象になります。同規定は、医師・助産師・薬剤師・医薬品販売業者が、「業務上知りえた」人の「秘密」を「正当な理由」なく「漏らした」場合に、6月以下の懲役または10万円以下の罰金を科しています。尚、守秘義務を負う身分の中に歯科医師は列挙されておらず、歯科医師法の中にも秘密保持義務の規定はありません。しかし、歯科衛生士については歯科衛生士法（8条の7）が秘密保持義務を定めており、同じ歯科医療に携わる歯科医師だけが守秘義務を負わないと考えることは不自然です。したがって、刑法134条にいう「医師」の中には歯科医師も含まれると解され、歯科医師も医師と同様に守秘義務を負うものと考えられています。

> **― コラム❶ 看護師の守秘義務 ―**
>
> 　看護師の守秘義務については、長年の間法律上規定がありませんでした。しかし、看護師が守秘義務を負わないと考えることは、看護師が日常の業務において患者の情報を取扱い、患者と密接にかかわっている現実に合いません。また、医療専門職としての看護職の地位を確立する上でも、法律上に看護師の守秘義務を定める規定がないことは問題であるといわれてきました。そこで2001年に保健師助産師看護師法が改正され、刑法と同等の罰則付きで規定されました。（42条の2・44条の3）尚、その他の医療者についてもそれぞれの職種に関する業法において守秘義務が定められています。（例えば、臨床検査技師等に関する法律19条・23条、救急救命士法47条・54条、言語聴覚士法44条・50条）

　以下では刑法134条の規定がどのような意味をもつのか詳しくみてみましょう。

　「秘密」とは、他人に知られることが本人の不利益になる客観的事実であって、本人が公にすることを望まず、まだ他人一般に知られていない事実を言います。患者の情報を取り扱うことが日常である医師から見れば、些細なことで、外部に漏れたところで実害はないと思われる事柄であっても、本人が知られたくないと思って他言を禁じていれば、秘密と理解すべきでしょう。医師と患者の信頼関係を確保するという守秘義務の目的からすれば、患者本人の希望を尊重することが望ましいと考えられます。また、公知の事実は既に他人が知っているため秘密とはなりませんが、噂になっている程度では公知とは言えず、秘密として保護される点に注意が必要です。

　「業務上知りえた」とは、医師が診療の過程で知り得た事柄を意味します。患者から告げられた事柄の他、医師がその専門知識と経験によって知り得た事柄が含まれます。後者については本人がそれを知らない場合もあるでしょう。尚、業務とは関係のない場面で知った事柄はこれに該当しません。例えば、プライベートな時間に一市民として偶然に接した他人の医療情報について、医師は守秘義務を負わないと考えられます。

　秘密を「漏らす」とは、秘密をまだ知らない人に伝える行為を言い、口頭・文書・電子メール等の伝達手段を問いません。また、積極的に知らせなくても、例えば診療録等を放置して他人が閲覧できるような状態にすることもまた不作為の漏洩行為となります。

> **― コラム❷ エレベーター内の会話と秘密の漏洩 ―**
>
> 　病院内のエレベーターで職員が交わす会話の内容を調査したところ、患者の秘密にかかわる不適切な発言が多かったという外国での研究があります。Ubelらの報告（1995年）によれば、米国ペンシルベニア州の5病院のエレベーターにおいて病院職員の会話を観察したところ、259回の片道搭乗中36回（13.9％）において不適切な発言が確認され、うち最も多い18回が患者の秘密に関する発言であったということです。（Ubel PA, et al., Elevator Talk: Observational Study of Inappropriate Comments in a Public Space, 99⑵ Am J Med. 190 (1995).）カナダの病院で実施された別の調査（2002年）では、113回のエレベーター搭乗のうち13回において18の発言が患者の秘密に関わり、内訳は医師によるものが11発言、その他の医療専門職によるものが6発言、看護師によるものが1発言でした。（Vigod SN et al., Privacy of Patient's Information in Hospital Lifts: Observational Study, 327 BMJ 1024 (2003).）

漏洩行為が犯罪とならない「正当な理由」がある場合にはいくつか考えられます。まず、①「本人が承諾している場合」があります。また、②保健所等への届出のように「法令上他人に知らせることが義務付けられている場合」も正当な理由のある場合といえるでしょう。例えば、感染症予防法（12条）は、医師が所定の感染症の患者を診断した場合に、麻薬取締法（58条の2）は医師が受診者を麻薬中毒者であると診断した場合に、それぞれ届け出義務を規定しています。また、児童虐待防止法（6条）や高齢者虐待防止法（7条）、配偶者暴力防止法（通称「DV防止法」6条）は、虐待や暴行の疑いを認めた医師等に対して通報を求めており、通報しても秘密漏示罪が成立しないことを規定しています。この場合は、③「第三者の利益を保護するための場合」と考えることもできます。但し、法令に特に定めがない場合、第三者のどのような利益を保護するために個人の秘密保護をどの程度犠牲にしてよいかは難しい問題です。秘密を守る利益と秘密を破ることで得られる利益を比較して、個人の秘密を守ること以上に重要な利益を守るために必要不可欠な場合には守秘義務は解除されると考えるのが一般的です。

これまで医師が守秘義務違反によって処罰された例はほとんどないとされてきました。しかし、2007年に少年事件の精神鑑定を担当した鑑定医がジャーナリストに対して鑑定調書を漏らし、ジャーナリストがそれを多数引用したノンフィクション作品を出版したことをめぐって、鑑定医が秘密漏示罪で逮捕される事件が発生し、高等裁判所で懲役4年執行猶予3年の有罪判決が出ています（大阪高判平成21年12月17日）。

―― コラム❸ センシティブな医療情報を取り扱う診療場面での守秘義務 ――
　HIVや精神疾患には、誤解に基づく偏見が根強く、患者に対する社会的差別が問題になっています。したがって、その感染・罹患の情報はセンシティブな情報として特別な配慮が必要です。このように、秘密が漏れた場合に特に重大な不利益が生じるおそれがある疾患については、特別法がその診療場面における患者の医療情報を手厚く保護しています。これらの特別法では、多くの場合に医師以外の関係者にも守秘義務が及び、違反に対しては刑法よりも重い刑罰が科せられます。例えば、HIVを含む一定の感染症については秘密漏洩に対する刑罰が1年以下の懲役または100万円以下の罰金となっています（感染症予防法73条①）。

(3)　守秘義務違反に対する法的責任　②民事責任

正当な理由なく患者の秘密を第三者に漏らすことは、民事上の損害賠償責任の理由にもなります。これについては以下のような二つの問題のとらえ方があります。

第一に、医師と患者の間には診療契約という契約関係があり、正当な理由なく患者の秘密を漏らさないことが医師に契約上の義務として課されています（民法415条）。これに関して、HIV感染を診断をされて大学医学部付属病院を受診中の同大学歯学部学生が、歯学部教授の問い合わせを受けた病院医師が本人の承諾を得ないで患者の症状を回答したために大学を退学せざるをえなくなった、と主張して損害賠償を求めた事件があります（東京地判平成11年2月17日判時1697号73頁。請求棄却）。

第二に、患者の情報は「他人に知られたくない私生活上の事実」としてプライバシーの権利によって保護され、漏洩行為はプライバシー侵害による不法行為と評価される場合もあります（民

法709条）。例として、警察学校への入校時の身体検査で採取された血液を用いて警察病院が本人に無断でHIV抗体検査を行い、陽性の検査結果を本人の同意なく警察学校に通知したことがプライバシー権を侵害するとして慰謝料と弁護士費用を請求した事例があります（東京地判平成15年5月28日判タ1136号114頁。一部認容・確定）。

　いずれの考え方も、医師には患者の情報を漏らさず、プライバシーを守ることが義務付けられており、義務違反に対して損害賠償責任が生じるとする点で共通します。ただ、一度漏れ出た秘密は元に戻すことができないため、慰謝料を主とする損害賠償は、漏洩行為の重大な責任に対する評価として不十分ではないかという批判もあります。

(4) 守秘義務違反に対する法的責任　③行政上の責任

　さらに、患者の情報を漏らすことは、医師という職業に対する患者や社会の信頼を損なうおそれがあるため、行政上の処分を受ける理由にもなりえます。医師法（7条②）は、医師としての品位を損なう行為をした場合、厚生労働大臣が医師免許の取り消しや医業停止を命じることができる、と定めています。患者の秘密をむやみに漏らすことは、医師の品位を損なう行為と判断され、刑罰や損害賠償の他に専門職としての資格の効力にかかわる制裁を受ける可能性が十分にあります。

(5) 守秘義務違反に対するその他の責任

　守秘義務違反は、医師が勤務する病院等の規則違反として懲戒処分の対象にもなります。懲戒処分は使用者が職場の秩序を乱した労働者に与える不利益処分であり、漏洩行為に対する刑事・民事・行政上の法的な責任とは次元が異なりますが、患者の秘密を漏らす行為の結果生じる責任として重要です。懲戒処分の具体例には戒告・謹慎、出勤停止、減給、降格、解雇等があります。

3 診療録をめぐる問題

　診療録は一般にカルテとも呼ばれ、診療情報を記録したものです。診療録には患者の住所・氏名・性別・年齢、病名・主要症状、治療方法、診療年月日を記載しなればなりません（医師法施行規則23条）が、これまでのところ統一の形式は定められていません。保険診療を行なう医師については、健康保険法で定められた書式に基づいて診療録を記載することが求められます（保険医療機関及び保険医療養担当規則8条・22条）。

　診療録は医師の備忘録として診療の場で活用される他、医療機関の運営管理や医療保険、医療者の研究・教育、医療行政の場面等医療の内外で活用されます。また、患者にとっても院内での連絡や前病歴の記録、またいろいろな証明書の原資料として役立つものです。さらに、診療録は診療の過程を明らかにする最も重要な証拠資料であるため、医療過誤事件その他の裁判においても活用されます。

(1) 診療録の作成と保存

　医師は、診療をした時には遅滞なく診療に関する事項を診療録に記録し、これを5年間保存しなければなりません（医師法24条、歯科医師法23条）。しかし、最近、血液製剤に由来する肝炎の事件において、何十年も前の出産等の際に薬害の被害を受けたケースの診療録が残っておらず、被害の証拠を示すことができない問題が判明しました。長期間が経過してから事実が解明され、過去の診療情報が必要になることは、不確実性を伴う医療において避けられないことです。1999年4月以降は診療録の電子媒体による保存が認められるようになり、物理的なスペースの制約という長期保存への障壁がなくなりました。今後も同様の問題が生じることを考慮し、診療録の保存期間の延長が考えられるべきです。

　医師が作成する狭義の診療録は、実際には検査記録や手術記録、看護記録など「診療に関する諸記録」と共に一つのファイルにまとめられ、一体の記録となっている場合が少なくありません。医療法上、これらの諸記録の保存期間は2年です（医療法21条①9号により同法施行規則120条10号）が、こうした一体型の記録については一括して5年の保存期間として取り扱うことが妥当です。

　不要となった診療録を処分する際には、個人情報保護法に定める個人データとして取り扱うことになります。具体的には、個人データを復元できない形にするため焼却や溶解によって廃棄・消去することが求められます（個人情報保護法ガイドラインⅢ4(2)⑨）。

　尚、医療過誤事件でしばしば問題になる診療録の改ざんは、民事上不法行為を構成する他、医療過誤が他人の刑事事件となった場合には証拠隠滅罪（刑法104条）によって処罰されます。

コラム❹ 看護記録の法的取扱い

　看護記録は看護師が専門家として職務上の行為を記録し、後にそれを評価するための手段として医師の作成する診療録と同様に重要な医療情報です。看護記録は「診療に関する諸記録」の一つであり、2年間の保存期間が定められています（医療法施行規則20条10号）。しかし、看護記録をつけることを義務付ける法規はありません。看護記録の様式は病院によって異なり、記載内容や項目もまちまちです。しかし、看護が患者との密接で継続的なかかわりの中で行なわれるため、看護記録は医師による診療録よりも詳細に診療の経過を知ることができる資料として、医療過誤訴訟や医療監視において高く評価されています。診療録と同様に記載義務を法制化し、標準化をはかる方向での議論もありますが、むしろ専門家内部での規律と取り組みによって質量共によりよい看護記録を追求する方向性が望ましいと考えられます。

---

(2) 診療録の開示・閲覧

　診療録をめぐっては、これを患者本人に見せない従来の医療慣行と、自己の診療情報の開示を求める患者の間で長い間議論がありました。閲覧しても患者が記載内容を理解することは難しい等の理由で開示・閲覧に消極的な考え方と、開示・閲覧によって患者と医師の信頼関係とコミュニケーションの促進が期待され、診療録の質が向上するという積極的な考え方が対立しました。従来から、医療過誤事件で裁判を起こす時には証拠保全の手続によって患者が診療録の開示を求めることができましたが、医療事故が発生していない場合にはこの方法を使うことは出来ませんでし

た。

　診療録の閲覧の可否をめぐって提起された「カルテは誰のものか」という問いには、記載されている情報が患者に関するものであっても、診療録（用紙やUSBメモリー・CD-R等の電磁的記録媒体）自体の所有権や管理権は医療者側に帰属する、という難しさがあります。情報はそれ自体有形で実体的な存在ではなく、法的に物とはみなされません。したがって、仮に重要な情報を盗み出したとしても、それは物を客体とする窃盗罪には当たらず、記録媒体の窃盗と評価されるにとどまります。また、患者の医療情報とはいうものの、検査の結果得られたデータのように患者に関する客観的な事実を示す部分と、患者について医師や看護師が判断・評価した部分とがあり、後者は医療者の情報であるという主張もありました。

　現在では個人情報保護法制の下で、医療機関が保有する患者の個人データを患者本人が開示するよう求める場合、医療機関は原則としてこれに応じて開示する義務を負うことになりました。その際、個人情報とは「個人に関する情報」であるため、医療者が患者について評価した情報もそこに含まれて開示の対象になります。

　個人情報保護法は、本人または第三者の生命、身体、財産その他の権利・利益を害するおそれがある場合、データの全部または一部を開示しないことを認めていますが、開示しないと決定した場合にはそれを本人に通知しなければなりません。かつて、ガンであると知らせることは本人のためにならない、とする医師の裁量が広く認められ、病名を開示しないことは一般的でした。しかし、ガンを知らせることについての医療現場の状況や患者の意識は変化しています。本人の生命・身体にかかわる場合として非開示が認められるか否かは、具体的な患者の状況に照らして判断されるべきでしょう。

4 診断書

　診断書は、検案書・出生証明書・死産証明書と共に医師が発行する証明文書です。医師は診断書等の証明文書の交付を求められた場合、これに応じる義務を負っています（医師法19条②・歯科医師法19条②）。医師の発行する証明文書は、役所に提出する死亡届の添付書類としての死亡診断書や、保険金請求等の証明書類としていろいろな場面で使用され、社会的に重要度が高いものです。したがって診察をした医師でなければこれを交付することは許されません（医師法20条・歯科医師法20条）。

　診断書には人の健康状態に関する医師の医学的判断を表示し、証明する通常の診断書と、医師が診療した傷病により死亡した人の死因などに対する医学的判断を証明する文書としての死亡診断書があります。通常の診断書には、健康診断契約に基づく健康診断書、人の病名・病状を証明する病状診断書があります。やや特殊なものとして、交通事故の死亡との因果関係に関する診断書や、裁判の被告人や証人が病気等によって公判期日に出頭できない時に裁判所に提出する裁判用診断書があります。死亡診断書は人の死亡の事実を医学的に証明し、その人が生前に有していた権利義務を失わせる効果を持ちます。これによって埋火葬の許可や、死亡統計の作成が行われ

る等、重要な意義をもつことから医師に対してその交付が義務付けられ、その内容は法定されています（医師法施行規則20条、歯科医師法施行規則19条の2）。

医師が公務所（官公署）に提出すべき診断書等に虚偽の記載をなした場合には虚偽診断書等作成罪により処罰されます（刑法160条）。これに関連して、聴覚障害者手帳を申請するために聴覚検査に関する虚偽の診断書を作成した医師が立件された事件があります。尚、同じ診断書の虚偽記載であっても、国公立病院で行なわれた場合には、虚偽有印公文書作成罪（刑法156条・155条①）にあたり、より重い刑罰を科せられます（東京地裁平成13年8月30日判時1771号156頁、東京高判平成15年5月19日判タ1153号99頁、最判平成16年4月13日判時1861号140頁上告棄却）。

5 医療情報と「個人情報保護法」

(1) 医療における個人情報保護法の意義　①質的量的な情報保護の拡充

医師が職業上取得した患者に関する秘密を守るべきことは古来の職業倫理であり、刑法の秘密漏示罪等によって法的にも義務づけられています。しかし、それは情報を取り扱う者の身分や取り扱う場面を限定し、「誰が、どのような場面で、患者の秘密を保持する義務を負うのか」という視点で構成される考え方です。つまり、情報を取り扱う者の身分（医師・看護師等）や、診療場面（感染症・精神疾患等）を限定して情報を保護するため、これらの身分に該当しない者によって、あるいは、それ以外の場面設定で同じ情報が漏洩しても、責任を追及できない問題がありました。また、保護の内容も秘密を漏らされないという消極的な側面にとどまりました。

これに対して、2005年4月から全面施行された個人情報保護法は、保護されるべき個人情報を基軸に、「誰であれ、患者の個人情報を扱う限りにおいて守るべきことは何か」という視点で構成されています。したがって、より広い範囲で多くの医療個人情報が保護の対象となりました。同法における個人情報とは、「生存する個人に関する情報であって、当該情報に含まれる氏名、生年月日その他の記述等により特定の個人を識別することのできるもの（他の情報と容易に照合することができ、それにより特定の個人を識別することができることとなるものを含む）」（2条①）と定義されます。また、個人情報保護法が直接規制の対象とするのは個人情報データベース等を事業のために利用している個人情報取扱事業者です。医療においては病院・診療所・薬局などの医療機関（開業医の場合は医師本人）がこれに該当します。

また、個人情報保護法では、患者が単に秘密を漏らされないだけでなく、自己の個人情報について開示や訂正、利用停止等を求めること、すなわち積極的に自分の個人情報をコントロールすることが認められました。これによって医療個人情報保護の質的な側面についても以前より充実した内容となっています。

(2) 医療における個人情報保護法の意義　②医療個人情報を利用できる条件の明確化

個人情報保護法は、個人情報の利用についてもルールを明確にしました。同法の下で、個人情報は本人に知らされた限定的な目的のために利用することができます。また、個人情報の第三者

利用や目的外利用は、原則として本人の承諾があることを条件に認められますが、本人の承諾がなくても認められる例外的な場合も定められました。これによって、従来からの守秘義務の考え方で、医師に患者の秘密を漏らすことが認められる「正当な理由がある場合」がより明確になりました。

　患者の個人情報が医療機関において直接利用されることで患者が適切な医療を受けられることは自明ですが、診療の成り立ちをより広くとらえた場合、診療報酬の請求や医療機関の運営、医学教育にとっても患者の個人情報の利用は不可欠です。また医学研究や医療行政、司法領域その他でも患者の個人情報が欠かせない場面は少なくありません。個人情報の利用に関するルールを明確にすることは、医療現場が個人情報をどのように利用し、情報のセキュリティをどのように図っているかを患者に伝えることになります。これは医療情報に関する医療者と患者の間の信頼関係を一層充実させることになると考えられます。

(3)　個人情報保護法の医療分野への適用
　個人情報保護法は、主として民間の事業者を規制するため、医療においては民間の病院や診療所がその規制対象です。国立の病院や国公立大学の付属病院には同時に成立した行政機関個人情報保護法・独立行政法人個人情報保護法が、地方自治体が設置した病院にはその自治体の個人情報保護条例がそれぞれ適用されます。これらの法律・条例には個人情報を保護する基本的な理念に大きく異なるところはなく、医療機関は広く個人情報保護法制の下に置かれたといえます。

　但し、これらの法令における個人情報保護の規定は全く同じではありません。また、小規模の事業者とみなされる小さな診療所は、個人情報保護法の規制対象ではありません。さらに、個人情報保護法は全ての業種における個人情報の取扱いを想定した抽象的な規定が多く、医療の場面に具体的にどのように適用されるのかがわかりにくい問題があります。

　そこで厚生労働省は、医療における個人情報保護についてその特殊性を考慮し、「医療・介護事業者における個人情報の適切な取扱いのためのガイドライン」（2004年12月24日、2006年4月21日、2010年9月17日改正）を策定し公表しました。またガイドラインの事例集も発表され、随時更新されています。

　このガイドラインは、経営主体や規模を問わず、医療・介護事業者が遵守するよう努めなければならないものです。また法令上は保護の対象から外れる死者に関する情報の取扱いについても配慮を求め、医療機関等が診療の場面その他でいかなる措置を講ずるべきかを具体的に明らかにしています。ガイドラインは、センシティブ情報を含み、とりわけ適正で厳格な個人情報の保護が要請される医療分野において個人情報保護法が円滑に適用されるための有力な手引きです。

(4)　「個人情報の適正な取り扱い」　①事業者は何をすべきか
　個人情報保護法は、事業者に対して個人情報の適正な取り扱い（3条）を求めていますが、その具体的な内容はどのようなものでしょうか。
　まず、医療機関は、利用目的をできるだけ特定（15条）し、その目的の達成に必要な範囲で個

人情報を取り扱わなければなりません（16条①）。また、その利用目的を通知・公表し（18条）、利用目的等を本人が知りうる状態に置かなければなりません（24条）。偽りその他の不正な手段によって個人情報を取得することは禁止されています（17条）。さらに、利用目的の達成に必要な範囲で個人データを正確で最新の内容に保つ努力義務があり（19条）、個人データの安全管理のために必要且つ適切な措置を講じる必要があります（20-22条）。

医療個人情報が患者に対する医療の提供や医療保険事務、入退院時の病棟管理等の目的で利用されることは明らかであり、その都度患者に目的を通知する必要はありません。また、これら以外の場面で医療機関が個人情報を利用する場合、業務において通常必要な目的を診療案内・院内掲示等で公表することで、患者は黙示の同意によって承諾したものとみなされます。ガイドラインは通常の業務において想定される利用目的を例示しています。

特定された利用目的を達成するために必要な範囲を超えて個人情報を利用（16条①）したり、第三者に提供（23条①）したりする場合には、原則として本人の同意が必要です。第三者への提供には、保険会社や職場、学校、捜査機関からの情報照会に応じること等があります。

例外的に、本人の同意なく第三者に個人情報を提供したり、当初と異なる目的で利用したりできる場合として、①法令に基づく場合、②人の生命・身体または財産の保護に必要であるが、本人の同意を得ることが困難な場合、③公衆衛生の向上または児童の健全な育成の推進のために特に必要があるが、本人の同意を得ることが困難な場合、④国の機関などが法令の定める事務を遂行することに対し協力する必要があるが、本人の同意を得るとその事務の遂行に支障を及ぼすおそれがある場合、が定められています（16条③、23条①）。具体例として、①児童虐待防止法に基づく児童虐待の通告、②意識不明の患者の病状を家族等に説明すること、③国・地方公共団体等への医療事故の報告、④災害時に警察が負傷者の住所・氏名、傷の程度等を照会する場合等が挙げられます（ガイドラインⅢ1.(2)、Ⅲ5.(2)）。また、第三者への情報提供は、他の医療機関との連携や公的医療保険に対する費用請求等、患者の医療にとって必要であり、個人情報の利用目的として明示されている場合には、患者の黙示の同意があるものと推定できます（ガイドラインⅢ5(3)）。

(5)「個人情報の適正な取り扱い」 ②情報主体は何ができるのか

医療機関等は個人情報の情報主体である本人から保有個人データ（例えば診療録）の開示を求められた時は、原則として開示しなければなりません（25条①、前述3(2)）。個人データの内容が事実と異なることを理由に本人がその訂正・追加・削除を求める場合や、保有個人データの違法な取扱いを理由に本人が利用停止または消去を求める場合、医療機関等は必要な調査に基づき措置を決定し、その決定を本人に通知しなければなりません（26、27条）。

6 医療情報と研究

診療情報は、患者の診断・治療のために利用されるものですが、診療情報を収集し、分析する

ことは医学研究のためにも有益であり、研究の成果が臨床の場面に反映されることで将来の患者に利益が還元されます。しかし、診療情報はあくまでも患者のプライバシーに関わるため、個人が特定される形での診療情報の提供はたとえ研究のためであっても問題です。患者のプライバシーを保護しつつ、診療情報を研究のために有効利用するには、どのような方法があるでしょうか。

　個人情報保護法は、基本的人権である「学問の自由」（憲法23条）の保障への配慮から、大学その他の学術研究を目的とする機関等が学術研究の目的で個人情報を取り扱う場合には、法による義務等の規定を適用せず、個人情報の適正な取扱いを確保するための自主的な措置を取るように求めています（50条①3号、50条③）。自主的な措置とは、研究に関連する指針やガイドラインに留意することを意味します。そもそも個人情報保護法の対象となる個人情報の定義からは外れる、死亡した患者の診療情報を研究利用する場合についても、指針やガイドラインは同様の配慮を求めているため、生存する個人のそれと同様の取扱いをする必要があります。

　医学研究に関する指針には、「ヒトゲノム・遺伝子解析研究に関する倫理指針」・「疫学研究に関する倫理指針」・「遺伝子治療臨床研究に関する指針」・「臨床研究に関する倫理指針」等があります。これらは原則として個人情報を研究のために利用する場合には事前に研究対象者（情報主体）からインフォームド・コンセントを得ることを要求しますが、一定の場合に例外を認めるものもあります。なぜなら、過去に遡って大量の資料を扱う研究の場合、本人の同意を得ることは現実的でないからです。

　いずれの指針を遵守すべきかは研究の性格に応じて決まります。ただ、個々具体的な研究を指針の分類上いずれに位置づけるかは難しい問題です。また、各指針によってインフォームド・コンセントの免除や簡略化が認められたり認められなかったりするため、現状のルールは無用に複雑であり、医療情報の研究利用については単一のルールに統一することが望ましいという指摘があります。

　特定の個人を識別できない診療情報は、そもそも個人情報にはあたらず、研究のために自由に利用することができます。そこで患者の情報から氏名や住所等を除外し、匿名化する作業が行なわれます。しかし、症例数の極めて少ない疾患のように、匿名化作業をしても、個人を特定できてしまう場合があります。また個人の氏名を記号に置き換えたとしても、記号と氏名が対応表によって容易に照合できるならば、匿名化は形式的なものに過ぎません。反面、個人識別情報と照合できない匿名化（連結不可能匿名化）を行なった場合、後からデータを検証できない点で研究を実質的に否定してしまいます。現実的には、照合可能な匿名化をした上で、対応表の実質的なセキュリティを図ることが重要です。

7 設問に対する解答例

　個人がHIVに感染しているという事実は、一般に他者に知られたくない私的な事柄に属し、本人の意思に反してその情報を取得することは個人のプライバシーを侵害する違法な行為となります。他方、雇用の場面では、労働者の健康管理や、業務上必要な身体的条件の確認のために行

なう健康診断を通じて使用者が労働者の健康情報を取得する場合があり、それは合理的・客観的な必要性があり、本人が承諾していることを条件に正当化されます（東京地判平成15年5月28日判タ1136号114頁）。

設問で、警備会社Xは社員を対象とするHIV抗体検査を社員の承諾を得ないで実施しています。また、検査を通じて社員のHIV感染情報を取得する目的は、健康状態に支障のない範囲で社員が働けるように配慮したり、業務に関連して顧客や同僚に感染を拡大しないように取り計らったりすることではありませんでした。したがって、警備会社Xの行為は社員のプライバシーを侵害すると考えられます。

個人情報保護法の観点からは、個人情報の収集をする場合、「適正な収集」であることが求められ（17条）、収集の目的をできるだけ特定し（15条）、本人に利用目的を通知（18条）しなければなりません。設問では、社員は血液検査の目的がHIV抗体検査であることを知らされていないため、問題があると考えられます。

8 今後の課題 ～医療情報の保護と利用～

現在の医療は、さまざまな職種の人々が、さまざまな側面で関わることで成り立っており、医療情報はもはや患者と医療者の関係内にとどまるものではありません。例えば、病院職員は患者の医療情報を取り扱い、その内容を知りえます。診療報酬明細書等を通じて健康保険組合や民間の保険会社にも情報は伝達しています。また、医療と隣接する介護の領域では保健・福祉関係の職員も患者の医療情報を取り扱うことになります。さらに、働く人々の健康管理の役割を担う企業内の医務室や定期健康診断の場面では、患者と医師の関係に加えて、企業とその被用者である医師及び患者の利害関係が重なり合う複雑な構造において医療情報がやりとりされています。また、IT化に伴う情報の流通手段の変化は、ネットワークを利用して必要な情報を瞬時に伝達・受領できる利便性を達成した半面、医療情報の流出や不正利用の危険が以前と比べて増大しています。このように、医療の近代化とともにその流通範囲や方法が拡大している医療情報については、より一層の保護が求められています。個人情報保護法は、新しい情報保護の枠組みを示した点でこの要請に応えるものですが、遺伝情報や血液等人体由来の試料の取扱いについては規定がなく、今後ガイドラインの充実が求められます。

他方で医療情報には、医療監視、医療事故の再発防止、医療従事者の教育や研修、医学研究等社会のために役立つ情報資源として有効利用されるべき側面があります。例えば、「ある地域でインフルエンザが流行している」という情報は、私たちが予防接種を受けたり、外出を控えたりして自分や周囲の人々の健康を守る行動を取るためのきっかけとなります。その流行情報は、既にインフルエンザに罹った患者の情報を収集し、それを他の地域や過去のデータと照合・比較検討した結果出てくる評価です。これは私たちが日常生活で何気なく恩恵を受けている医療・健康情報が、個人の医療情報を利用した結果得られたものであることを示しています。麻疹の流行やSARS、BSE、鳥インフルエンザ、新型インフルエンザ等さまざまな感染症の脅威に注目が集ま

る昨今、患者情報の収集に基づく正確な実態の把握は多くの人々の生命にかかわるものと考えられます。したがって、医療情報はその利用の側面においても一層の充実が求められます。

今後、医療情報は「私のもの」という側面ではより手厚い保護が、「私たちのもの」という側面ではより有効な利用が要請されています。

参考文献
① 開原成允・樋口範雄編『医療の個人情報保護とセキュリティ』有斐閣　2003年
② 宇津木伸・菅野純夫・米本昌平編『人体の個人情報』日本評論者　2004年
③ 甲斐克則編『遺伝情報と法政策』成文堂　2007年

関連ホームページ
① 「医療・介護事業者における個人情報の適切な取扱いのためのガイドライン」
　http://www.mhlw.go.jp/topics/bukyoku/seisaku/kojin/dl/170805-11a.pdf
② 「厚生労働省『医療・介護関係者における個人情報の適切な取扱いのためのガイドライン』に関するQ&A事例集」
　http://www.mhlw.go.jp/topics/bukyoku/seisaku/kojin/dl/170805iryou-kaigoqa.pdf
③ 「厚生労働省　医学研究に関する指針一覧」
　http://www.mhlw.go.jp/general/seido/kousei/i-kenkyu

（森本直子）

7 生殖補助医療

設問

　A子さんB男さん夫妻は子を望んでいましたが、A子さんに妊娠の兆候があらわれる前にB男さんはがんと診断され、放射線療法を受けることになりました。B男さんの生殖機能への悪影響を危惧した夫妻は、治療に先立って精子を凍結保存し、B男さんの快復後にその精子を使って子をもうけようと考えていました。ところが、B男さんは容態が悪化して死亡しました。死の間際にB男さんは自分が死亡しても凍結保存精子を使って子を生んで欲しいとA子さんに伝えていました。B男さんの死から一年たった今、A子さんは凍結精子を用いて妊娠し、B男さんの子を産み育てたいと考えています。このような生殖補助医療は法的に問題があるでしょうか。

キーワード☞人工生殖、自己決定権、法律上の親子、人工授精、体外受精、胚移植、死後生殖、代理出産、子の福祉、出自を知る権利

参照条文☞憲法13条、民法772、774、776、777、779、787条

1 はじめに ～生殖補助医療の現状～

　生殖補助医療とは、人為的な方法の助けを借りて生殖を行なうことを言い、人工生殖とも呼ばれます。晩婚化等によって不妊治療の需要が高まる昨今、生殖補助医療によって子をもうける選択が注目を集めています。一般的に、子をもうけるかどうかを決定する自己決定権があると考えられています。しかし、それは子を望むカップルが自分たちの遺伝子を伝え、妊娠・出産を経て生まれた子を育てる一連のプロセスを生殖としてとらえた場合を前提とするものです。第三者が精子提供や代理出産によって部分的に関与することで実現する生殖についても同じようにとらえられるかどうかについては意見が分かれます。

　生殖補助医療は一般的医療とは異なり、原因を治療し、何らかの疾患を治すものではありません。不妊「治療」とはいうものの、不妊の状態を治癒改善することはなく、機能面での不足をバイパスによって補い、生殖を実現することになります。バイパスの役割を果たすのは、第三者による精子・卵子・胚の提供や妊娠・出産プロセスの代行の他、人為的操作による受精・着床の実現です。また、生殖補助医療には先端科学技術としての側面があるため、一般的医療以上にリスクや不確実性を伴います。例えば、不妊治療をいつまで続けるかはカップルにとって難しい問題ですが、その背景には生殖補助医療が有効であるために、どのような条件が必要且つ十分であるか見当をつけにくい事情があります。さらに、一般的医療が患者と医療者の二者関係でとらえられるのに対して、生殖補助医療では子という新しい生命が作り出され、精子提供者等の第三者が

関与する場合がある点が特徴的です。

(1) 生殖補助医療の分類

　生殖補助医療を技術的側面から大別すると、採取した男性の精子を医学的方法によって女性の子宮内に注入することで妊娠を成立させる人工授精と、卵子と精子を体外で受精させた後に胚を女性の子宮内に移植する体外受精・胚移植があります。また、これらの技術を用いて第三者の女性が妊娠・出産を行う代理出産があります。子との血縁（「遺伝的」・「生物学的」と表現される場合もあります）関係の有無に注目した場合、夫婦の精子・卵子を使用して実施する配偶者間人工生殖と、第三者から提供された精子や卵子を使用する非配偶者間人工生殖に分類することもできます。

(2) 生殖補助医療の実施状況

　生殖補助医療の実施状況については、日本産科婦人科学会が実施医療施設を登録し、実施例を報告させることでデータを収集しています。しかし、会員の任意の協力に拠るところが大きいために、正確な実態把握はできていません。非配偶者間人工授精の出生者数については、1949年慶応大学病院での出生例以来、累計で一万人を遥かに超えているといわれます。体外受精については、1978年にイギリスで誕生したルイーズ・ブラウンが世界初の出生例として有名です。日本では1983年に東北大学において最初の体外受精児が出生し、現在では年間約二万人（赤ちゃんの50人に1人の割合）が体外受精によって生まれています。

(3) 生殖補助医療に対する規制　①学会による規制

　技術的に可能になった生殖補助医療には、それをどのようにコントロールするかについての十分な議論がないまま現実が先行する傾向が見られます。日本には現在までのところ生殖補助医療のあり方について定めた法規はありません。代わりに、1983年の「『体外受精・胚移植』に関する見解」以来、さまざまな生殖補助医療に関する日本産科婦人科学会の会告（以下、「学会会告」と略記）に委ねられてきました。しかし、日本産科婦人科学会は任意団体であり、生殖補助医療に携わる医師が必ず加入しなければならないものではありません。したがって、学会会告は任意で加入した会員に対してしか効力を持たず、違反者に対する制裁も最も厳しいものでも学会からの除名にとどまります。1998年には会員医師が会告に違反して提供卵子による体外受精を実施したことを公表する例が出てきたことから、会告による生殖補助医療のコントロールはもはや限界であり、法整備が必要である、と主張されるようになりました。

(4) 生殖補助医療に対する規制　②立法に向けての動向

　生殖補助医療のコントロールに関する政府の動向は、1998年に設置された旧厚生省厚生科学審議会先端医療技術評価部会の生殖補助医療技術に関する専門委員会が2000年12月にまとめた「精子・卵子・胚の提供等による生殖補助医療のあり方についての報告書」（以下「専門委員会報告

書」と略記）に始まります。この報告書は①生まれてくる子の福祉の優先、②人をもっぱら生殖の手段として扱うことの禁止、③安全性に配慮すること、④優生思想の排除、⑥人間の尊厳を守ること、という六つの原則を示し、3年以内の法整備を求めました。

　これを受けて厚生労働省厚生科学審議会生殖補助医療部会が、2003年4月に「精子・卵子・胚の提供等による生殖補助医療制度の整備に関する報告書」（以下「部会報告書」と略記）を公表し、生殖補助医療の実施をめぐる行為規範を示しました。また、法務省法制審議会生殖補助医療関連親子法部会は、2003年7月に「精子・卵子・胚の提供等による生殖補助医療により生まれた子の親子関係に関する民法の特例に関する要項中間試案」（以下「中間試案」と略記）を発表しました。

　しかし、これ以降、立法化に向けての動きが停滞する中で、会告に違反して国内で代理出産が実施された事実が明らかになりました。また、日本人が海外で実施した代理出産によって生まれた子の出生届の取扱いも裁判で争われました。そこで、法務省・厚生労働省は日本学術会議に審議を依頼し、「生殖補助医療の在り方検討委員会」が設置されました。2008年4月、同委員会は代理出産を原則禁止とする「代理懐胎を中心とする生殖補助医療の課題―社会的合意に向けて―」（以下「学術会議報告書」と略記）を発表しました。

(5)　生殖補助医療を考えるための二つの視点

　生殖補助医療をめぐる法的問題は、大きく二つの視点からとらえることができます。一つは特定の生殖補助医療の評価（＝容認するのか、あるいは禁止するのか）という視点です。容認する場合には一定の要件を設けて規制するのか否かを検討しなければなりません。反対に禁止する場合にも、どこで一線を引くのか、また実効性をもって禁止するためにはどのような法的構成が必要か、が課題となります。

　もう一つの視点は、生殖補助医療によって生まれた子の法的地位の取り扱い（＝親子関係）に関するものです。一人の子の出生について、親となる意思を持つカップルの他に、精子提供者、卵子提供者、代理出産者が生殖の当事者として関与することが技術的に可能な今、このような当事者多数型の生殖によって生まれた子の父は誰か、母は誰か、があらためて問われています。また、技術的に可能である以上、たとえ法がある生殖補助医療の利用を禁止しても、それを利用した子の出生を完全に阻止することは不可能です。したがって、生殖補助医療に対する評価とは別に、これによって出生した子の法的地位について考えておく必要があるのです。

　他方で、これらの二つの視点は相互に影響し合う関係にあります。例えば、「代理出産によって生まれた子の実母は妊娠・出産した女性である」と定めることは、実子を得るために代理出産を希望する人々に対して依頼を断念させる作用があると考えられます。したがって、そのような親子関係のルールは代理出産を禁止するルールと整合します。反対に、「生まれた子の実母は依頼者側女性である」と定める場合、結果として依頼する側の希望に即した取扱いとなるため、同時に代理出産を禁止することは難しくなります。但し、禁止された生殖補助医療によって生まれたことを理由に親子関係を認めないとするアプローチには、大人の選択肢である生殖補助医療

を、生まれた子に対する不利益によってコントロールすることが果たして適切かという問題があります。

　生殖補助医療に関する二つの視点とその関連性は、生まれる際の事情について何の責任もない子の福祉を実現しつつ、同時に生殖補助医療をコントロールすることの難しさを示唆しています。以下ではこの二つの視点で具体的な生殖補助医療についてもう少し詳しく考えてみましょう。

2 配偶者間の人工生殖 AIH

　配偶者間の人工生殖の一例として、配偶者間人工授精があります。人工授精は、性交によって妊娠を実現できないカップルのうち、特に男性側に不妊の原因がある場合に、医学的方法を用いて精子を子宮や卵管に注入することで妊娠を試みる生殖補助医療です。このうち夫の精子を用いる場合を特に「配偶者間人工授精（Artificial Insemination by Husband）」と呼び、夫が性交不能であったり、精子の数が少なかったりする場合等に行なわれます。AIHは、生殖の当事者が夫婦だけとなるため、生殖プロセスの一部に人為的介入を伴うことを以外、余り問題はないと理解されてきました。

(1)　死後生殖の場合

　精子の凍結保存技術によって、配偶者間の人工生殖は夫の死亡後も実施できるようになり、これを「死後生殖（posthumous/postmortem reproduction）」と呼んでいます。最近、生前に採取し、凍結保存しておいた亡夫の精子を用いた死後生殖に関して、子の法的地位が裁判で争われました。夫の死亡から一年後に、亡夫の凍結精子で体外受精を行って妊娠・出産した妻が、生まれた子の法律上の父は亡夫であるとの認知を請求した事例です。第一審は、夫の死後にその凍結精子を使って子をもうけることは自然の生殖とかけ離れており、こうした方法で生まれた子の父を亡夫とする社会的認識は乏しい等から請求を認めませんでした（松山地判平成15年11月12日判時1840号85頁）。控訴審は、亡夫と子には自然的血縁に基づく親子関係があり、生前に亡夫が死後生殖に同意していたことを理由に、認知を認めました（高松高判平成16年7月16日判時1868号69頁）。これに対して最高裁は、死後に懐胎した子と死亡した父との関係は現行法に照らして法律上の親子関係とは認められず、認める場合には立法が必要である、と判示しました（最判平成18年9月4日判時1952号36頁）。

(2)　死後生殖に対する評価

　生殖補助医療による死後生殖は、生まれてくる子の福祉や人間の尊厳に照らして問題があると考えられています。部会報告書や学会会告も、提供者が死亡した場合、凍結保存した精子は廃棄されるべきとして死後生殖に否定的な見解を示しています。裁判になった前述の事例では、妻が夫の死亡を凍結精子を保存する病院に告げなかったために、死後生殖が行なわれました。このため、今後立法によって凍結保存精子を使用した死後生殖を禁止する場合、男性の死亡事実をいか

にして凍結精子を管理する医療機関に伝達し、その凍結保存精子の廃棄に結びつけるかが課題となりそうです。学会会告は2007年4月の「精子の凍結保存に関する見解」の中で、凍結保存精子を使用する際に本人の生存と意思を確認することを求めています。

(3) 死後生殖における親子関係　父は誰か

　ところで、亡夫と生まれた子の間には明らかに血縁関係があるにもかかわらず、子の父は誰かが問題となったのはなぜでしょうか。その理由は、法律上の父子関係の定まり方にあります。

　法律上の親子関係は、民法親族編で定められています。生殖補助医療によって出生した子についても特別法が存在しないため、同様に適用されます。法律上の親子関係のうち、実親子関係は親子の自然的血縁関係を基礎にしつつ、子に法律上の親を与える必要性や子の身分の安定を考慮して決められるものです。したがって、血縁による親子関係が常に法律上の実親子関係になるとは限りません。

　実親子関係は、父母が婚姻関係にあるかどうかによって嫡出子と非嫡出子に大別され、妻が婚姻中に懐胎した子は夫の嫡出子と推定されます（民法772①）。また、配偶者の死亡や離婚によって婚姻を解消した日から300日以内に子が生まれた場合にも、婚姻中に懐胎した子と推定されて子の父は死亡した夫や離婚した夫となります（民法772②）。この事例では、夫の死亡から一年後に生殖補助医療により妊娠・出産していますので婚姻中の懐胎には当たらず、婚姻の解消から300日以上経過した後に子が生まれているため、子は亡夫の嫡出子として推定を受けません。そこで亡夫の非嫡出子として法律上の父子関係を確立するために死後認知が請求されたわけです（民法787）。

(4) 死後生殖をめぐるその他の問題

　死後生殖によって出生した子の親子関係をめぐっては考え方が対立しています。自然血縁的な親子関係や死後生殖に対する亡夫の生前の同意があることを重視し、既に生まれている子の利益のために亡父との法律上の親子関係を認めるべきでしょうか。あるいはこのような生殖補助医療を用いた死後生殖は自然の摂理に反するため、あえて父子関係を認める必要性はないのでしょうか。この問題については、戸籍の父の欄への記載の有無が「子の利益」を左右し、記載がある方が「子の利益」に適うとの前提で議論されがちです。しかし、戸籍への記載によって死者との法律関係を作ることがもたらす精神的な「子の負担」についても考慮しなければならない、という指摘があります。

───── コラム❶ さまざまな死後生殖の可能性 ─────

　子を望んでいた夫婦のうち一方の配偶者が若くして病気で死亡するという特殊な事情を背景に行なわれた死後生殖は、無理からぬ事情を考慮して例外的に容認しようという考え方があります。しかし、死後生殖には他にもさまざまな状況設定がありえます。例えば、設問の男性が仮に若い未婚男性であった場合、男性の両親がせめて若くして死亡した息子と血の繋がった孫の顔を見たい、と考え、卵子の提供や妊娠・出産を引き受けてくれる女性を募り、凍結保存精子を用いて孫をもうけることも技術的に可能です。また、男性が死亡してから100年後に、凍結保存精子を用い

て世代を跳び超えた死者の子を生まれさせることも不可能ではありません。したがって、生殖補助医療を用いた死後生殖を禁止する場合には、前提となる凍結保存精子の法的位置づけを明確にし、その保存・管理や利用のあり方と連動した実効的な仕組みを構築する必要があります。さらに、生前に凍結保存された精子ではなく、死亡直後の遺体から精子を採り出して死後生殖を行なう方法もあります。これは死後の臓器提供と類似した手順になりますが、現行の臓器移植法の射程には入っていません。

死後生殖は死者に由来する胚や卵子によっても実施できます。凍結保存胚については、精子提供者・卵子提供者の両方が死亡した場合の取扱いの他、一方が生存している場合にどうするかという問題があります。また、極端な例では、中絶された胎児から取り出した卵子を用いて子を作ることもできるといわれています。この場合には一度もこの世に生まれることのなかった中絶胎児が生まれた子の血縁上の母となるわけです。この例は死後生殖のコントロールを考えるためには、中絶胎児の取扱いという一見生殖補助医療とは無関係に思われる領域にも視野を拡大した検討が必要であることを示唆しています。

3 非配偶者間の人工生殖 AID

AIHとは異なり、夫以外の男性から提供を受けた精子を用いる人工授精を、「非配偶者間人工授精（Artificial Insemination by Donor）」と呼びます。欧米ではDI（Donor Insemination）という表現が使われることが一般的です。夫婦の精子と卵子によっては子を得られない場合に、第三者から精子の提供を受けて実施する方法で、妻だけが生まれてくる子と血縁を持つことになります。

(1) AIDに対する評価

AIDは、精子提供者の身体的負担が軽く、自然分娩と機能的に変わらないために、歴史と実績が先行する形で追認されてきました。海外ではAID希望者が高額の費用を支払い、商業的精子バンクを通じて精子提供者の容姿や学歴を選び、いわゆるデザイナー・ベビーを誕生させているともいわれますが、日本の学会会告は、AIDを利用できる条件を医学的な適応がある場合に限っています。また、部会報告書は、夫と精子提供者の属性の一致についても、利用者側が希望しており且つ可能な場合にABO式血液型に限って合わせることを認めるに留まり、容姿が似ているかどうか等は考慮されません。

日本産科婦人科学会の会告「『非配偶者間人工授精』に関する見解」（1997年5月、2006年4月改定）では、AIDを実施するための要件を、①この方法以外の医療行為によっては妊娠の可能性がない、あるいはこれ以外の方法で妊娠をはかった場合に母体や児に重大な危険が及ぶと判断されるものを対象とすること、②法的に婚姻している夫婦で心身ともに妊娠・分娩・育児に耐えうる状態にあるものとすること、③実施者は、被実施者である不妊夫婦双方に本法の内容、問題点、予想される成績について事前に文書を用いて説明し、了解を得た上で同意を取得し、同意文書を保管すること、また実施に際しては、被実施者夫婦およびその出生児のプライバシーを尊重すること、④精子提供者は心身とも健康で、感染症がなく自己の知る限り遺伝性疾患を認めず、

精液所見が正常であることを条件とすること、本法の治療にあたっては、感染の危険性を考慮し、凍結保存精子を用いること、同一提供者からの出生児は10名以内とすること、⑤精子提供者のプライバシー保護のため精子提供者は匿名とするが、実施医師は精子提供者の記録を保存するものとすること、⑥精子提供は営利目的で行われるべきものではなく、営利目的での精子提供の斡旋もしくは関与または類似行為をしてはならないこと、⑦本学会員が本法を行うに当たっては、所定の書式に従って本学会に登録、報告しなければならないこと、としています。

(2) AIDにおける親子関係　父は誰か

　AIDでは、生まれた子の血縁上の父が精子提供者であるため、法的な父を誰とするかが問題です。しかし、実態としてAIDによって生まれた子は、夫婦が婚姻中に懐胎した子として血縁関係の有無にかかわらず、夫の推定される嫡出子とされています（民法772①）。但し、通常、嫡出が推定される子であってもそれが事実と異なる場合には、夫は子の出生を知ってから1年以内に限って、自分の子ではないと主張することが認められています（民法774・777）。しかし、AIDで生まれた子の父に同様の主張が認められることは問題です。なぜならAIDには同意したものの、生まれた子が自分と似ていなかった等を理由に父が後日になって翻意し、父子関係を否定できるならば、子の地位の安定が脅かされるからです。そこで、夫婦の合意によって実施されるAIDでは、夫はAIDに同意したことによって、生まれた子の嫡出性を承認し、否認権を失った（民法776）ものと考えられています。したがって、AIDに同意した夫が後から自分の子ではないと主張したり、妻が夫と子の間に親子関係がないと主張したりすることは許されません（東京高決平成10年9月16日判タ1014号245頁）。一方で、妻が夫の同意がないにもかかわらずAIDを受けた場合には、夫は自分の子ではないと主張して父子関係を否定することができます（大阪地判平成10年12月18日判時1696号118頁）。

　尚、精子提供者がAIDによって生まれた子を認知したり、反対に子が精子提供者に対して認知を求めたりすることは、AIDにおける当事者の意思等に照らして否定的に考えられています。

4 代理出産

　代理出産は、女性側の卵子や子宮に原因のある不妊に対応する生殖補助医療です。依頼者男性の精子を用いて人工授精をすることにより、代理出産者が卵子と子宮の両方を提供して妊娠・出産する場合と、依頼者カップルに由来する、あるいは第三者から提供された精子・卵子を用いて体外受精した胚を代理出産者の子宮に移植して妊娠・出産する場合とがあります。前者は代理出産者と生まれた子の間に血縁関係があり、「伝統的代理出産（traditional surrogacy）」とも呼ばれます。後者は代理出産者と生まれた子の間に血縁関係がなく、「借り腹」とか「懐胎代理（gestational surrogacy）」、あるいは「IVFサロガシー」と呼ばれることもあります。

(1) 代理出産に対する評価

　現在のところ、代理出産を禁止する法律はありません。しかし、従来から学会会告「代理懐胎に関する見解」（2003年4月）や専門委員会報告書・部会報告書が禁止の方針を示しており、代理出産は事実上禁止されています。禁止の理由としては、代理出産者を専ら生殖の手段として扱い、妊娠・出産による多大なリスクを受容させることの他に、生まれた子を巡る争いが生じた場合に子の福祉の観点から問題があること、が挙げられています。また、有償での代理出産については、新生児売買であり、高額の費用を負担できる依頼者が経済的に弱い立場の代理出産者を搾取することになる、という批判があります。

　国内では代理出産は実施されず、代理出産の希望者は海外に渡航する例がある、というのが90年代までの一般的な理解でした。しかし、2001年に長野県の医師が学会会告の禁止に反して国内で代理出産を実施したことを公表しました。また、日本人が海外で依頼した代理出産で生まれた子の出生届が受理されないケースが社会的注目を集めました。2007年の厚生労働省による国民の意識調査によれば、54%が懐胎代理による代理出産を「認めてよい」と回答しています。

　こうした流れを受けて2006年11月に設置された日本学術会議「生殖補助医療の在り方検討委員会」は、代理出産について審議した結果を報告書「代理懐胎を中心とする生殖補助医療の課題―社会的合意に向けて―」（2008年4月）にまとめて公表しました。この報告書は、①代理出産を原則として禁止し、特に営利目的の代理出産については罰則付きで禁止すること、②代理出産によって生まれた子の母は代理出産者とするが、依頼者夫婦と代理出産により生まれた子の親子関係を養子縁組または特別養子縁組によって定立することを認めること、③代理出産以外に子をもつ手段のない女性を対象とする代理出産の試行的実施が考慮されてよいこと、を提言しました。

(2) 代理出産契約をめぐる紛争

　代理出産契約をめぐる当事者間の紛争は、実施例が限られていることもあって国内では確認されていません。しかし、1980年代から代理出産が行われているアメリカでは、代理出産者が出産後に子を依頼者側に引き渡すことを拒否した1986年のBaby M事件が有名です。この事件では、子を出産して引き渡す代理出産契約が法的に有効といえるか、代理出産者に対して報酬を与える有償での代理出産が妥当性を持つか等が争われました。

　しかし、紛争は当事者双方が生まれた子の引き取りを希望して争う場合に限りません。生まれた子が障害児であったり、多胎妊娠となったりした場合に、依頼者・代理出産者の双方が子の引き取りを拒否することも考えられます。また、代理出産者の妊娠中に依頼者夫婦の関係が破綻し、依頼者側が子をもはや必要ないと考えた場合に、代理出産者に対して中絶を要求できるか、も問題です。依頼者夫婦が不慮の事故で死亡するという可能性もあります。さらに、伝統的代理出産のケースで代理出産者に夫がいる場合、生まれた子の血縁上の父が依頼者ではなく、実際には代理出産者の夫であったことが後日判明するかもしれません。代理出産者と夫は子を養育する意思がなく、依頼者夫婦も自分たちと血縁関係のない子を引き取る意思がないとなれば、生まれた子はまさに宙に浮いてしまいます。

こうした問題は、事前にある程度予想し、しかるべき対応と責任関係を契約内容に盛り込むことで未然に予防できるとも思われます。しかし、事前に取り決めた通りに対応することは、必ずしも子に対して愛情のある養育環境を保障するものではありません。希望と異なる状況で子を引き取る場合、感情レベルでの受け容れ難さが子に対する虐待に繋がる危険もあるでしょう。代理出産は契約の当事者、すなわち大人の都合だけで実施されるべきではなく、その結果生まれてくる子の福祉を十分考慮することは確かに重要です。しかし同時に、あらかじめ考慮することで実現できる子の福祉に限界があるという認識も必要でしょう。

(3) 代理出産における親子関係　母は誰か

代理出産によって既に生まれた子の地位については国内でも裁判例があります。妻が子宮頸部がん治療のために子宮摘出を受けた夫婦が自分たちの精子と卵子による胚を、米国ネバダ州で代理出産契約に基づいて代理出産者に移植して妊娠・出産しました。生まれた子は依頼者側夫婦の子であるとする命令がネバダ州裁判所によって出され、夫婦を父母とするネバダ州出生証明書が発行されました。しかし、帰国後、夫婦が子を実子とする出生届を提出したところ、自治体の長が受理しなかったため、夫妻が自治体に受理を命じることを求める申し立てを行いました。

東京家裁は申し立てを却下しましたが、東京高裁はこれを認めました（東京高決平成18年9月29日判時1957号20頁）。最高裁は、たとえ卵子を提供したとしても出生した子の母を懐胎、出産していない女性とすべきことを示す規定は民法上見当たらず、公益と子の福祉に深くかかわる実親子関係は一義的に明確な基準によって決められるべきであるから現行民法の解釈では出生した子を懐胎し、出産した女性をその子の母と考えざるをえない、と述べて高裁の決定を覆しました（最決平成19年3月23日判時1967号36頁）。尚、ネバダ州の裁判所が依頼者夫婦の子として認めたことについては、外国裁判所の判決は日本法の基本原則ないし基本理念と異ならない場合にのみ日本国内でも有効となるため（民事訴訟法118条3号）、本件の場合は民法の実親子関係についての考え方と相容れないものとして受け容れられませんでした。

第三者たる精子提供者が関与するAIDでは、父となる意思をもつ依頼者男性と生まれた子の間に父子関係が認められたにもかかわらず、第三者たる代理出産者が関与する代理出産では母となる意思のある依頼者女性と生まれた子の母子関係が認められないのはなぜでしょうか。これには法律上の母子関係の定まり方が関係しています。

ある女性と子の間に実親子関係の基礎となる自然的血縁関係があるかどうかは、従来、懐胎・分娩の事実によって客観的に証明できると考えられてきました。したがって、同様のことがすぐには証明できない父子関係については民法で嫡出推定や認知の制度が明文化されていますが、母子関係については母が非嫡出子を認知できる、という規定（民法779）があるだけです。しかも非嫡出子の母子関係を成立させるために認知が必要かどうかについて、裁判所は原則として認知を必要とせず、分娩の事実によって当然に発生する、という考え方を採用しています（最判昭和37年4月27日民集16巻7号1247頁）。

分娩の事実に基づいて母を定める考え方は、産んだ女性が生まれた子と血縁関係を持たない懐

胎代理や、産んだ女性が自己の卵子を提供して他人のために妊娠・出産を請け負う伝統的代理出産を想定した上で採用されたものではありません。したがって、生殖補助医療を視野に入れた最新の生殖事情を前提に、たとえ分娩した女性と生まれた子の間に血縁関係がなくても、尚分娩の事実に基づいて母子関係を定立することの意義を再考しなければなりません（後述5(1)）。

　実母は分娩の事実に基づいて定めるとしても、事後的に代理出産の依頼者側女性を法的な母とする方法として養子縁組があります。養子縁組は、母となる意思を有し、実際に子を養育する依頼者側女性を法的に母と認めることによって、子の養育に関する権限と責任を明確にし、監護関係を安定させることができます。ただ、この制度も代理出産による親子が利用することを予定してないために、成立要件等が厳しすぎて事情にそぐわない問題があります。また、養子縁組をするかどうかは親の意思に委ねられている点で、子の立場からは心もとない部分が残ります。養子と実子はいずれも法的な親子ですが、社会的文化的に両者には違いがあるとも言われます。とりわけ、血縁関係のある子をあえて養子とすることへの躊躇が社会一般の意識の中にあることは否めません。今後は、既存の養子制度が代理出産による親子関係の創設においてうまく機能するように要件や手続を見直すと共に、養子縁組を選択しない事実上の養育の親に対して、必要な場面で子の側から親としての責任を問うことができる方法を考える必要があります。

(4) 戸籍実務をめぐる問題点

　法律上の母子関係は分娩の事実によって成立する、とされるものの、戸籍の実務においては、提出された出生届に記載された母が本当に子を産んだかどうかを一例ずつ確認することは原則としてありません。したがって、海外で代理出産を利用して子をもうけた場合でも、その事実を特に明らかにしない限り法律上の要件をすりぬけて依頼者夫婦の実子として出生届を出すことができるのが現状です（但し、将来何らかの機会に代理出産の事実が判明すれば、これらのケースでも親子関係が法的に覆される可能性はあります）。裁判になった前述の事例では、依頼者夫婦が有名人であり、代理出産を社会に公表していたために産んでいない事実は公然であり、依頼者夫婦の妻を母とする出生届が受理されなかった経緯があります。

　また、代理出産を公表しなくても妻が50歳以上である場合には、子の出生届が受理されない可能性があります。このような場合、1961年の法務省通達によって産んだ事実を確認することになっているからです。アメリカで第三者からの卵子提供による体外受精を経た代理出産で生まれた子を依頼者夫婦の実子として出生届を提出したところ、妻が55歳であったために代理出産による出生と判明して受理されず、裁判になった例があります（大阪高決平成17年5月20日判時1919号107頁、尚本件は最決平成17年11月24日判例集未登載により特別抗告が棄却された）。しかし、この古い通達は、そもそも、当時未婚女性の出産をタブー視し、戸籍を汚さないためにその女性の母（つまり生まれた子の祖母）が生んだことにして虚偽の出生届を提出する例が見られたことを受けて出されたものです。つまり、50歳という線引きは、一般的な生殖年齢を超えた女性を母とする出生届が真正かどうかを審査するための基準です。一方、代理出産によって子をもうける女性が50歳以上であるとは限りません。代理出産による出生であるかどうかをスクリーニングす

る手段として根拠の乏しい基準を採用することで、同じように代理出産で生まれた子らの親子関係に異なる評価を与える実務状況には問題があります。

5 生殖補助医療と子の福祉

　生殖補助医療は、子を望むカップルの視点を中心に、精子を提供するドナーや妊娠・出産の負担を引き受ける女性の立場から議論されがちです。しかし、生殖補助医療が子という新しい生命を作り出すことの重大性を見落してはなりません。生殖補助医療を利用する段階ではまだ存在しない子が生殖補助医療について意見を述べることはできません。しかしだからこそ、「生まれてくる子の福祉」という視点で生殖補助医療のあり方を再検討する必要があります。では具体的に生殖補助医療において法が守るべき「子の福祉」とはどのようなものでしょうか。

(1)　法律上の親子関係の確定

　まず初めに、法律上の親子関係を明確にし、子が法律上の父母を持つことができることが重要です。法律上の親子関係を確定することは、親権や扶養といった子に対する責任をまずは誰が負担するのかを決定することです。したがって、親子関係は早期に客観的且つ安定的に確定することが子にとって望ましいと考えられます。

　一般に、実親子関係は血縁に基づくものと理解されています。最近ではDNA鑑定の技術の進歩によって血縁に基づく親子関係の存否が科学的・客観的に証明できるようになりました。しかし、現実の親子関係が全てDNA鑑定を経て証明されているわけではなく、父子関係の定まり方（前述2(3)）が示すように、血縁は親子関係にとって重要ではあっても必要不可欠の要素ではありません。もし血縁を絶対要件とし、DNA鑑定に基づいて親子関係を定立することになったらどうでしょうか。鑑定結果が出るまでの期間、子には親がいないことになります。親子である可能性が99.8％であるとの鑑定結果が出た場合、残りの0.02％をめぐって当事者に疑念や不安が生じれば、家族関係に悪影響を及ぼすかもしれません。

　そもそも家族関係を科学の目で監視することは、これまで家族関係の基礎であった信頼や愛情等の価値を損なうおそれもあります。こうしたコストをかけて血縁の事実を反映した親子関係を定めることと、生まれた瞬間に誰が見ても明らかな事実に基づいて親子関係を定めることを比べた場合、後者が生まれた子にとって望ましいと考えられます。したがって、分娩の事実に基づいて母子関係を定める考え方を代理出産の場合にも適用することは、子の福祉に適っていると理解することができます。

(2)　良好で安定的な養育環境

　次に、子ができるだけ良好で安定的な養育環境に生まれるように配慮することは重要です。より具体的には、健康でその子を養育する意思と能力をもった親がいることが挙げられます。これに関連して部会報告書は、生殖補助医療を利用するための資格要件に「婚姻夫婦であること」

や、「50歳程度まで」という年齢制限を設けています。しかし、これには単身者や同性カップルが婚姻夫婦と比べて子にとって不安定で好ましくない養育環境しか提供できないと一律に評価している点で批判もあるところです。年齢に基づく生殖補助医療の利用制限に関しては、最近、国内外で60歳を超えた女性の体外受精による妊娠・出産に関する報道がみられます。育児に伴う肉体的な負担や、生まれた子が成人する時の親の年齢を考えれば評価は難しいところです。しかし、子育ての環境と責任の所在を核家族の範囲に限定せず、親族内等で手を貸し合う社会であれば、親が高齢であることは取り立てて問題にはならないでしょう。

　自然生殖においては親となる者の要件が事前に問われることはありません。しかし、人工生殖の場合には親の都合で子の生命を人為的に作り出すことから、自然生殖よりも慎重なアプローチをとることが好ましいと考えられています。

(3) 出自を知る権利

　第三者が関与する生殖補助医療によって出生したために親と血縁関係を持たない子については、「出自を知る権利」が問題になります。「出自を知る権利」とは自分の血縁上の父・母（精子・卵子の提供者）を知る権利であり、子どもの権利条約が保障する「父母を知る権利」（7条）や「アイデンティティを保持する権利」（8条）とも関連します。スウェーデンでは世界に先駆けて1984年の法律でAIDによって生まれた子にこの権利を保障しました。

　法的な親子関係が確定し、安定した養育環境が整ったとしても、自分が誰の遺伝子を受け継いでいるのかという根本的な問いは解決しません。自分のルーツを知ることは、子が成長しアイデンティティを形成する上で重要です。最近では医療を受ける際に遺伝情報が重大な意味を持つ場合も出てきています。それほど可能性は高くありませんが、子が成長して将来家族を持つ際に、近親婚のリスクを避けるためにも必要な情報といえます。日本でも最近、AIDによって生まれた当事者の声が少しずつ伝わるようになり、「出自を知る権利」の保障に対する関心は高まっています。

　学会会告は精子提供者のプライバシーを保護する方針を採用し、「出自を知る権利」を認めていません。これに対して専門委員会報告書は、子も提供者に関する情報のうち個人を特定できない情報については、子が成人した後に提供者が開示を認めた範囲で知ることを容認しました。部会報告書では更に一歩進めて、子が15歳になった後に住所・氏名など提供者個人を特定できる情報についても開示を求めることができる「出自を知る権利」を保障する立場を採用しました。しかし、立法化されていないこともあり、実際にはこの権利の保障は実現していません。

　出自を知る権利が、重要とされながら実現していないことの背景には、出自を知る権利を子に認めることを精子提供の条件とする場合、それを嫌って精子提供者が激減し、生殖補助医療の実施に支障をきたすのではないかという懸念があります。実際、スウェーデンでは立法後にそのような傾向が確認されています。

　また、「出自を知る権利」を承認して運用するためにはまず、子自身が生殖補助医療によって生まれた事実を知っていることが前提となります。しかし、親から子にそれが伝えられることは

稀有であり、AID を利用した夫婦の夫のうち80％が「出自を知る権利」の容認に反対であるという調査結果もあります。しかし、自然に生じる親子関係とは異なるものを第三者の関与によって人工的に発生させる生殖補助医療においては、それを選択した親の権利や利益よりも、親の選択の結果として生じた事実を背負わされる子の利益が優先されるべきです。

今後、「出自を知る権利」をどのような形で保障するのであれ、精子提供者の情報を記録し、長期に渡って保存・管理する体制の整備が先決でしょう。医療機関ごとに対応が異なる現状を改善するためには、部会報告書が示したような公的な管理機関を設置する方法も一案です。

6 設問に対する解答例

B男さんの死後に凍結保存していた精子を使用してA子さんが生殖補助医療によって妊娠・出産することを禁止する法律は現在のところありません。しかし、学会会告や政府の報告書は、生殖補助医療による死後生殖に対して否定的な見解を示しています。また、死後生殖によって妊娠・出産した場合、生まれた子は死亡したB男さんと血縁関係があっても、法的な父子関係は認められないとするのが判例の考え方です。

7 今後の課題

最近、第三者の関わる生殖補助医療を親族内で実施しようとする動きが見られます。姉妹や祖母による代理出産の例や、日本生殖医学会が兄弟姉妹や友人からの精子・卵子提供による非配偶者間の体外受精を容認する方針を決めたことがその例です。背景には営利的な生殖補助医療を否定した結果、匿名の第三者の協力が得られにくいという事情があるようです。また、第三者といえども全くの他人より少しでも血縁関係がある者の方が好まれるのかもしれません。しかし、親族内での生殖補助医療には次のような問題点があります。

第一に、生まれた子は自分の生殖にかかわった第三者の身近で養育されることになります。代理出産によって「自分を生んでくれた祖母」や、精子提供により「血縁上は父である祖父」が、父母と共に子の養育環境の中に存在することは、子に混乱を与えるおそれがあり、子の福祉の観点から疑問です。

第二に、代理出産を親族内で実施する場合、候補者は一定年齢までの親族女性すなわち母や姉妹等に限られます。家族の中での女性の地位や役割その他の文化的要因を考慮すれば、候補者にかかる圧力を過小評価することはできません。同様のことは、依頼者側の切実な状況において共通する生体臓器移植の親族内ドナーについても指摘されてきました。代理出産の立法のあり方を議論する時、営利的代理出産の禁止・処罰は比較的異論の少ない考え方ですが、その結果残される現実的な選択肢が親族内代理出産であり、それが何を意味するかは慎重に検討されなければなりません。生殖補助医療の当事者は子を望む夫婦だけではないことを念頭に、今後の制度設計をすることが重要です。

参考文献
①　才村眞理『生殖補助医療で生まれた子の出自を知る権利』福村出版（2008年）
②　上里彩子・成澤光編『生殖補助医療』信山社（2008年）

関連ホームページ
①　日本産科婦人科学会会告　http://www.jsog.or.jp/ethic/index.html
②　旧厚生省厚生科学審議会先端医療技術評価部会生殖補助医療技術に関する専門委員会「精子・卵子・胚の提供等による生殖補助医療のあり方についての報告書」
　　http://www1.mhlw.go.jp/shingi/s0012/s1228-1_18.html
③　厚生労働省厚生科学審議会生殖補助医療部会「精子・卵子・胚の提供等による生殖補助医療制度の整備に関する報告書」　http://www.mhlw.go.jp/shingi/2003/04/s0428-5.html
④　法務省法制審議会生殖補助医療関連親子法部会「精子・卵子・胚の提供等による生殖補助医療により生まれた子の親子関係に関する民法の特例に関する要項中間試案」
　　http://www.moj.go.jp/PUBLIC/MINJI35/refer01.html
⑤　日本学術会議生殖補助医療の在り方検討委員会「代理懐胎を中心とする生殖補助医療の課題―社会的合意に向けて―」　http://www.scj.go.jp/ja/info/kohyo/pdf/kohyo-20-t56-1.pdf

（森本直子）

8 人工妊娠中絶・出生前診断

設問 A子は、B男と結婚して妊娠しましたが、超音波診断の画像を見た医師から「胎児にダウン症の可能性がある」と告げられました。羊水検査を受けることには抵抗もありましたが、「異常なし」という検査の結果に安心して、A子はCを出産しました。しかし、検査結果にもかかわらず、Cはダウン症に罹患していました。A子およびB男は、どのような訴えを提起することができるでしょうか。

キーワード ☞ 経済的理由、胎児条項、優生思想、wrongful birth / life / conception (pregnancy) 訴訟
参照条文 ☞ 刑法212条～216条、母体保護法（旧：優生保護法）2条～3条、14条、民法415条、709条、715条

1 はじめに ～人工妊娠中絶・出生前診断の現状～

わが国における2007（平成19）年度の人工妊娠中絶件数は、25万6672件で、前年度に比べ1万9680件減少しています。胎児の障害を理由とする中絶（いわゆる「選択的中絶」）は、法律上認められておらず、経済的理由に基づき行われています。国内外において、出生または妊娠前における医師らの過失や説明義務違反を理由とする、損害賠償請求訴訟が提起されています。

「障害」ではなく、「障碍」または「障がい」と表記することがあります。元々は「碍」（さまたげ、ハードル）の字が用いられていましたが、これが常用漢字に入らなかったため、「害」の字が使われるようになったといわれています。害"悪"というイメージを払拭するため元に戻そうという動きは、障害を個性と捉える考え方につながるといえるでしょう。本稿ではとりあえず、法律の世界で一般的な「障害」という語を用います。

2 人工妊娠中絶

(1) わが国における法規制

（i） 刑法上の堕胎罪

堕胎とは、胎児を母体内で殺すことであり、自然の分娩期に先立って胎児を母体外に排出する行為です。堕胎罪の保護法益としては、胎児の生命および母親の身体が挙げられます。

わが国では刑法上、堕胎に関するいくつかの規定が設けられています。「妊娠中の女子」本人が堕胎を行った場合には、堕胎罪として1年以下の懲役に処せられます（刑法212条）。「女子の嘱託を受け、又は承諾を得て堕胎させた者」は2年以下の懲役に、「これにより女子を死傷させ

た者」は3月以上5年以下の懲役に服することになります（同意堕胎および同致死傷、213条）。「医師、助産師、薬剤師又は医薬品販売業者が女子の嘱託を受け、又は承諾を得て堕胎させたとき」は業務上堕胎として3月以上5年以下の懲役に、「これにより女子を死傷させたとき」は同致死傷として6月以上7年以下の懲役に処せられます（214条）。

　これらに対し、妊婦の同意が得られていない場合には、より重い刑が規定されています。「女子の嘱託を受けず、又はその承諾を得ないで堕胎させた者」は、不同意堕胎として6月以上7年以下の懲役に処せられます（215条1項）。この罪に関しては、未遂も処罰されます（同条2項）。さらに、この罪により「女子を死傷させた者」は、「傷害の罪と比較して、重い刑により処断」されます（不同意堕胎致死傷、216条）。傷害罪には、15年以下の懲役又は50万円以下の罰金が刑として規定されており（204条）、「傷害により人を死亡させた者」は3年以上の有期懲役に服します（傷害致死、205条）。

　母体保護法の要件を満たす場合には人工妊娠中絶を実施することが認められており、堕胎で処罰されることはほとんどありません（堕胎罪の空文化といわれます）。ただし、妊娠した交際相手に「ビタミン剤」と偽って子宮収縮剤を飲ませたり点滴したりして流産させた医師に、不同意堕胎による有罪判決（懲役3年・執行猶予5年）が言い渡されています（東京地判平成22年8月9日〔確定〕、msn産経ニュース2010年8月9日）。この医師は、厚生労働省による行政処分で免許取消しとなりました（時事通信、msn産経ニュース2011年2月23日）。同罪での行政処分は前例がないものの、重い処分とした理由について厚生労働省は、「生命を守る医師の倫理にもとる行為のため」と説明しています。

（ⅱ）　母体保護法における人工妊娠中絶

　母体保護法では、人工妊娠中絶は「胎児が母体外において生命を保続することのできない時期に、人工的に胎児及びその附属物を母体外に排出すること」と規定されています（母体保護法2条2項）。この「時期」は、1996年（平成8）年の厚生事務次官通知により、現在のところ妊娠22週未満とされています。本人および配偶者の同意に基づき、指定医によって施術されることになる人工妊娠中絶は、「①妊娠の継続又は分娩が身体的又は経済的理由により母体の健康を著しく害するおそれのあるもの」および「②暴行若しくは脅迫によって又は抵抗若しくは拒絶することができない間に姦淫されて妊娠したもの」（倫理的理由と呼ばれます）に限られます（14条）。

　このように、一定の事由がある場合に限って条件付きで中絶を合法化する規制のかたちを「適応規制型」といいます。例えば、母体保護、社会的理由、経済的理由、倫理的理由および胎児条項（後掲2．(1)(ⅲ)参照）等が挙げられます。これに対し、妊娠後一定期間に限って中絶を認めるものを「期限（または期間）規制型」といいます。諸外国では一般的に、女性の決定（プライヴァシー権）による中絶は、妊娠の初期段階（妊娠3ヶ月）までとされています。わが国は、この適応規制型と期限（期間）規制型を組み合わせた折衷的な方法を採っています。

　中絶を実施した医師は、知事へ届け出なければなりません（母体保護法25条）。2004（平成16）

年の報告では、年間の中絶件数は30万件余りとされています（平成16年衛生行政報告例（母体保護統計報告））。しかし、これは届出がなされたもののみで、実数はこの3倍あるといわれており、年間の出生数である約100万とほぼ同じ数の中絶が行われていたことになります。その99％が、経済的理由に基づくものでした。

　2005年（平成17）度には中絶件数が28万9127件となり、30万件を切っています。特に若年層での減少率が大きく、（社）日本家族計画協会の産婦人科医・北村邦夫氏は、「経口避妊薬（ピル）の利用率が高まっているほか、〔中略〕『緊急避妊ピル』の認知度が若い世代の間で広がっていることが、大きな要因では」と述べています（毎日新聞 東京夕刊2006年10月21日）。

　緊急避妊薬は、翌朝（モーニング・アフター）ピルとも呼ばれ、性交後の避妊として受精卵（胚）の着床を妨げます。72時間以内に1錠、次いで12時間後に2錠目を服用します。これに対し、経口妊娠中絶薬は既に子宮壁に着床した胚に作用するものです。ミフェプリストンまたはRU486等、各国で様々な呼び方があります。妊娠49日まで投与可能であり、衛生環境が悪く外科手術の困難な地域では有用とされていますが、わが国では未承認であり、譲渡および販売は薬事法で禁止されています。インターネットによる個人輸入でこれを服用し、副作用のため産婦人科へ駆け込む女性が増えたため、2004年10月25日、厚生労働省はインターネットによる個人輸入を規制しました。

　倫理面からは、中絶は、人となる可能性のある胎児の生命を奪うことであり、問題とされます。しかし、中絶を一切禁止するという政策を採ると、非合法な堕胎（闇（ヤミ）堕胎）を生じさせる点で妥当でないといわれます。一定の場合に中絶を認めることは社会政策的配慮であり、（大悪を回避するために小悪を選択する）二重結果の原則に基づくものとされています。また、暴行により妊娠させられた場合等、倫理上、中絶もやむをえないという事情も考慮しなければなりません。

　いつから人か、すなわち生きる権利（生命に対する権利）をもつかということについて、生物学的な「ヒト（Human Being）」としては受精の瞬間から存在するとしても、他者との関係においては「人格（Person）」の発生を区別するべきだという考え方を、パーソン論といいます。アイデンティティ（自己同一性）の確立を脳に求める立場からは、脳死に対応させて、脳が活動を始め、主要な臓器が形成される妊娠8週〜12週の頃を基準とする、脳生説が唱えられています。中絶率については、女性の属する社会階層（学歴、経済状況等）、避妊に関する教育や手段がどれくらい普及しているか、さらに宗教的信条等が大きく影響を及ぼします。中絶（または流産）をした女性に対する精神的ケアも必要です。キリスト教ローマ・カトリックは中絶を禁じてきましたが、中絶を経験した女性に対して、「起こったことをよく理解し、それに誠実に向き合うようにしてください」「皆さんは、すべての人がいのちの権利を持つことのもっとも雄弁な擁護者となりうる」という見解を表明しています（教皇ヨハネ・パウロ2世回勅『いのちの福音』（カトリック中央協議会、1996年）201-202頁）。

> **━ コラム❶ 中絶に関する映画 ━**
>
> 　各国の中絶事情については参考になる映画がいくつかありますが、その中から２つをご紹介しておきます。
> 　１つめは、『ヴェラ・ドレイク（Vera DRAKE）』（2004年、フランス＝イギリス＝ニュージーランド）という作品です。1950年頃のイギリスでは、中絶は法律で禁じられており、手術費が高額なため、貧しい人々は非合法の堕胎に頼るしかありませんでした。ヴェラ・ドレイクという女性は、労働者階級の人々が暮らす界隈で家族と生活していましたが、困っている女性を助けるために何をしていたか…が描かれています（監督：マイク・リー、出演：イメルダ・スタウントン他）。
> 　２つめは『４ヶ月、３週と２日（4 LUNI, 3 SAPTAMANI SI 2 ZILE）』（2007年、ルーマニア）という作品で、チャウシェスク独裁政権末期（1987年）のルーマニアにおいて、大学生のオティリアが寮のルームメイトであるガビツァの違法な妊娠中絶を手助けする、長い一日を描いたものです。この映画は、2007年のカンヌ国際映画祭で、最高賞であるパルムドールを受賞しました（監督：クリスティアン・ムンジウ、出演：アナマリア・マリンカ他）。

　中絶胎児の扱いについても、研究利用との関連で慎重な配慮が必要です。死胎からES細胞（embryonic stem cell, 胚性幹細胞）とほぼ同等の能力をもつEG細胞（embryonic germ cell, 胚性生殖細胞）を樹立することができ、再生医療に利用できる可能性が高まったからです。日本産科婦人科学会は、1987（昭和62）年に会告「死亡した胎児・新生児の臓器等を研究に用いることの是非や許容範囲についての見解」を表明していましたが、2001（平成13）年にその解説の中で、胎児等の臓器に存在する組織幹細胞を再生医療に応用することについて、学会はこれを禁止するものではないとしています。

　中絶胎児を廃棄物として処理した事例（横浜地判平成17年５月12日判例集未登載、医事法判例百選102-103頁）では、クリニックを経営する医師が、2004（平成16）年１月～６月の間に15回、死胎等の運搬を委託する際に文書で通知しなかったとして、廃棄物の処理及び清掃に関する法律（以下「廃棄物処理法」）６条の２第７項違反の罪に問われました。墓地、埋葬等に関する法律（以下「墓埋法」）に違反するのであれば1000円以下の罰金または拘留もしくは科料（墓埋法21条１号）が、感染症の予防及び感染症の患者に対する医療に関する法律（以下「感染症予防法」）に違反するとしても50万円以下の罰金（感染症予防法69条５号）が科されるに過ぎません。これに対し、廃棄物処理法違反の場合には３年以下の懲役もしくは300万円以下の罰金またはその併科（廃棄物処理法26条１項１号（現：26条１項））に処せられます。墓埋法が規定する「死体」には妊娠４ヶ月以上の死胎が含まれ、胎児の月齢は１ヶ月＝28日（４週）として数えで計算するため、妊娠４ヶ月は満12週ということになります。裁判所は、当該死胎等は「廃棄物」（廃棄物処理法２条）等に該当するとし、「事業活動に伴って継続的に排出した妊娠12週未満の死胎の運搬の委託について廃棄物処理法26条１項１号、６条の２第７項等が適用できないとはいえない」と述べて、有罪判決（懲役１年・執行猶予３年および罰金100万円）を下しました。

　妊娠12週以上の死胎については、死産の届出を受理した市町村長により、埋葬・火葬の許可がなされます。これに対し、妊娠12週未満の死胎は、死産の届出義務がなく、墓埋法の「死体」に

も含まれません。各自治体の条例により、胞衣（えな）や産汚物（産あい物、産わい物）として定義されるか、もしくはそれらとともに、火葬または感染性廃棄物として焼却されているという実態が明らかになっています。妊娠12週以上となり、胎児が成長してより人に近づくにもかかわらず、墓埋法が適用されるため違反に対する刑が軽くなるという不均衡が指摘されています。

(ⅲ) 胎児条項

胎児条項とは、胎児が特に重篤な疾患（診断の時点で治療不可能とされたもの）に罹っている可能性が高い場合には、妊婦は中絶を行うことができる旨を規定するものです。わが国においては胎児条項が存在しないため、胎児の障害を理由とする中絶は、法律の文言上はできません。しかし、母体保護法における経済的理由を拡張解釈して、実際には胎児に障害がある場合の中絶が行われています。

日本産婦人科医会の調査によると、出生前診断で胎児の異常（ダウン症や胎児水腫等）を診断されたことを理由として人工妊娠中絶したと推定されるケースが、1990〜1999年には5381件だったのに対し、2000〜2009年には1万1706件（約2.2倍）になっているといいます（横浜市大国際先天異常モニタリングセンター（センター長：平原史樹教授）によるまとめ、読売新聞2011年7月22日）。背景としては、妊婦の高年齢化によりダウン症等の染色体異常が増加したこと、および技術の進展により超音波（エコー）検査の画像精度が向上し、妊娠初期の段階で異常が把握できるようになったこと等が挙げられています（後掲3．参照）。

優生思想とは、優秀な遺伝的素質をもった人々を増やし、悪質な遺伝形質を淘汰すれば、よい社会ができるという考え方です。母体保護法の前身となる優生保護法（1948（昭和23）年）にも、この「優生」という語が用いられていました。1972年に政府が国会へ提出した「優生保護法の一部を改正する法律案」では、胎児条項の導入が提案されていましたが、障害者団体および女性団体の運動により、これは阻止されました。障害児の排除を女性に負わせる社会の仕組みがあると指摘されています。

出生前診断は、「新優生学」として懸念されています。これに対し世界保健機関（WHO）は、1995年に「遺伝医学の倫理的諸問題および遺伝サービスの提供に関するガイドライン（案）」の中で、予防は優生学ではなく、現代遺伝医学は生殖に関する当事者の最適な決断を奨励するものであって、過去の優生学（国家権力による強制や民族虐殺との結び付き）とは決定的に違うと述べています。しかし、胎児条項の安易な導入は現存する障害者への差別となり、以前とは異なる「内なる優生思想」に結び付くと指摘されています。

エジプト・カイロにおける国際人口・開発会議の影響を受けて、1996（平成8）年に優生保護法は母体保護法へと改正されます。優生思想につながる部分は削除され、胎児条項の問題は先送りとなりました。

(2) 諸外国における法規制

アメリカでは、ロウ対ウェイド事件判決（Roe v. Wade, 410 U.S. 113（1973）.）において、

妊娠期間を初期・中期・後期の3つに分け、女性のプライヴァシー権と州の利益（胎児の生命保護）の均衡を図る考え方が示されました。また、2003年には、部分出産中絶（partial-birth abortion）を禁止する連邦法が制定され、2007年には連邦最高裁において、この法律を合憲とする判決（Gonzales v. Carhart, 550 U.S. 124（2007）.）が下されました。

イギリスでは、社会的理由による中絶は妊娠24週まで認められていますが、倫理的理由、医学的理由および胎児条項に基づく中絶に関しては、期間制限がありません。同様にフランスにおいても、女性の決定による中絶は妊娠12週（無月経14週）まで認められていますが、医学的理由および胎児条項に基づく中絶には期間制限がありません。フランスでは、「妊娠○週」というときには受精の瞬間から週数を計算するため、最終月経の初日から計算するわが国とは2週のズレがあることになります。最終月経の初日から数え始める場合には、「無月経○週」といわれます。

3 出生前診断

出生前診断を利用することにより、健常児の場合の不要な中絶を抑止でき、胎児が障害をもつ可能性のある場合でも、事前にその状況を把握することで準備ができるといわれています。しかし、障害をもつ可能性のある胎児を中絶することは、同じような障害をもつ人々の生きる権利を奪うことにつながり、出生前の選別への道を開きかねないと懸念されています。

(1) **技術**

（ⅰ） 羊水や血液等による生化学的検査

羊水検査法は、21トリソミー（通常は2本の21番染色体が3本あるもの、ダウン症）を発見することができ、胎児の安全性の観点から、妊娠15週以降に行われることが多いものです。年間で、出生数の約1％を占める約1万件行われているといいます。絨毛検査法は、妊娠9～11週（10～14週ともいわれます）に行われるものであり、採取は羊水よりも困難であるとされます。胎児血検査法も技術的に困難であり、採血量が微量となるため検査項目が限定されます。

母体血清マーカーは、妊婦血中のタンパクやホルモンを測定するものであり、母体からの通常の採血検査となるため安全かつ簡便だとされます。もっとも、染色体異常や神経管閉鎖障害等の可能性を「確率」として表すに過ぎず、「確定」するためには染色体検査や精査超音波検査が必要となります。厚生科学審議会先端医療技術評価部会・出生前診断に関する専門委員会は、1999年に「十分な説明が行われていない傾向があること、胎児に疾患がある可能性を確率で示すものに過ぎないこと、胎児の疾患の発見を目的としたマススクリーニング検査として行われる懸念があること」を指摘しています。したがって「医師は妊婦に対し本検査の情報を積極的に知らせる必要はなく、本検査を勧めるべきでもない」という見解が表明されています。

（ⅱ） 画像診断

超音波診断法およびその他の画像診断法は、胎児の形態異常を診断するものです。超音波診

断法については、現在のところ胎児への侵襲はないと考えられています。この検査は、簡便で、良好な周産期管理の一環として妊婦健診で汎用されており、妊婦自身にとっても"胎児を見られる"楽しみな検査になります。

　ところが、異常が発見されると、精査超音波検査（血流計測や立体的な超音波画像）またはMRIによる精査画像診断等が必要となります。もっとも、形態異常から機能的予後を推定することは困難だといわれています。最近では、胎児の後頸部の浮腫像（Nuchal Translusency, NT）や胎児の鼻骨によって、ダウン症の発見率が上がるとされています（ソフトマーカーと呼ばれます）。偶発的に胎児異常が見つかってしまった場合、どのように妊婦に伝えるかということが、現場の医療関係者を悩ませているようです。日本産科婦人科学会と日本産婦人科医会は、2008（平成20）年、超音波画像で胎児の染色体異常等の可能性を判別する新しい検査につき、「こうした検査があることを、産婦人科医が積極的に妊婦に情報提供する義務はない」とする旨の指針を出しました。検査そのものの是非は判断していないけれども、結果的に中絶による「命の選別」につながりかねないとの懸念から、一定の歯止めを設けたかたちになっています（共同通信2008年3月30日）。

(ⅲ)　日本産科婦人科学会の会告

　日本産科婦人科学会は、会告として「先天異常の胎児診断、特に妊娠絨毛検査に関する見解」（1988（昭和63）年1月）を出していましたが、社会の変化に応じてこれは廃止され、新たに「出生前に行われる検査および診断に関する見解」（2007（平成19）年4月）が示されました。ここでは、倫理的・社会的問題に関するものとして、説明および遺伝カウンセリングならびに採取の実施に注意すべきことが指摘されています。さらに、この見解が2011（平成23）年6月に改定されました。ここでは、新たに積み重ねられた知見および情報が「解説」として付され、日本医学会による「医療における遺伝学的検査・診断に関するガイドライン」（2011（平成23）年2月）を遵守することが求められています。出生前の検査および診断の概念は、「胎児が疾患を有する可能性が高くなっていると考えられる場合に、その正確な病態を知る目的で検査を行うこと」であり、「十分な専門知識を持った医師等による実施のほか適正な遺伝カウンセリング体制が必要」と述べられています。検査は、「（遺伝学的検査を中心とする）確定診断を目的とする検査」と「非確定的検査（スクリーニング検査等）」とに区分されます。（偶然に見つかった）胎児異常（を示唆するソフトマーカー等の）所見を妊婦に告知する場合には、「その意義について理解を得られるように説明し、その後に妊婦がどのような対応を選択できるかについても提示する必要がある」とされています。

(2)　訴訟

　医師は、医療技術上の過誤や説明義務違反等につき、民事上の（損害賠償）責任を負います。出生前診断に関しては、検査における過失や説明義務違反があったため、健常児だと信じて出産したのに先天的に障害をもつ子が生まれた場合が問題となります。親が、妊娠中に医師等の過

失がなければ出生は回避できたとして提起する訴えを wrongful birth（望まない出生）訴訟といい、同じ状況において、子自身の名により提起される訴えを wrongful life（望まない生命）訴訟といいます。妊娠前の医師等の過失がなければ、その妊娠は回避できたとして親が提訴するものを wrongful conception (pregnancy)（望まない妊娠）訴訟といいます。

（ⅰ）　先天性風疹症候群

わが国においては、先天性風疹症候群に関する4つの判例があります。妊娠の初期に女性が風疹に罹患していると、胎児に重篤な障害が現れる確率が高くなり、医師等の過失が予期せぬ障害児出生を招いたとして損害賠償請求がなされます。

①　東京地判昭和54年9月18日判時945号65頁
②　東京地判昭和58年7月22日判時1100号89頁
③　東京地判平成4年7月8日判時1468号116頁
④　前橋地判平成4年12月15日判時1474号134頁

いずれの判例でも、親の精神的損害に対する賠償（慰謝料）請求のみが認められています。慰謝料については③判決において、親の自己決定の利益は、それが侵害されたときには慰謝料の対象になるとされています。④判決においては、慰謝料および弁護士費用の他に、特殊教育費用および眼鏡・補聴器費用が請求されました。慰謝料は、障害児出生に向けての準備ができず、医師への信頼が失われたという精神的苦痛を根拠として認められていますが、障害により特別に必要となる費用の賠償は認められていません。

子の出生は損害かということについて、④判決は、「原告らの請求の当否は、結局子が障害をもって出生したことと、出生前に人工妊娠中絶されてしまって出生しなかったこととの比較をして、損害の有無を判断することになるが、このような判断は、到底司法裁判所のよくなしうることではなく、少なくとも、中絶されて出生しなかった方が、障害をもって出生してきたことよりも損害が少ないという考えを採用することはできない。まして、現在〔1992（平成4）年当時—筆者注〕の優生保護法によって、本件のような場合には、人工妊娠中絶は認められないと解せられる以上、法的に見ても、原告が子を中絶することは不可能であったのだから、元々、前記のような比較をすることはできない」と述べています。

胎児の障害を理由とする中絶と〔当時の〕優生保護法（現：母体保護法）との関係について、②判決は、風疹が全国的に流行した昭和51年当時、中絶が多数実施されていたこと、産婦人科医の中には優生保護法14条1項1号をその根拠としていた者があったことを確認します。その上で裁判所は、このような場合には「中絶を行うことが適法と認められる余地もあり得る」とし、親である原告らは、生まれる子の異常につき切実な関心および利害関係をもつ者として、「医師から適切な説明等を受け妊娠を継続して出産すべきかどうかを検討する機会を与えられる利益を有していた」とします。また、生ずる打撃の大きさに照らし、この利益侵害自体を独立の損害として評価することは十分可能であると述べていました。これに対し、③判決は、「優生保護法上も、先天性風疹症候群児出生の可能性があることが当然に人工妊娠中絶を行うことができる事由とは

されていないし、人工妊娠中絶と我が子の障害ある生とのいずれの途を選ぶかの判断は、あげて両親の高度な道徳観、倫理観にかかる事柄であって、〔中略〕先天性障害児を中絶することとそれを育て上げることとの間において財産上又は精神的苦痛の比較をして損害を論じることは、およそ法の世界を超えたものといわざるを得ない」と述べています。④判決も、「そもそも、異常児出生の可能性は、合法的な妊娠中絶の理由にはならないと解する。もちろん、当裁判所は、現実には違法な中絶が行われているという実情が仮にあるとしても、それを前提に判断することはできない」としています。

(ii) ダウン症候群

ダウン症候群児出生に関する事例（京都地判平成9年1月24日判時1628号71頁）は、出産検討機会を奪われたことによる精神的損害を理由として賠償請求がなされたものです。羊水診断に関する問い合わせをした時期について、妊婦は妊娠18週であったと主張するのに対し、医師側は20週の時に訊かれたと反論します。当時、検査結果が出るまでに3〜4週間を要していたため、医師側の主張どおり妊娠20週で検査がなされたとしても、中絶できる妊娠22週という期間制限を越えてしまうことになります。ここでは妊婦の証言への信頼性が問題とされ、母体の保護の観点からも医師側の主張が採られ、賠償請求は認められませんでした。

wrongful birth 訴訟においては、子の出生や存在は損害かということが問題となります。これに対し、子の名によって提起される wrongful life 訴訟については、「人間の尊厳」の捉え方が一義的ではないことが指摘できます。つまり、子の生活費を本人の名において確保しようという「個人の尊重」という考え方と、生まれてこないほうがよかったという主張は認められないという「生命の不可侵」に基づく考え方のどちらもが、「人間の尊厳」から導き出されることになります。

4 遺伝相談

遺伝情報に関しては、収集方法（研究指針および情報に基づく同意）、伝達方法（専門家育成および本人の意向）ならびに伝達先（血縁者を含むか否かということ）が検討課題とされます。

(i) ペリツェウス・メルツバッヘル病（PM病）

遺伝相談の事例として、wrongful conception (pregnancy) 訴訟（障害児出生という意味で wrongful birth 訴訟）に分類されるペリツェウス・メルツバッヘル病（PM病）事件があります（〔一審〕東京地判平成15年4月25日判時1832号141頁、〔控訴審〕東京高判平成17年1月27日判時1953号132頁、医事法判例百選140-141頁、〔上告審〕最判平成17年10月20日判例集未登載）。

原告はPM病に罹患した長男Aおよび三男Cの両親で、被告は受診していたセンター（東京都板橋区にある日本肢体不自由児協会）です。Aの診察時に原告らは、「次の子供を作りたいが、大丈夫でしょうか」と同センターの小児科医および耳鼻科医に質問しました。小児科医の説

明は次のとおりでした（原告らの主張によるもので、裁判所はこれを事実として認定します）。すなわち、「私（医師）の経験上、この症状のお子さんの兄弟で同一の症状のあるケースはありません。かなり高い確率で大丈夫です。もちろん、長男がそうであるように、交通事故のような確率でそうなる可能性は否定はしませんが。長男の子供に出ることはあるが、兄弟に出ることはまずありません。」といいます。それから数年後に出生した第2子Bは健常児でしたが、第3子CにPM病の症状が見られました。両親はセンターに対し、医師らの説明義務違反による使用者責任に基づく（民法709条および715条）、約1億6,400万円の損害賠償を請求します。これは、慰謝料と、Cの障害に要する介護および家屋改修費等の経済的負担により構成されていました。

一審の東京地判では、「三男の出生自体に伴う出費（介護費用及び家屋改造費）等を損害ととらえることはできない」とされ、両親の「自己決定に不当な影響を与えたことに基づく精神的苦痛に対する慰謝料として」各800万円および弁護士費用80万円の、合計約1,700万円の賠償が認められました。診療契約上の義務は負わなくても、信義則上、不法行為としての説明義務違反があるとされています。この判決に対しては、原告および被告の双方から控訴がなされます。

控訴審となる東京高判では、両親に各2,415万円および遅延損害金という、合計約4,800万円の賠償が認められました。ここでは、介護費および家屋改造費も損害に含まれています（もっとも、長男の介護にも必要であるとして、認容されたのは費用の1／2です）。慰謝料は、各600万円として減額されています。また、原告らが慎重な検討、さらなる情報収集、時を改めての相談を怠ったとして、25％の過失相殺がなされています。

質問に対する説明はAの診療に関係がなく、被告センターは説明に関し診療報酬を得ておらず、質問に対し説明を行う「診療契約上の義務」を負わないとされました。しかし、医師は、説明をする以上は、当時の医学的知見に基づく正確な情報を両親らに提供すべき義務を負います。したがって、説明や正確な理解に時間を要するのであれば、別の機会を設けるか、正式の診療契約に基づく遺伝相談による方法を教示すべきであったとされます。裁判所は、「特別な費用を損害として認めることは、CがPM病の患者として社会的に相当な生活を送るために、原告らが両親として物心両面の負担を引き受けて介護、養育している負担を損害として評価するものであり、Cの出生、生存自体を原告らの損害として認めるものではない」としています。上告審となる最判では、Yの上告が棄却および不受理とされたため、高判の内容が確定することになります。

（ⅱ）受精卵着床前遺伝子診断

体外受精における受精卵着床前診断については、次のような事柄が倫理的に問題となります〔生殖補助医療については7章を参照〕。諸外国においては、血液に関する疾患をもつ兄や姉の治療のための子として、臍帯血または骨髄に含まれる造血幹細胞を移植する際に免疫拒絶反応を起こさないようなHLA（ヒト白血球抗原）適合性のある胚を、選んで子宮に移植するという技術の利用が指摘されています。

わが国においては、デュシェンヌ型筋ジストロフィーを対象とする受精卵着床前診断が認め

られ、習慣流産についても診断の対象としていくことが日本産科婦人科学会により承認されました。後者に関しては、男女産み分けを行っていた神戸の産婦人科医が、学会により除名処分を受けていましたが、患者の要求により習慣流産についてこの診断を続けていたものが認められたかたちになります。

5 妊娠および出産に関する手術

(1) 減数手術

　減数手術とは、多胎妊娠の際に一部の胎児を子宮内で死滅させる手術のことです。一般的には、胎児の心臓に塩化カリウムが注入される方法等によって行われます。多胎妊娠は、生殖補助医療において、排卵誘発剤の使用により多数の排卵が起こったり、体外受精での妊娠率を高めるために複数の胚を子宮に移植したりすることによって生じます〔生殖補助医療については7章を参照〕。

　減数手術については、胎児が子宮に吸収されて母体外に排出されず、妊娠それ自体の中絶ではないため、母体保護法の定める人工妊娠中絶に当たらず、堕胎罪が適用されるとの指摘もあります。しかし、立法当時は減数手術の問題が意識されていなかったため、立法趣旨から不可罰という見解が有力です。

　日本産科婦人科学会は、多胎妊娠の予防として、子宮に移植する胚を原則として3個以内とし、排卵誘発剤の使用量を可能な限り抑制するという会告を出していました（「多胎妊娠」に関する見解（1996（平成8）年））。さらに、2008（平成20）年4月12日の改定において、「移植する胚は原則として単一とする。ただし、35歳以上の女性、または2回以上続けて妊娠不成立であった女性などについては、2胚移植を許容する」とされています。

(2) 不妊手術

　出生前診断における医師等の過失によって障害児が出生したことを理由とする wrongful birth（望まない出生）訴訟に対し、wrongful conception（pregnancy）（望まない妊娠）訴訟では、遺伝相談における医師等の過失によって障害児が出生した場合の他に、不妊手術における過失によって健常児が出生した場合も含まれることになります。

　不妊手術は、「生殖腺を除去することなしに、生殖を不能にする手術で厚生労働省令をもって定めるもの」（母体保護法2条1項）であり、「妊娠または分娩が、母体の生命に危険を及ぼすおそれのあるもの」または「現に数人の子を有し、かつ、分娩ごとに、母体の健康度を著しく低下するおそれのあるもの」について、医師は本人の同意および配偶者（事実婚を含む）があるときはその同意を得て、これを行うことができる（3条）とされています。

　母体保護法の前身となる優生保護法においては、「不妊手術」ではなく「優生手術」という語が用いられており、対象者および同意の取得について次のように規定されていました。

3条1項：医師は、左の各号の一に該当する者に対して、本人の同意並びに配偶者（届出をしないが事実上婚姻関係と同様な事情にある者を含む。以下同じ。）があるときはその同意を得て、優生手術を行うことができる。但し、未成年者、精神病者又は精神薄弱者については、この限りでない。

1 本人若しくは配偶者が遺伝性精神病質、遺伝性身体疾患若しくは遺伝性奇形を有し、又は配偶者が精神病若しくは精神薄弱を有しているもの
2 本人又は配偶者の四親等以内の血族関係にある者が、遺伝性精神病、遺伝性精神薄弱、遺伝性精神病質、遺伝性身体疾患又は遺伝性畸形を有しているもの
3 本人又は配偶者が、癩疾患に罹り、且つ子孫にこれが伝染する虞れのあるもの
4 妊娠又は分娩が、母体の生命に危険を及ぼす虞れのあるもの
5 現に数人の子を有し、且つ、分娩ごとに、母体の健康度を著しく低下する虞れのあるもの

2項：前項第4号及び第5号に掲げる場合には、その配偶者についても同項の規定による優生手術を行うことができる。
3項：第1項の同意は、配偶者が知れないとき又はその意思を表示することができないときは本人の同意だけで足りる。
4条：医師は、診断の結果、別表に掲げる疾患に罹つていることを確認した場合において、その者に対し、その疾患の遺伝を防止するため優生手術を行うことが公益上必要であると認めるときは、同意を得なくとも、都道府県優生保護委員会に優生手術を行うことの適否に関する審査を申請することができる。

このように、優生保護法においては、精神障害者やハンセン病患者に対する強制的な不妊手術（優生手術）が認められていました。母体保護法は、不妊手術の要件（3条）を修正し、優生手術に関する規定（4条～13条）をすべて削除しています。

6 設問に対する解答例

　検査における過失または説明義務違反を理由として、医師が開業医であった場合には、債務不履行（民法415条）または不法行為（709条）に基づき損害賠償を請求することができます。病院に勤務する医師の場合は、不法行為に基づく使用者責任（715条）を病院に対して追及することもできます（診療契約を締結する相手方は病院になります）。もっとも、胎児の障害を理由とする中絶は認められていないので、経済的理由に基づく中絶というかたちで主張していくことになります。出産に関する自己決定を侵害された、または準備する機会を失ったという親の精神的損害に対する賠償であれば、判例の傾向から認められる可能性があるといえるでしょう。
　親の立場からすると、障害をもつ（可能性のある）子の出生について、羊水検査を受けること、その結果により中絶すること、そして（慰謝料という名目ではあっても）損害賠償を請求す

ることに、良心の呵責を感じないことがないとはいえません。

7 今後の課題

　まず、障害をもつ者の生活を知り、想像力を養うことが重要です。「障害をもたないのは誰か？」「健常とは何か？」ということを常に意識しておかなければなりません。医療者の注意を喚起することにはなるかもしれませんが、提訴した者のみが救済される損害賠償請求によるのではなく、社会保障のかたちで（重篤な）障害をもつ者の生活を支えていくことが必要です。

　WHO執行理事会は1998（平成10）年に、憲章における「健康」の定義について改正案を示しました。そこでは、「健康」の定義が、「完全な肉体的（physical）、精神的（mental）、spiritual及び社会的（social）福祉のdynamicな状態であり、単に疾病又は病弱の存在しないことではない。」と改められています（下線部追加）。spiritualityについては「人間の尊厳の確保やQuality of Life（生活の質）を考えるために必要な、本質的なもの」、dynamicについては「健康と疾病は別個のものではなく連続したもの」という意見が執行理事会で示されています。

> **コラム❷　障害に関する映像**
>
> 　『生命倫理を考える―終わりのない8編の物語』というビデオは、カナダ国立映画制作庁（National Film Board Of Canada）が制作した短編映画です（日本語版：大井玄ほか、丸善、1995年）。この中の「普通の子」という作品は、脊椎破裂を患う妻が妊娠し、胎児にも同様の障害があると診断された夫婦の葛藤を描いています。車椅子生活を余儀なくされている妻は「産みたい」と主張しますが、「サッカーがしたい」「普通の子がほしい」という夫は出産に躊躇します。自分と同じ障害をもつ女児の生命を否定するのか、普通とは何かという妻の言葉が印象的です。
> 　『able』『Host Town』『Believe』および『幸せの太鼓を響かせて ～INCLUSION～』という映画は、知的障害をもつ者たちの活動を描いたシリーズの作品です（製作総指揮：細川佳代子、監督：小栗謙一）。

参考文献

① 佐藤孝道『出生前診断 ― いのちの品質管理への警鐘』（有斐閣、1999年）
② 齋藤有紀子編著『母体保護法とわたしたち』（明石書店、2002年）
③ 宇都木伸他編『医事法判例百選』（有斐閣、2006年）102-103頁〔廣瀬美佳〕、140-141頁〔服部篤美〕
④ 丸山英二編著『出生前診断の法律問題』（尚学社、2008年）
⑤ 葛生栄二郎他『新・いのちの法と倫理』（法律文化社、2009年）99-133頁
⑥ 甲斐克則編『レクチャー生命倫理と法』（法律文化社、2010年）150-173頁
⑦ 玉井真理子＝大谷いづみ編『はじめて出会う生命倫理』（有斐閣、2011年）61-77頁
⑧ 手嶋豊『医事法入門』（有斐閣、第3版、2011年）122-126頁、129-130頁、168頁、176頁

関連ホームページ

① 厚生労働省「平成19年度 保健・衛生行政業務報告（衛生行政報告例）結果の概況」
　5 母体保護関係　http://www.mhlw.go.jp/toukei/saikin/hw/eisei/07/kekka5.html
② 日本産科婦人科学会「倫理に関する見解」（会告）　http://www.jsog.or.jp/ethic/
③ 日本医学会「医療における遺伝学的検査・診断に関するガイドライン」
　http://jams.med.or.jp/guideline/genetics-diagnosis.pdf
④ 国立感染症研究所 感染症情報センター「風疹と先天性風疹症候群について」
　http://idsc.nih.go.jp/disease/rubella/041119QA.html
⑤ 厚生省「WHO憲章における「健康」の定義の改正案について」
　http://www1.mhlw.go.jp/houdou/1103/h0319-1_6.html

（本田まり）

9 終末期医療

設問

甲病院の勤務医に着任したAは、難治性の多発性骨髄腫で5か月前から入院中のB（男性53歳）の担当を前任者の医師から引き継ぎましたが、Aが担当になって6日後、Bの状態が急変し、末期状態に陥り意識不明になりました。Bが苦しそうな呼吸をする様子をみた妻Cや息子Dは「Bを苦しみから解放して楽にしてやってほしい。長年同居しているのでBの性格をよく分かっているが、延命治療の拒否を望むはずだ」とAに言いました。そこでAは、Bから点滴等を外し、治療を中止しました。しかしそれでもなおBは苦しそうな呼吸を続けており、自然な死を迎えることができませんでした。それに腹を立てたDが「父は以前から苦しみながら死ぬのは嫌だと言っていた。すぐに息を引き取らせてほしい」と強く要請したところ、Aは、塩化カリウム製剤を薄めずにBの左腕に静脈注射し、急性高カリウム血症に基づく心停止によってBを死亡させました。こうした場合にAは刑罰を科されることになるのでしょうか。

キーワード ☞ 終末期医療、安楽死、尊厳死、延命治療の差し控え・中止、東海大安楽死事件、川崎協同病院事件、自己決定権

参照条文 ☞ 刑法199条殺人罪、刑法202条自殺関与罪及び同意殺人罪

1 はじめに 〜終末期医療の考え方〜

医療は人の生のさまざまな局面にかかわります。本章では、死を間近に控えた生の最終局面にある人に対する医療の在り方について、法的にどのような問題があるかを考えます。人は誰しも自分がどのように死を迎えるかに関心をもつでしょう。それぞれの人が抱く自分の死の在り方・迎え方へのこうした関心は、医療においても当然に尊重されなければなりません。その際、人が死を迎える状況が実に多様であるということにもまた、注意をしておく必要があるでしょう。一人一人の生の多様な最終局面の在り方が、医学的に適切で、できる限り本人の意思に沿うものであり、決して他者の恣意に左右されるものであってはならないこと。これがこの問題を考える際の基本になると思われます。

死を間近に控えた人の生の最終局面は、一般に、終末期と呼ばれます。これをどのように理解するか自体、種々の争いのあるところであり、詳しくは後の説明に譲ります。その点を留保しつつ、終末期にある人に対する医療、すなわち終末期医療を、「死が近づいている患者に対し、肉体的・精神的苦痛を取り除き、人間の尊厳を守って安らかに死を迎えられるように支援する医

療」（大内尉義「末期医療の事前指示と延命医療」樋口範雄編著『ケース・スタディ生命倫理と法（ジュリスト増刊）』有斐閣、2004年）と捉えることにしましょう。

　終末期医療における法的問題として最も注目されてきたのは、冒頭の設例でも挙げた安楽死・尊厳死の問題です。これについては3および4で詳しく説明します。しかし、これらが終末期医療における限界事例であることも、理解しておく必要があります。とくに、回復不能で死を目前に控えた傷病者に対し、その激しい苦痛を取り除くためにその人自身を死に至らしめるというタイプの安楽死は、仮に許されるとしても、例外的な状況に限られることは、皆さんも容易に予想がつくでしょう。極限的な事例を論じる中で現われる終末期医療の現状全般に対しても、法の理念が実現されているか否かという観点から批判的な目を向けていくことが肝心です。

　本章では、まず、終末期医療の在り方全般について、法的観点から留意しなければならないであろう点を説明します。次いで、終末期医療の究極の限界的事例である安楽死、とりわけ患者の苦痛を取り除くためその死期を直接に早める行為の適法性について検討します。さらに、尊厳死と関連づけつつ、患者本人の意思に基づき、医学的に無用である延命治療を差し控え、または中止する行為の許容性とその要件について考察を加えます。最後に、そうした極限的な事例の中からもくみ取られる、終末期医療の望ましい在り方について、最近の種々のガイドラインの作成など、広義の法の領域での最近の取組みをも交えて、考えてみます。こうした検討の上で、最後に、冒頭の設例に即して終末期医療の問題点を明らかにするとともに、今後の展望として将来の終末期医療のあるべき姿を念頭に置きつつ、若干の指摘をします。

2 終末期と患者の自己決定権

　終末期という言葉で、皆さんはどのような状態をイメージするでしょうか。おそらく多くの人は、がんのようなタイプの終末期を思い浮かべるのではないでしょうか。しかし、終末期にはそれ以外にも様々な様態があるとされます。アメリカの著名な老年学研究者たちの説明によると、人の死亡に至る過程は以下のような3つのパターンに大別されます。第1に、がんに罹患した場合などで、死亡の数週間まで日常生活は自立しているものの、ある時期を境に急速に衰弱するというタイプのものです。終末期は約2カ月程度の短期間で、患者の意識や認知能力は死ぬまで保たれます。第2に、心臓・肝臓・肺などの臓器不全の場合であり、身体機能が2年から5年にわたって徐々に低下する中で、何回か急に悪化・小康を繰り返し死へと至るパターンです。第3に、老衰や痴呆等といった場合であり、一般的には5年以上の長い経過をたどって、機能が徐々に低下し死に至るパターンです。このタイプは、臓器疾患がないので入院が必要になることもない反面、最終的には自分で食事を取ることもままならない状態に陥ります。このパターンの終末期はいつからか定めるも難しく、また本人の意思確認を行うことも一般的には難しいと言われています（J. Lynn, D.M. Adamson, Living Well at the End of Life, 2003）。

　このような終末期の在り方の多様性を反映し、わが国の医療の世界における終末期の捉え方も変化してきました。たとえば、1992年に日本医師会生命倫理懇談会が作成した「『末期医療に臨

む医師の在り方』についての報告」では、末期医療（または終末医療）を「患者が近いうちに死が不可避とされ疾病や外傷によって病床に就いてから死を迎えるまでの医療」と定義し、その期間を「人によってまちまちであろうが、6カ月程度、あるいはそれより短い期間のものが想定される」としていました。この定義は、抽象的な終末期の概念に余命を付することによって具体化が図られた定義と言えます。それに対し、同会が2006年に発表した「『ふたたび終末期医療について』の報告」においては、定義に余命の要素を入れず、終末期が「『死に至るまでの時間が限られている』ということを考慮に入れる必要のある状況」というように抽象的に捉えられるようになっています。

　今日の終末期医療においては、治療（cure）を主とする医療から、それと平行して緩和ケア等のcareにも重きを置く医療への移行が求められ、近年ではそれに対応する体制作りと制度的措置とが徐々に進められています。しかも、終末期の在り方が患者に応じて多様であることにより、患者の個々のニーズに対応したきめ細やかな医療がますます必要となっています。その際に臨床の場で大切なのは、インフォームド・コンセントを行い患者の自己決定権を尊重することでしょう。それは、後述する安楽死や尊厳死の問題ではより一層重要ですし、種々の緩和ケアの処置の開始・変更などに関しても、忘れてはならない基本事項です。

　もちろん、終末期という深刻な状況における患者の自己決定ですので、そのために必要な患者への情報提供の在り方や情報提供後の患者の心理的ケアなどおいて、終末期特有の配慮が望まれます。たとえば、この関連で医師にしばしば難しい対応が求められるガン告知の問題に関して、最高裁は、患者本人に対して医師はがん告知の義務を負うものではないとする（最小三判平7・4・25、民集49巻4号1163号）一方で、患者の家族に対しては医師はがん告知の努力義務を負うとしています（最小三判平14・9・24、判タ1106号87頁）。もちろん、いずれもそれぞれに特殊な事実に対する、その当時の医療水準を前提にした最高裁の判断であり、一般化できるものではないことに注意が必要です。それに、これらの判決に対しては、医師のパターナリズムが前面に出すぎているとか、個人情報保護の観点から問題があるといった批判もありうるところです。また最高裁がこうした判決を下したところに、終末期医療の問題が現れ出ているとも見ることもできます。終末期における患者の自己決定は患者ケアなど患者を支える体制の整備があって初めて可能になることを、これらの判決が物語っているとも言えるでしょう。

　終末期医療の在り方全般における患者の自己決定権の意義については以上にして、次の3および4では、終末期医療の限界事例として、まさに死に臨界する状況において、患者の意思に基づき、または患者のためになされる、直接・間接的に患者本人の死を招来する医師等の行為について、具体例に則しつつその適法性を考えてみることにしましょう。

3 安楽死

(1) 歴史と世界の動向

　あとで述べる尊厳死が医療技術の発達とともに生じた現代的な問題であるのに対して、安楽

死をめぐる議論は古くからありました。紀元前5～4世紀にギリシアで活躍した医師ヒポクラテスは、有名な「ヒポクラテスの誓い」の中で、「医師はたとえ頼まれても致死薬は与えず、堕胎の器具も与えない」と述べ、堕胎とともに安楽死に反対の立場を採りました。紀元5世紀頃に、自殺を罪とするキリスト教が普及すると、安楽死は自殺の幇助に当たるとして非難の対象とされ、13世紀にはトマス・アクィナスがこうした考えを理論化しました。他方、16世紀のイギリスの思想家トマス・モアは、『ユートピア』の中で、安楽死を肯定する趣旨のことを述べ、この見解がヒュームやモンテスキューに引き継がれます。19世紀後半にはイギリスで「安楽死（euthanasia）」という言葉が市民権を得て、20世紀には英米で安楽死運動が活発に展開されました。

　ドイツでナチスが優生主義に基づく安楽死政策を実施したことへの反省から、第二次世界大戦後は、安楽死に対する批判的な見方が一段と強まり、許容するにしても安楽死を厳しく限定しようという方向に議論が展開しました。その一方で、患者の自己決定権やQOL（生活の質、Quality of Life）を重視する見方の台頭を背景に、その数は多くはないとはいえ立法により安楽死を合法化した国・地域もあります。アメリカ・オレゴン州では尊厳死法（1994年）により、不治の病で死期の近い成人患者には、自らを死に至らしめることの可能な薬剤の処方を医師に求める権利が認められています。オーストリア北部準州の終末期患者権利法（1996年）は、施行後9か月後に廃止されましたが、その間に4人が医師の合法的な自殺補助により死を遂げました。1993年より医師による安楽死が事実上容認されていたオランダでは、2002年に施行された安楽死法により、医師による直接的な安楽死および自殺幇助が合法化されました。ベルギーでも同様の法律が制定されています。

(2)　安楽死の定義と種類

　このように安楽死は長い歴史と過去をもつだけに、安楽死という言葉は実に多義的です。しかし、わが国で今日この言葉が用いられるときはおおよそ、「死期が切迫した病者の激しい肉体的苦痛を病者の真摯な要求に基づいて緩和・除去し、病者に安らかに死を迎えさせる行為」という意味で理解されていると言えるでしょう。

　安楽死は、わが国の法律学、とくに刑法学では一般的に、その行為の在り方の違いをもとに、純粋安楽死、消極的安楽死、間接的安楽死、および積極的安楽死に区別されます。

　純粋安楽死とは、生命の短縮を伴うことなく、死に際して苦痛を感じないよう処置を行うこととされます。これは生命の短縮がないため一般的に適法とされます。それゆえ、生命の侵害に対する罪である殺人罪（刑法199条）や同意殺人罪・自殺関与罪（同202条）に該当しうるのは、以下の3つのタイプです。

　消極的安楽死は、安らかな死を迎えさせるために延命治療を差し控え、または中止することによって患者を死に至らしめることです。これは尊厳死と類似していますが、尊厳死が自然の死を迎えさせることを目的とするのに対し、安楽死は苦痛の緩和・除去を目的とする点で、両者は完全には同一視できません。しかし、いずれも、患者の死を意図して、延命治療を差し控えまたは

中止するという点では共通する面があることから、通例に倣い、本章ではまとめて後述の4で、その問題点について検討することにします。

間接的安楽死は、患者の苦痛の除去・緩和のために採られた処置の副次的結果として、患者の生命の短縮を招来することです。それは、苦痛の除去・緩和のためにモルヒネ鎮静薬を継続的に投与する場合のように、医療現場で医師が治療行為として行っているものです。わが国では、そうした医師の行為は、形式的には同意殺人罪等の構成要件に該当しても、それが適正に行われる限り、正当業務行為や社会的相当行為であって行為の違法性がないと判断され、犯罪を構成しないと考えられています。

積極的安楽死は、安らかな死を迎えさせるために、患者を積極的に死に至らしめる行為を指します。これについては、ⓘ違法であるとの判断は逃れられずただ「その状況ではその者に適法な行為を期待できない」等の理由で医師に刑事責任がないとされる場合があるにすぎないとする見方（積極的安楽死違法説）と、ⓘⓘ積極的安楽死が適法である場合がありうるとする見方（積極的安楽死適法説）とがあります。多数説である後者はさらに、ⓐ残された短い生命の侵害という不利益と苦痛の除去という利益との比較衡量を根拠とする見解（法益衡量説）と、ⓑ患者の自己決定権の尊重等の一定の要件を満たしたときは社会的相当行為として違法性が阻却されるとする見解（社会的相当説）とに分かれます。この対立についてどう考えればよいかは、これから具体的な裁判例の変遷を紹介する中で検討することにしましょう。

(3) 安楽死をめぐる裁判例

先に外国の安楽死立法を紹介しましたが、わが国にはそのように安楽死を合法化する法律はなく、安楽死を行う行為は刑法の殺人罪等の規定に照らして個別的にその合法性が判断されます。その主たる舞台は裁判です。わが国の裁判所は、世界的に見ても比較的早い時期から、この問題に積極的に取り組んできました。以下では、安楽死が許される要件を提示したという点で重要な2つの判決を見てみましょう。

① 尊属殺人被告事件名古屋高裁判決（名古屋高判昭和37・12・22、高裁刑集15巻9号674頁）

これは、世界に先がけて合法的な安楽死の要件を示したとされる判決です。事件の概要は、脳溢血で全身不随の父親が激痛を訴え「早く死にたい。殺してくれ」と叫ぶので、親孝行な息子がその願いを聞いてやろうと密かに牛乳瓶に有機リン系の殺虫剤を入れ、母親が気付かずにそれを父親に飲ませたところ、父親が死亡したというものです。第一審の名古屋地裁は尊属殺人罪で息子を有罪としましたが、控訴審は原判決を破棄し、嘱託殺人罪で懲役1年、執行猶予3年の有罪判決を言い渡しました。

息子による父親の殺害行為が、許容される積極的安楽死として嘱託殺人の違法性を阻却するかが争点でした。この点について名古屋高裁は、人為的に至高な人命を絶つものである以上、安楽死は厳しい要件のもとにのみ許されるべきだとして、ⓘ病者が現代医学の知識と技術からみて不治の病に冒され、その死が目前に迫っていること、ⓘⓘ病者の苦痛が甚だしく、何人も真にこれを見るに忍びない程度であること、ⓘⓘⓘもっぱら病者の死苦の緩和を目的でなされたこと、ⓘⓥ

病者の意思が明瞭で意思を表明できる場合には、本人の真摯な嘱託または承諾があること、ⓥ医師の手によることを本則とし、そうでないときは医師によりえないと首肯するに足りる特別な事情があること、ⓥⓘその方法が倫理的にも妥当なものとして認容できること、以上6要件を提示し、本件はこのうちⓥとⓥⓘの要件を欠くと判示しました。

②「東海大安楽死事件」横浜地裁判決（横浜地判平成7・3・28、判タ877号148頁）

これは7件目の安楽死裁判ですが、医師の手による安楽死が初めて問題にされた事例です。多発性骨髄腫で入院中の患者の担当を引き継いだ被告人である若い医師が、その後間もなく末期状態に陥ったその患者の妻と長男から、自然に死なせてやりたいとの理由で再三に延命治療中止の要望を受け、思い悩んだ末についに(a)患者から点滴・気管内チューブ等を外しました。さらに長男が「いびきが苦しそうで、見ているのがつらい。楽にしてやってほしい」と主張するため、今度は(b)呼吸抑制の副作用がある鎮静剤と抗精神病薬をそれぞれ通常の2倍注射しましたが、それでも患者の苦しそうな呼吸は止まりません。長男から「まだ息をしている。早く父を家に連れて帰りたい」と強い調子で迫られ、精神的に追い詰められた医師は、(c)患者の息を引き取らせようとの決意で、心停止を引き起こすことを知りつつ、塩化カリウム製剤を希釈せずに注射し、患者を死亡させました。このうち最後の、塩化カリウム製剤を注射した行為（下線部(c)の行為）について殺人の罪を問われたこの医師に対し、横浜地裁は懲役2年、執行猶予2年の有罪判決を下しました。

先の分類で言えば（当判決でも純粋安楽死を除く3分類が用いられています）、下線部(a)が延命治療の中止（または消極的安楽死）、(b)が間接的安楽死、(c)が積極的安楽死に当たります。起訴の対象は(c)のみでしたが、裁判所は医師の行為に実質的な違法性・有責性があるか否かを判断するにはその前の行為も併せて考慮すべきだという弁護人の主張を容れるなどして、(a)と(b)の適法性についても、傍論で、次のように各々一般的な要件を立てて判断しました（このうち下線部(a)の行為については、節を改め4でふれることにします）。

すなわち、ある行為が間接的安楽死として許容されるために満たすべき要件は、ⓘその目的が苦痛の除去・緩和という医学的適正性をもった治療行為の範疇に入ること、ⓘⓘ苦痛の除去を選択するという患者の意思表示があること、以上2点です。その場合、ⓘⓘにいう患者の意思表示は、家族の意思表示から推定されるそれをも含む、患者の推定的意思で足ります。しかし、被告人の(b)の行為においては、ⓘⓘの要件が満たされていません。

他方、ある行為が積極的安楽死として許容される要件は、ⓘ患者が耐えがたい肉体的苦痛に苦しんでいること、ⓘⓘ患者は死が避けられず、その死期が迫っていること、ⓘⓘⓘ患者の肉体的苦痛を除去・緩和するための方法を尽くし他に代替手段がないこと、ⓘⓥ生命の短縮を承諾する患者の明示の意思表示が存在すること、以上4点です。この場合、ⓘⓥに関して、患者の推定意思では不十分であり、積極的安楽死を行う時点での患者の明示の意思表示が必要です。しかし、被告人の(c)の行為においては、ⓘとⓘⓥの要件が満たされていません。

(4) 安楽死を正当化する根拠

　以上2つの判決の間には30年を超える年月の隔たりがありますが、両者の間にはどのような違いがあるのでしょうか。

　積極的安楽死の正当化要件として、名古屋高裁判決が6要件を、東海大安楽死事件判決が4要件を、それぞれ提示しています。しかし、後者は、要件としなかった2点（すなわち、医師の手によることと方法が倫理的に相当なものであること）を否定したのではなく、要件とするまでもない当然のこととして前提にし、全体を4つの要件に整理したにすぎず、要件の数自体は重要な違いではありません。むしろ注意すべきは、要件の種類について東海大安楽死事件判決が、名古屋高裁判決が「死苦」としたものを肉体的苦痛に限定するとともに、そうした肉体的苦痛の除去・緩和のために「他に代替手段がない」という点を追加しており、積極的安楽死として行為が正当化される要件をより厳しくしたという点です。そのため、これらの要件をすべて満たすのは非常に難しいと評価されます。

　また、なにより大きな両者の違いは、安楽死の正当化根拠についての見解にあります。名古屋高裁判決は、「病者の苦痛が甚だしく、何人も真にこれを見るに忍びない程度であること」（圏点筆者）を要件とすることから伺えるように、人道主義的な安楽死論に立っています。これに対して、東海大安楽死事件判決は、積極的安楽死の許容性の根拠を、一種の緊急避難の法理とともに、「苦痛に耐えながら生命の存続を望むか、生命の短縮があっても苦痛からの解放を望むか」の選択を患者自身に委ねるとすべき患者の自己決定権の理論に求めています。このことは、患者の意思表示に関する要件について、名古屋高裁判決が付した「病者の意識がなお明瞭であって意思を表明できる場合には」という留保を廃し、端的に「患者の明示の意思表示があること」を要件としていることにも現われています。

4 延命治療の差し控え・中止

(1) 尊厳死をめぐって

　安楽死が医療の古典的な限界事例であるのに対して、医療技術の進歩がもたらした現代的な課題の一つが尊厳死です。人工透析・心肺蘇生術・人工呼吸器・輸血・人工栄養等の生命維持治療の開発は、重い傷病を背負う人々の延命を可能にしました。その一方で、回復の見込みがなく終末期にある患者には、徒にその命を引き延ばすのではなく、生命維持治療の差し控え・中止によって自然な死を迎えさせるべきではないか、という主張が強まってきたのです。これが尊厳死という考えです。

　欧米では、立法や種々のガイドラインの整備等によって、尊厳死状況に対応するための制度や手続を整えつつある国が少なくありません。アメリカでは、1976年のカレン・クィンラン事件判決（遷延性植物状態にある娘の延命治療中止を求める父親の訴えに対し、州最高裁が治療拒否権をプライバシーの権利の一部として認め、後見人である父にその行使の代行を認めた判決）や1990年のナンシー・クルーザン事件判決（3年間意識喪失の状況にあり回復の見込みなしと判断

された患者についてその両親が延命治療中止の許可を裁判所に求めた事例で、人工栄養補給中止を認めない州裁判所の判断について、患者の死を本人以外の者がもたらすことはできないとして、連邦最高裁がその合憲性を認めた判決）等を契機に、各州でリビング・ウィルの制度化を含む尊厳死法・自然死法の整備が進みました。そして、全米でその整備がほぼ完了した1990年には、患者の自己決定法が統一法（連邦法）として制定され、それによって事前指示書（advance directive）の普及・浸透が図られています。

また、イギリスでも、1993年のトニー・ブランド事件判決（遷延性植物状態にあり回復不能な患者について、その治療にあたった病院を開設する国民保健サービス（NHS）トラストが本人の事前の意思表示がないにもかかわらず、延命治療中止の許可を求める訴えを提起し、貴族院がこれを認めた判決）等がきっかけとなり、延命治療中止にかかわる各種のガイダンスの策定が進み、さらに2005年には、厳格な要件の下に代理人による意思能力喪失者の意思表示の代行を認める精神能力法が制定されるに至りました。他方、ドイツでは、2009年患者の事前指示法が制定され施行されました。

わが国でも、海外でのそれと同様の事例が臨床の現場で起こってきたことが十分に予想されますが、訴訟の形で法律問題になることは、まったくありませんでした。ところが、3でふれた1995年の東海大安楽死事件判決で、起訴の対象ではなかった医師による延命治療中止行為について、裁判所が初めて一般的な要件を立ててその適法性を判断して、関係者の注目を浴びました。その後、1998年の川崎協同病院事件、2005年に発覚した北海道羽幌病院事件、2006年の射水市民病院事件、2007年の和歌山県立医大北分院事件など、延命治療の中止について、警察によって医師が書類送検される事件が断続的に起こり、報道を通じて人々も大いに関心を持ちました。

こうした司法の介入に対して医療界は敏感に反応し、刑事訴追のおそれのない延命治療の差し控え・中止の在り方を求めて、基準やガイドラインなどの策定を強く求めるようになります。それを受けて、後にその一端について詳しく述べるように、2007年に厚生労働省が国レベルで初めてとなる「終末期医療の決定プロセスに関するガイドライン」を策定したのを皮切りに、日本医師会によるガイドラインの策定、終末期医療の在り方に関する日本学術会議の見解の発表などがその後に続きました。

なお、3で述べたとおり、尊厳死と消極的安楽死は、基本的な発想において異なりますが、延命治療の差し控え・中止という点では共通の面があることから、最近の通例に倣い、本章では「延命治療の差し控え・中止」という見出しの下で、まとめて取り上げることにします。また、延命治療の差し控えと中止とは、基本的に前者が不作為、後者が作為という違いはありますが、後述する医師の治療義務の限界という視点から見れば、両者の間には共通する面があるとも考えられるため、通例に倣い、以下では「延命治療の中止等」として一緒にして論じることにします。

(2) 延命治療の中止等に関する判例と争点

わが国には尊厳死立法が存在しないため、これまでの延命治療の中止等を行った者は、刑法

の解釈に基づいて殺人罪や同意殺人・自殺ほう助罪に該当するのか判断されてきました。以下では、延命治療の中止等が許容される要件を提示した2つの重要な判決を見てみましょう。

① 「東海大安楽死事件」判決

1つ目は、すでに3(3)①で述べた東海大安楽死事件の横浜地裁判決です。ここでの問題は、医師の一連の行為のうち下線部(a)の「患者から点滴・気管内チューブ等を外した」という行為の適法性です。本判決はこの行為を治療行為の中止と捉えた上で、傍論において、そうした行為が許容される根拠として患者の自己決定権と医師の治療義務の限界とを挙げ、そこから治療行為の中止が許容される2つの要件を引き出します。すなわち、ⅰ患者が治癒不可能な病気に冒され、回復の見込みがなく死が避けられない末期状態にあること、ⅱ治療行為の中止を求める患者の意思が治療行為の中止を行う時点で存在することが、それです。このうちⅱの要件については、患者の明確な意思表示がない場合には、家族による推定意思が容認されますが、患者の事前の意思表明がない場合には、家族が、患者の性格・価値観・人生観等について十分に知り、その意思を適確に推定しうる立場にあり、患者の立場を真摯に考慮した上で、意思表示することが求められます。その上で、本件被告人の行為について裁判所は、ⅱの要件が欠けると判示しました。

② 「川崎協同病院事件」判決

これは東海大学安楽死事件から10年ぶりに、医師が殺人罪で起訴された事件です。川崎協同病院の勤務医である被告人が担当する患者は、気管支喘息の重積発作で低酸素性脳挫傷となり、昏睡状態が続いていました。医師はできる限り自然なかたちで息を引き取らせてやろうと患者家族の同意の上で（この点には争いがあり、第1審と控訴審では判断が異なる）、気道確保のために挿入されていた気管内チューブを取り外したところ、予期に反して患者は苦しそうに見える呼吸を繰り返しました。鎮静剤を多量に投与しても患者の呼吸を鎮めることができなかった被告人は、事情を知らない准看護師に指示して、患者に筋弛緩剤を静脈注射させ、窒息死させました。医師は、抜管行為と筋弛緩剤の注射という両方の行為について、殺人罪を問われました。

(a) 第一審判決（横浜地判平成17・3・25、判タ1185号114頁）

第一審の横浜地裁は、被告人に対し、懲役3年、執行猶予5年の判決を下しました。本判決は、患者の自己決定権と医師の治療義務の限界という根拠の各々から別々に、延命治療の中止の許容要件を引き出しました。まず、患者の自己決定権に基づき、ⅰ患者に回復の見込みがなく死が目前に迫っていること（この判断は医師が他の医師とともに慎重に行い、不確定のときは患者の生命保護を優先することが求められます）、ⅱ患者が自己の状態について正確に理解し判断能力を持っており、十分な説明と情報を得た上で任意かつ真意に意思表明していること、以上2要件を導きます。このうちⅱに関して、患者が意思表明できないときは、リビング・ウィルや同居家族等による患者の意思推定を認めるものの、患者の真意が不明であるときは、患者の生命保護を優先させるべきだとされます。他方、医師の治療義務の限界を根拠に、ⅲ医師ができる限り適切な治療を尽くし、医学的に有効な治療がすでに限界に達している状況があること、という要件を挙げます（この要件が満たされれば、

患者が治療継続を望んでも、治療を行う法的義務はなく、その中止等が認容されるとする）。そのうえで、本件では、①と⑪の要件が欠け、被告人による延命治療の中止は許容されないと判示しました。

(b) 控訴審判決（東京高判平成19・2・28、判タ1237号153頁）

　控訴審の東京高裁は、原審が認めなかった患者の家族によるチューブ抜管行為への同意の事実を認め、原審より軽い懲役1年6月、執行猶予3年の判決を下しました。争点となった延命治療の中止の許容性については、原審がその根拠とした患者の自己決定権と医師の治療義務の限界のいずれの「アプローチ」も、法解釈上の限界があるとして排斥する一方、新たな法解釈は提示しませんでした。そして、尊厳死問題の抜本的解決のためには、尊厳死法の制定ないしこれに代わり得るガイドラインの作成が必要であり、司法が抜本的な解決を図る問題ではないとしました。そのうえで、本件については、先の2つのアプローチが仮に妥当であるとしても、被告人が行った抜管行為は両アプローチに基づく許容要件を満たさないとし、被告人の行為の違法性は否定されないと判示しました（その後、被告人の上告に対し最高裁はこれを棄却しましたが、その際に被害者の回復可能性と推定意思に照らし上記抜管行為は法律上許容される治療中止に当たらないと職権で事例判断しました（最三小判平成21・12・7、判タ1316号147頁））。

(3) 延命治療の中止等をめぐる法律問題

　東海大安楽死事件判決と川崎協同病院事件第一審判決はともに、患者の自己決定権と医師の治療義務の限界という2つの根拠を用いて、延命治療の中止等の許容要件を導いています。ところが、東海大事件判決が2つの正当化根拠を相互に関連したものと捉えているとも理解しうるのに対し、川崎協同病院事件第一審判決は両者をはっきりと別々のアプローチとして提示しており、その点で両者の論証の仕方は異なります。研究者の間でも、この点をどのように理解するかで意見が分かれています。というのも、2つの正当化根拠の関係をどのように捉え、また各正当化根拠の趣旨をどのように見るかによって、導かれる許容要件の内容やその理解の仕方について違いが生じるからです。議論はたいへん錯綜しており、ここではその一端しか示せませんが、主要な問題点は以下の2つです。

① 延命治療の中止等の正当化根拠と許容要件

　1つは、延命治療の中止等が許容される要件です。まず、患者の自己決定権と医師の治療義務の限界という2つの正当化根拠が各々単独で治療中止の根拠となりうると考える立場は、医師が医学的判断から治療が無意味であると判断すれば、たとえ患者が治療の開始または継続を望んでいても、専ら医師の治療義務の限界の観点から、治療の中止が許容されると主張します（なお、この立場に立つ論者は、実質的には2つの正当化根拠がそれぞれ治療中止の独立の根拠となりうるとしつつ、医師の行為の適法性を問う上では理論的には、医師の治療義務の限界の方を最終的な根拠と考える傾向が強いように思われます）。これに対して、これら2つの正当化根拠を相互に関連付ける立場は、医師の治療義務の限界を患者の自己決定権と無関係に設定することに異

を唱え、むしろ患者の最善の利益等の観点のもとに、基本的には両方の正当化根拠に基づく許容要件が満たされた場合に初めて、延命治療の中止等が許されると考えます。以上の争点は、治療の無意味性の趣旨をどのように理解するか（医学的観点からの無意味性なのか、患者の人間の尊厳性を損なうという点で相応しくないということかなど）ということと併せ、延命治療の在り方に大きくかかわる問題であるだけに非常に重要です。

② 患者の推定的意思をめぐって

もう1つは、医師に対して延命治療の中止等を要求できるのは誰なのか、患者本人に限るのか、それとも、患者の意思が不明なときには、家族の意思を介して患者の意思を推定するのか、家族等による代行判断をも認めるのか、といった問題です。延命治療の中止等が判断能力のある患者の自己決定に基づき許容されることについては、大方の意見の一致があります。しかし、医療現場では、その時点で患者に判断能力が欠けていたり意識が不明である場合も多く、そうした場合に、どのような要件を満たせば延命治療の中止等が許容されうるのかが問題になるわけです。これは、2つの正当化根拠の関係と各々の趣旨をどのように理解し、そこからどのような要件を引き出すかということにかかわります。具体的には、患者の意思が不明である場合に、ⅰ患者の事前の文書による意思表示（リビング・ウィル）や患者の家族の意思表示などから患者の推定的意思が認定できる場合には、それに依拠すべきだとする見解、ⅱ患者の意思がそのように家族の意思等によって推定できる場合には、推定的意思と医療的考慮に基づいて、患者の最善の利益を判断すべきだとする見解、ⅲ主観的な家族による意思推定を認めるよりも、医療従事側がガイドライン等に基づいて治療義務の限界の範囲を定め医師による判断の適正化に努めるべきとする見解、ⅳ患者の推定的意思を基本としつつも、患者が家族に決定を委ねていると思われる場合には、家族による代行判断を認めるべきだとする見解、などが対立しています。なお成年後見制度に関して、立法担当者は成年後見人に一般的な医療同意権を認めないという否定説に立っていますが、近時では肯定説も有力になっています。もっとも、肯定説においても、延命治療中止等についてまで成年後見人に同意権を認めるかどうかについては、議論が分かれています。

わが国の医療では、患者の家族の意向が重視される現実があるだけに、この問題をどのように考えるかもまた非常に重要です。なお、東海大安楽死事件判決と川崎協同病院事件第一審判決はいずれも、ⅰに近い見解を採っているのに対して、川崎協同事件控訴審判決は、患者の推定的意思の虚構性を指摘し、患者の自己決定権アプローチの限界を強調しているのが特徴です。

5 望ましい終末期医療の在り方を目指して

以上にみたような終末期医療をめぐる裁判所の判決の判決文には、患者、医師、患者の家族、その他の医療スタッフ等の間のコミュニケーションの不足など、医療現場の問題点が認定事実としてまざまざと描かれていることが少なくありません。患者・患者家族と医療従事者間におけるコミュニケーションを充実させるという前提のもと、終末期医療の在り方を模索することが重要でしょう。

我が国では終末期医療に関して、これまで日本医師会が報告書を作成し、日本学術会議が報告書（「死と医療特別委員会報告（1994）」）を作成し、見解を示してきた一方、国レベルでのガイドラインは作成されてきませんでした。厚生労働省は1987年以降5年ごとに「終末期医療に関する検討会」を設置し終末期医療の在り方について検討しつつも、これは主に国民及び医療従事者の意識調査を中心としており、終末期医療のルールを作成することには慎重でした。しかしすでに見た川崎協同病院事件や近年各地で連続して生じた人工呼吸器取り外し事件を受け、厚生省労働省が2007年5月に「終末期医療の決定プロセスに関するガイドライン」を作成しました。

　このガイドラインでは、医療従事者からの適切なインフォームド・コンセントを受けた上での患者本人の自己決定を終末期医療・ケアの在り方の基本とし、終末期医療について医療・ケアチームが判断すること、そして医療・ケアチームは可能な限り緩和ケアを行うことと定めています。また、終末期医療とケアの方針決定については、①患者の意思が確認できる場合には、患者の意思決定を基本に、多専門種の医療従事者からなる医療・ケアチームとして行い、②患者の意思を確認できない場合には、家族による患者の意思推定が可能ならばそれを尊重し、また家族が推定できないならば家族と十分に話し合った上で、医療・ケアチームが患者の最善の治療方針を取るよう慎重に判断する、そして、③家族がいないまたは家族が医療・専門家チームに判断を委ねる場合には、患者に最善の治療を取るよう医療・ケアチームで慎重に判断するよう規定し、そして①②③の手続きで対処できない場合には、複数の専門家からなる委員会を設置して検討・助言を行うと定めています。本ガイドラインは、特に、患者側と医療従事者が最善の医療・ケア体制を作り上げるための手続きを示した指針であって、積極的安楽死をそもそも対象としていないばかりか、治療行為の中止等について免責要件を提示することも目的としていません。そして、終末期を抽象的に定義づけず、それを個々の医療・ケアチームの適切な判断に任せている点に大きな特徴があります。この厚生労働省によるガイドラインの発表を受けて、日本医師会生命倫理懇談会は、2008年に発表した「終末期医療に関するガイドラインについて」において、厚労省のガイドラインをほぼ踏襲し、終末期をあえて定義せず、患者の状態を踏まえて医療・ケアチームが判断すべきとしています。

　今後の展望としては、2008年に発表された日本医師会の「医師の職業倫理指針（改訂版）」において、「医師は本倫理指針や厚生労働省『終末期医療の決定プロセスに関するガイドライン』を遵守するとともに、さらに医療現場においても具体的なルールを作成することが望ましい」とされているのを受けて、各医療専門医団体は厚生労働省や日本医師会のガイドラインに沿うかたちで、終末期医療に関する具体的な行動指針を提唱するのではないかと思われます。すでに2002年には日本壮年医学会が高齢者の終末期医療とケアについて立場を表明しており、また2007年には日本救急医学会が「救急医療における終末期医療に関する提言（ガイドライン）」を発表しています。関係団体の動きとして、2008年には日本学術会議が「終末期医療の在り方について―亜急性型の終末期について―」を発表し、がん等の亜急性型の終末期医療に限定した提言を発表しています。

6 設問に対する解答例

　では、以上のことをふまえて、冒頭の設問について考えてみましょう。わが国では治療行為の中止や間接的・積極的安楽死が法的に正当化される要件は立法等によって示されていませんので、主に東海大安楽死事件判決が示した許容要件を用いて考えてみましょう。

　まず、Aは点滴等を取り外し治療行為を中止しましたが、この部分の行為が違法であるか否かを検討しましょう。治療行為の中止が許容されるには、ⅰBが治癒不可能な病気に冒され、回復不可能および死が不可避の末期状態にあること、ⅱ治療行為の中止を求めるBの意思が、中止を行う時点で存在すること、以上2つの要件を満たすことが必要です。この設問では、Bは末期状態にあるのでⅰの要件を満たしていますが、ⅱについて患者は意識不明であるので、自分の意思を表明することができません。しかし東海大安楽死事件判決では、治療行為中止時に本人の明示の意思表示が無くとも家族が患者の意思を推定することを認めていますので、家族による患者の意思推定は容認されることになるでしょう。もちろん、その前提として、家族の意思によって患者の意思を推定することを相当とするような関係が、家族と患者の間に存在しなければならず、そのことの確認が医師の側には求められることになります。

　設問の後半部分は、Aによる積極的安楽死の事例です。東海大安楽死事件判決によると、積極的安楽死が許されるには、4つの要件（ⅰ耐えがたい肉体的苦痛、ⅱ患者の死が不可避かつ死の切迫性、ⅲ代替手段がないこと、ⅳ患者の明示の意思表示）を満たすことが必要となります。この設問では、ⅱとⅲは認められるものの、ⅰとⅳの要件が欠けています。すなわち、ⅰの要件について、Bはとくに耐えがたい肉体的な苦痛を訴えておらず、また、ⅳの要件について、Bは「事前に苦しみながら死ぬのは嫌だ」とは言ったものの、それは積極的安楽死が行われる時点でのB自身の明示の意思表示と言えません。したがって、Aの行為は積極的安楽死として正当化できず、殺人罪が成立することになります。

7 今後の課題

　本章では、終末期における医療の望ましい在り方を念頭に置きながら、終末期医療の中の極限状態における医療的対処である安楽死と延命治療の差し控え・中止について、関連する重要な判例をふまえて、法的にどのように考えればよいかを述べてきました。

　終末期は人の人生の最終局面です。人の数だけあるといってよいほどのその多様さ・複雑さを考えると、終末期医療が非常に難しい課題を抱えていることは容易に理解できるでしょう。そこでは、安楽死や延命治療の中止等の検討でみたように、理由が何であれ医師が意図的に患者を死に至らしめる事件が起こりうる以上、法が刑事罰の脅威をもってそこに介入する可能性を排除することはできません。しかし、医療者をそうした威嚇にさらすことだけで、医療現場の在り方が改善するはずがないこともまた事実です。しかも、外から画一的なルールを押し付けることも、

適切な医療の提供を阻む原因になるおそれがあります。ルールに従えば法的・倫理的に問題はないという誤解を与えるかもしれません。

　終末期医療は、何をしてはならないかの基準が不明確になっており、その意味で動揺期にあると思われます。現在、動き出しつつある公的・私的な各種のガイドライン等に基づき、患者の自己決定権の尊重などの法の理念が浸透し、患者、医師、その他の関係者の間の信頼を基礎にした医療現場の構築が何より望まれると言えるでしょう。

参考文献
① 樋口範雄編著『ケース・スタディ生命倫理と法（ジュリスト増刊）』（有斐閣、2004年）
② 樋口範雄『続・医療と法を考える―終末期医療ガイドライン―』（有斐閣、2008年）
③ 甲斐克則『安楽死と刑法』（成文堂、2003年）、『尊厳死と刑法』（成文堂、2004年）
④ 宇都木伸・塚本泰司編『現代医療のスペクトル』（尚学社、2001年）
⑤ 田中成明「尊厳死問題への法的対応の在り方について―川崎協同病院事件控訴審判決を機縁とする一考察―」法曹時報60巻7号（2008年）2043～2097頁
⑥ 町野朔「患者の自己決定権と医師の治療義務―川崎協同病院事件控訴審判決を契機として―」刑事法ジャーナル第8号（2007年）47～53頁
⑦ 「特集：超高齢社会の終末期ケア」病院65巻2号（2006年）101～151頁
⑧ 新井誠編『成年後見と医療行為』（日本評論社、2007年）

関連ホームページ
① 厚生労働省「終末期医療の決定プロセスに関するガイドライン」（平成19年）
　　http://www.mhlw.go.jp/shingi/2007/05/dl/s0521-11a.pdf
② 日本医師会生命倫理懇談会「終末期医療に関するガイドラインについて」（平成20年）
　　http://dl.med.or.jp/dl-med/teireikaiken/20070822_1.pdf
③ 日本医師会「医師の職業倫理指針（改訂版）」（平成20年）
　　http://dl.med.or.jp/dl-med/teireikaiken/20080910_1.pdf
④ 日本学術会議「終末期医療の在り方について―亜急性型の終末期について―」（平成20年）
　　http://www.scj.go.jp/ja/info/kohyo/pdf/kohyo-20-t51-2.pdf
⑤ 救急医療における終末期医療に関する提言（ガイドライン）（平成19年）
　　http://www.jaam.jp/html/info/info-20071116.pdf

　　　　　　　　　　　　　　　　　　　　　　　　　　　　　　（宮崎真由）

10 臓器移植

設問

1. X君（6歳）は、拡張型心筋症を患っており、完治するためには心臓移植を受けるしかありません。移植のために使われる心臓は、幼いX君の身体に適した大きさである、子どもの心臓でなければなりません。X君はわが国において心臓移植を受けることができるでしょうか。また、現行法の下で移植を受けられない場合、どのような法改正をすれば移植を受けられるようになるでしょうか。
2. Aは重い腎臓病をわずらい人工透析を受けています。Bは腎臓がんにより、腎臓を摘出しなければなりません。Aはがんにかかっているbの腎臓であっても、捨てられるくらいなら自分に移植して欲しいと望んでいます。医師はAの望みをかなえてやるべきでしょうか、生体移植が認められる要件との関係で考えてみましょう。また、Bの腎臓がんが、摘出しなくても治癒できるものであったが、移植医の誘導的な説明により、摘出された場合はどうでしょうか。
3. 父親がドナーとなり、息子に対して腎臓の生体移植が行われました。移植術自体は成功したものの、担当医の術後管理が不適切であったためレシピエントである息子が死亡しました。父親は、ドナーとしての立場において、精神的損害を理由として医療機関に対して損害賠償請求をなしうるでしょうか。

キーワード ☞ 臓器の移植に関する法律、脳死、小児移植、病腎移植、承諾の任意性
参照条文 ☞ 臓器の移植に関する法律、刑法35条、190条、204条、民法415条、709条、711条

1 はじめに ～臓器移植の現状～

　臓器移植とは、ドナー（提供者）から採取した臓器をレシピエント（受容者）に植え込み、レシピエントの疾病や臓器等の機能不全を改善する治療法です。臓器移植には、死者から臓器の提供を受けて行われる死体移植と、生きている人から臓器の提供を受けて行われる生体移植がありますが、わが国の移植医療においては、死体移植よりも生体移植が一般化しています。例えば、2009年の国内における腎臓移植1312件のうち、生体腎移植は1123件（85.6％）であり、肝臓移植471件のうち、生体肝移植は464件（98.5％）です。（日本移植学会広報委員会（編）『臓器移植ファクトブック2010』(http://www.asas.or.jp/jst/factbook/2010/index.html)）。生体移植の場合には、死体移植の場合と異なり、健康なドナーの身体を傷つけて臓器を摘出することから、ドナーの生命、健康の確保およびドナーの意思の任意性が問題となります。これに対して、死体移

植の場合は、いつが人の終期（死）なのか、および、死体からの臓器提供の決定権者が誰なのかが問題となります。

2 死体からの臓器移植

(1) 法律の変遷

　1968年に札幌医科大学の和田教授により心臓移植が行われましたが、脳波測定の記録が残っていない等、ドナーの脳死判定が適切に行われていない疑いが強いこと等から、同教授が殺人罪で告発され、地検による捜査が行われましたが、証拠不十分を理由に不起訴処分となっています。専門家である医師により提出された鑑定意見が、同事件の真実を明らかにしようとするものではなく、同教授をかばう内容であったこともあり、国民の移植医療に対する不信感を招いたといわれる事件です（共同通信社社会部移植取材班編著『凍れる心臓』（共同通信社、1998））。その約30年後である1997年に臓器の移植に関する法律（以下、臓器移植法とします。）が制定された後に、脳死下における臓器移植が行われるようになりました。2009年1月18日までに臓器移植法に基づく脳死判定は80件、臓器移植は79件行われています。79例目の移植には国内初の心肺同時移植が含まれ、注目を集めました（2009年1月8日朝日新聞朝刊）。それ以前においては、1958年に、角膜移植の目的で行う死体からの眼球摘出について、死体損壊罪（刑法190条）の違法性阻却を宣言するため、「角膜移植に関する法律」が制定され、さらに、その後の腎臓移植の普及に伴い、腎臓移植の合法性を明らかにするとともに、腎臓移植推進のため、1969年に同法が廃止され、「角膜及び腎臓の移植に関する法律」（以下、角腎法とします。）が制定されました。角腎法の下では、①心臓死を前提として、②遺族の書面による承諾のみにより、すなわち、本人の明示の意思表示は必要なく、③角膜と腎臓のみが移植されました。これに対して、臓器移植法の下では、①移植可能な「臓器」の範囲が拡大され、②厳格な条件付きですが、脳死移植が可能となり、③本人の書面による承諾および遺族が拒まないことが移植の要件とされるようになりました。ただし角膜および腎臓に関しては、本人が提供しないという意思表示をしていない限り、「当分の間」遺族の書面による承諾で摘出可能であるとされています（附則4条）。

(2) 死体からの臓器移植の要件

　まず、臓器移植法の下で移植可能な「臓器」とは、人の心臓、肺、肝臓、腎臓その他厚生労働省令で定める内臓（膵臓及び小腸）及び眼球（臓器移植法5条、施行規則1条）をいいます。
　次に、臓器移植法の下では、脳死した者の身体を含む死体から臓器摘出ができますが、「脳死した者の身体」とは、移植のために臓器が摘出されることとなっている者の身体であり、かつ、脳幹を含む全脳の機能が不可逆的に停止するに至ったと判定された者の身体をいいます（臓器移植法6条2項）。つまり、全脳死をもって脳死とします。脳死判定は、臓器移植法および厚生労働省令の定める要件と手続により行われなければなりません。具体的には、判定を的確に行うために必要な知識及び経験を有する2人以上の医師（臓器摘出を行う医師または移植医以外の医師）

が、深昏睡、瞳孔の散大と固定、脳幹反射の喪失、平坦脳波、自発呼吸の消失という項目について検査を行い、6時間以上経過した後に、同じ一連の検査をすること（第2回目の検査）により判定を行います（臓器移植法6条4項、同法施行規則2条）。脳死を人の死とした場合の死亡時刻は、「臓器の移植に関する法律」の運用に関する指針（以下、ガイドラインとします。）により、第2回目の検査終了時とされます。臓器摘出を前提とする脳死判定、つまり法的脳死判定は、臓器提供者本人の脳死判定に従うという書面による意思表示があり、かつ、その者の家族が当該判定を拒まないとき又は家族がないときに限り行うことができます（臓器移植法6条3項）。

　第三に、移植についての要件とは、移植用に臓器を提供することに対する本人の書面による意思表示があること、および、その旨の告知を受けた遺族が当該臓器の摘出を拒まないこと又は遺族がいないことです（臓器移植法6条1項）。ここで、まず、「遺族」の範囲が問題となります。ガイドラインによれば、遺族の範囲とは、「一般的、類型的に決まるものではなく、死亡した者の近親者の中から、個々の事案に即し、慣習や家族構成等に応じて判断すべきものであるが、原則として、配偶者、子、父母、孫、祖父母及び同居の親族の承諾を得るものとし、喪主又は祭祀主宰者となるべき者において、前記の『遺族』の総意を取りまとめるものとすることが適当である。ただし、前記の範囲以外の親族から臓器提供に対する異論が出された場合には、その状況等を把握し、慎重に判断すること」とされます。このガイドラインに従うならば、ドナー本人と親密な関係を持ち、本人の臓器提供意思を良く知る者だけでなく、孫、祖父母等のより広い範囲の者までが、拒否できることになります。そうすると、ドナー本人と親密な関係にはないが、臓器移植に対して否定的な考えを有する『遺族』の反対により、本人の臓器提供意思が尊重されないという結果になります。もちろん、遺族を本人と親密な関係を持っている者に限定したとしても、同じ結論が導き出されることはありますが、一定の血縁関係にあるからという理由で、ドナー本人と親密な関係にない者の反対意思まで反映するのは、行き過ぎではないかと思われます。また、ガイドラインによれば、「遺族」として列挙されている者以外の親族からの反対意見も慎重に考慮すべしとされますが、これも同じ理由から、本人の意思を覆してまで尊重すべきではないと考えられます。（宇都木伸「提供意思」ジュリスト1121号46頁は、本人意思と遺族の意思が対立している場合の難しい問題について検討しています。）

　次に、臓器移植法下では、提供者本人の書面による意思表示を脳死判定・臓器摘出の要件とすることから、有効な意思表示をなしうる者とはどのような者かが問題となります。ガイドラインによると、提供年齢・能力に関しては、「年齢等により画一的に判断することは難しいと考えるが、民法上の遺言可能年齢等を参考として、法の運用に当たっては、15歳以上の者の意思表示を有効なものとして取り扱うこと。知的障害者等の意思表示については、一律にその意思表示を有効と取り扱わない運用は適当ではないが、これらの者の意思表示の取扱いについては、今後さらに検討すべきものであることから、主治医等が家族等に対して病状や治療方針の説明を行う中で、患者が知的障害者等であることが判明した場合においては、当面、法に基づく脳死判定は見合わせること。」とされます。このガイドラインに従えば、15歳未満の子どもからは臓器が得られないという結果になります。

3 設問1に対する解答例

X君は現行法の下において、小児からの心臓移植が受けられないということになります。この結論が導き出されるのは、法的脳死判定および臓器摘出に本人の意思表示を必要とする臓器移植法の規定が理由なのか、それともこの法律を運用するガイドラインにより、意思表示しうる者の年齢が15歳以上とされていることが理由なのか（その場合、法律ではなくガイドラインのみを変更するということで対応ができそうです）、を考えながら、次に、小児からの心臓移植を可能にするための法改正の議論を見ていくことにします。

> **─ コラム❶ 脳死と死の定義 ─**
>
> 　人はいつ死んだものとされるのか、すなわち、人の終期の問題をめぐっては、おおまかにいって、①心臓死説（三徴候説）、②脳死説、③脳死選択説の説があります。①の心臓死説（三徴候説）とは、脈拍の停止、呼吸停止、瞳孔の散大の三徴候を基準として死を決定するものです。次に、②脳死説には、全脳死説（全脳機能の不可逆的停止（大脳を中心とする精神作用の機能、および脳幹を中心とする身体各部の統合調整作用の機能両者の機能の不可逆的停止）をもって死とする説）と脳幹死説（脳幹の機能の不可逆的停止をもって死とする説）がありますが、わが国では、ほとんどの論者は全脳死説を採っています。最後に、③脳死選択説とは、脳死状態を死とするか否かを本人の意思にかからせるという説です。臓器移植法は、法的脳死判定をするか否かを臓器提供者本人の意思にかからしめていることから、事実上③説を採っているように思われますが、この説に対しては、死に関する統一性と平等性を損なうという批判がなされています。
>
> 　では、各説を採用した場合、脳死状態の人から心臓を取り出した場合の法的処理はどうなるでしょうか。①心臓死説を採る場合、脳死状態の患者はまだ生きていることになるので、殺人罪（刑法199条）あるいは本人の承諾があれば同意殺人罪（刑法202条後段）の構成要件に該当しますが、この場合に、違法性が阻却されると説明します。その理由としてあげられるのは、レシピエントの生命の要保護性です。しかし、この考え方に対しては、脳死状態にあるドナーの生命と心臓移植を受けさえすれば長く生きられるであろうレシピエントの生命との間に価値の違いを認めることになり、人間の生命はすべて平等であるという価値観に正面から衝突しているという批判がなされています。次に、②脳死説を採用する場合、脳死状態の人から心臓を取り出す行為は、死体損壊罪（刑法190条）の構成要件に該当しますが、ドナーの受ける臓器摘出に伴う不利益よりも、移植に伴うレシピエントの利益の方がはるかに大きいという理由で、違法性が阻却されるとされます。最後に、③脳死選択説を採るならば、臓器移植に関して本人が脳死を人の死と認めることに承諾した場合には、脳死説と同じ結論が、そうでない場合には、心臓死説と同じ結論が導き出されることになります。（曽根威彦「脳死と臓器移植」『生命と法』（成文堂、2005）93頁以下参照。）
>
> 　②③説を採用すれば、臓器移植法の下では、臓器移植に関して本人が脳死を人の死と認めることに承諾し、遺族も拒否しない場合に、その脳死状態の人から心臓を取り出せば、死体損壊罪の構成要件に該当しますが、臓器移植法6条により、法令行為（刑法35条）であるとされるため、違法性が阻却され、死体損壊罪で処罰されないことになります。

> **コラム❷ 関西医大カテーテル事件（大阪地判平10・5・20判例時報1670・44）**
>
> 　本件は、臓器移植法が制定される前の事件であり、死体からの腎臓摘出に伴う医師の措置が問題となりました。遺族は、死者から腎臓を摘出するために、医師らが救命措置を怠ったことと、死者から腎臓摘出するための前提措置として、患者の同意なく大腿部を切開して、心停止後の灌流液注入用カテーテルを挿入したことについて、損害賠償を求めました。前者についてはそのような証拠は認められないとされましたが、後者について、裁判所は、以下のような理由で不法行為による損害賠償請求を認めました（死者の慰謝料を遺族が相続するとされました）。
> 　「生存している患者の身体を傷つける医師の行為は、その行為が当該患者に対する治療行為として必要なものである場合には、正当な業務行為として違法性がないといえるが、それ以外の場合には、患者本人のその行為を承認する確定的な意思の表示があり、かつ、患者本人の右承認意思の表示があれば、右行為が社会的に許容されるといえるものであることなどの違法性を阻却する特段の事由が存在しない限り、違法であるといわざるを得ない。」本件カテーテル挿入行為は、患者の心停止後、その腎臓が悪化するのを防ぐための措置として行ったものであり、救命のための治療行為として行ったわけではありません。そこで、本件カテーテル挿入行為に、違法性を阻却する特段の事由があるか否かが問題となりますが、本件カテーテル挿入は、腎臓移植を成功させるために有益な行為であること、および、患者の延命に悪影響を与えるものではないことが認められるので、ドナー本人の右行為を承認する確定的な意思表示が前もってなされていたのであれば、社会的に許容される行為であるといえます。しかし、本件においてそのような意思表示はなされておらず、また、仮に患者の夫からの同意が得られたという主張が真実であったとしても、「生存中の患者の身体を傷つける治療行為とはいえない行為につき、その患者の夫が承認をすることのできる法的根拠を見出すことはできない。」とされ、違法性を阻却する特段の事由はないとされました。
> 　この判決は、医療慣行として患者の同意を得ずカテーテル挿入を行っていた医療現場に大きな衝撃を与えましたが、厚生省（当時）は、カテーテル挿入等の措置が医療現場において一般に行われてきたことであり、身体に対する侵襲性が低いことから、「救命医療を尽くしたにもかかわらず脳死状態と診断された後において家族の承諾に基づいて術前措置を行うことは、臓器移植法の予定している行為である」とし、「患者の家族に対する十分な説明とこれに基づく家族の承諾に十分留意」することを前提に、引き続きこれらの措置の実施を認めていくことを明らかにしています。

4 臓器移植法の改正をめぐる議論

(1) 内閣府による世論調査の結果

　前述の通り、臓器移植法が、提供者本人の書面による意思表示を、法的脳死判定・臓器摘出の要件としており、ガイドラインによると、15歳未満の者の意思表示は有効なものとして扱われないことから、15歳未満の子どもからは臓器が得られないことになります。この問題について、2008年11月の内閣府世論調査（http://www8.cao.go.jp/survey/h20/h20-zouki/index.html）によると、「できないのはやむを得ない」とする者の割合が21.2%（「臓器移植ができないのはやむを得ない」10.2%＋「どちらかといえば臓器移植ができないのはやむを得ない」11.0%）、「できるようにすべきだ」とする者の割合が69.0%（「どちらかといえば臓器移植ができるようにすべきだ」41.0%＋「臓器移植ができるようにすべきだ」28.0%）となっており、できるようにすべきだという意見が7割近く存在し、世論が小児からの臓器移植を是認すべきだと考えていることが

窺われます。15歳未満の者の臓器提供の意思について、どう思うかについては、「15歳未満の者の判断であっても、本人の臓器提供の意思を尊重すべき」と答えた者の割合が26.2%、「15歳未満の者は適正な判断をできないので、公正な第三者（家族を含む）が代わって判断すればいい」と答えた者の割合が44.2%、「15歳未満の者は適正な判断をできないが、だからといって公正な第三者（家族を含む）が代わって判断することは適当ではない」と答えた者の割合が18.9%となっており、前回（2年前）の調査結果と比較してみると、15歳未満の者の場合には、公正な第三者（家族を含む）が代わって判断すればいい」と答えた者の割合が38.7%から44.2%へと上昇しています。15歳未満の者の意思表示を前提とすべきか、それとも、これらの者については意思決定不可能であるとして、第三者に判断を委ねるべきか、あるいは、誰も判断すべきでないとするかについては、考え方が分かれていることが分かります。

(2) 町野案

小児からの臓器移植を可能とする改正案として、町野朔ほかによる「臓器移植の法的事項に関する研究(1)―特に『小児臓器移植』に向けての法改正のあり方―」という報告書が2000年に出されています（以下、町野案とします）。町野案は、脳死が一般に人の死であることを前提とし、本人の拒否の意思表示がない場合には、遺族の承諾によって臓器摘出を可能とするというものです。すなわち、法的脳死判定はもとより、臓器提供にも本人の意思表示を必要とせず、本人が拒否権を行使しなければ、遺族の承諾のみで臓器摘出を認めるという考え方を採用します。未成年者の場合には、臓器提供に対する拒否の意思表示を事前にしていなければ、その親権者であった者の承諾のみによって臓器摘出が可能となります。この案は、「我々は、死後の臓器提供へと自己決定している存在なのである」という人間観を前提としているものですが、死後の臓器移植が当然のこととして行われているとは言い難い現状の下で、一般の人々がそのような決定をするという推定をすることができないだけでなく、そのように自己決定していると断定することは自由な自己決定を侵害することになりうること、そして、そもそも意思能力すらない幼児の場合等には自己決定がありえないことから、「自己決定」という概念を用いることは適切ではないと批判されています。

(3) 森岡・杉本案

町野案に対しては、対案として、森岡正博・杉本健郎による「子どもの意思表示を前提とする臓器移植法改正案の提言」が2001年に出されています（森岡・杉本案とします）。森岡・杉本案は、脳死を人の死とするか否かは個人の死生観に委ねるとし、現行法と同じく、提供者本人の意思表示を脳死判定・臓器摘出の要件とします。その上で、子どもが自己決定をしうるための条件を整備し、子どもの意思表示に基づく臓器移植の実現をめざしています。具体的には、二つの案を提案しており、A案として、15歳未満12歳以上の場合は、「本人の意思表示」および「親権者による事前の承諾」がドナーカード等によって確認されている場合であって、親権者が拒まないときに限り、「法的脳死判定」および「脳死状態からの臓器摘出」を可能とします。12歳未満

6歳以上の場合は、上記の条件に加えて、子どもが虐待によって脳死になった形跡がないこと、「本人の意思表示」が強制によってではなく自由意思によってなされたものだと考えられること等を病院内倫理委員会（あるいは裁判所）が審理するという条件を追加します。6歳未満の場合は、「法的脳死判定」および「臓器摘出」を行なわないことを提案しています。さらに、B案として、15歳未満12歳以上の場合はA案と同じだが、12歳未満の場合は、「法的脳死判定」および「臓器摘出」を行なわないことを提案しています。この案は、意思表示しうる者の年齢を下げることにより、小児からの臓器移植を可能としようとするものです。なお、日本小児科学会も、森岡・杉本案と同様の考え方から、12歳以上の者の臓器移植に関する意思は尊重されるとします。

(4) 国会に提出されている法案

　第170回国会に出されている法案としては、中山太郎他5名が提出した「臓器の移植に関する法律の一部を改正する法律案」【A案】および、斉藤鉄夫他3名が提出した「臓器の移植に関する法律の一部を改正する法律案」【B案】があります。A案は、本人の拒否の意思表示がない場合には、遺族の承諾によって臓器摘出を可能とするというものです。B案は、臓器提供の部分について、現行法の枠組みを維持していますが、提供の意思表示をなしうるのは、12歳以上であるということを明らかにし、意思表示しうる者の年齢を下げることで小児移植を可能にしようとしています。A案B案に共通するのは、国及び地方公共団体が、移植医療に関する教育の充実、啓発を行うこと、および、親族への優先提供の意思表示を可能とすることですが、親族への優先提供については、移植臓器の公平な分配（臓器移植法2条4項には、移植機会公平の理念が規定され、ガイドラインにおいては、「移植医療に対する国民の信頼の確保のため、移植機会の公平性の確保と、最も効果的な移植の実施という両面からの要請に応えた臓器の配分が行われることが必要であることから、臓器のあっせんを一元的に行う臓器移植ネットワークを介さない臓器の移植は行ってはならないこと。」とされています。）という観点から、あるいは、親族へ移植させるために自殺をするという事態を誘発するのではないかという懸念から、今後慎重に議論していかなければなりません。なお、前述の世論調査においては、現在、臓器提供者が移植を受ける者を自由に指定できないことについて、「臓器を提供する意思を表示する者が、移植を受ける者を自由に指定できるようにするべき」と答えた者の割合が25.4％、「臓器を提供する意思を表示する者が、移植を受ける者を家族などに限った上で、自由に指定できるようにするべき」と答えた者の割合が29.1％、「臓器を提供する意思を表示する者が、移植を受ける者を自由に指定できるようにするべきではない」と答えた者の割合が33.2％となっています。

5 生体移植

(1) 生体移植の要件

　生体移植の要件については、臓器移植法に規定がないことから、一般法である刑法や民法から考えていくほかありませんが、生体からの臓器摘出は、健康な人の身体を本人への健康上の

メリットなしに傷つけることから、刑法上は傷害罪に該当し（刑法204条）、民法上は不法行為（民法709条）が成立しうる行為です。しかし、それでも、生体からの臓器摘出が違法とはされず、許されると考えられてきた理由、すなわち、その正当化根拠（あるいは刑法上の違法性阻却事由）とは、①移植の社会的相当性、②ドナーのインフォームド・コンセント、であり、移植の要件として、さらに、③レシピエントのインフォームド・コンセントが必要であると考えられており、これら①から③が生体移植の要件であると一般に考えられています。

　①の社会的相当性とは、ドナーからの臓器摘出は、レシピエントの救命・健康回復のために行われるので、社会的に正当な目的があり、かつ、移植による利益が、ドナーの被る不利益を上回っている場合には、社会的に相当な行為であるということです。この中には、移植が医学的妥当性を有することも含まれます。摘出が医学的に承認された方法に従って行われること、および、実施前に、必要に応じて倫理委員会等における検討がなされること等の方法・手続が適正であることも、臓器摘出を社会的に相当な行為とする要件になると考えられています。②は、いわゆる「被害者の同意」であり、摘出を受ける者が、摘出行為の内容、性質、危険性について十分に理解した上で、自由意思により承諾した場合（承諾の任意性がある場合）には、摘出行為が正当化、あるいは違法性が阻却されるということである。その前提としては、当然、摘出行為の内容、性質、危険性について十分に理解し、同意するだけの能力（承諾能力）が必要である。

　未成年者の承諾能力は、行為能力のように年齢によって画一的に判断することはできず、個別の事例に応じてその有無を判断していくものですが（承諾能力の相対性）、移植のドナーとなるための承諾能力については、通常の治療に対して承諾する能力よりも高度なものが要求され、慎重な判断が必要となってきます。この点に関して、日本移植学会倫理指針は、「未成年者ならびに精神障害者は対象としない」として、未成年者を原則としてドナーとしないこととしますが、特例として、ドナーが成人に匹敵する判断能力を有していることが精神科医等によって認められていること、十分な説明を受けた上で書面による同意をしていること、親権者からも書面による承諾が得られていること、および、倫理委員会の承認が得られていることを条件に、16歳以上の者からの臓器提供を認めています。このように承諾能力があるとされた未成年者の場合であっても、彼らの多くが両親に経済的に依存しており、親の希望に影響される可能性があるとして、同意の任意性には格別の注意をすべきであるという指摘がなされています。

(2) 病腎移植と医学的妥当性の要件について

　①の要件のうち、医学的妥当性の必要性については、病腎移植の問題との関係で議論がなされています。すなわち、個人の自律という観点からは、ドナーおよびレシピエントの十分なインフォームド・コンセントがある場合に、医学的妥当性の要件を充たさないとして病腎移植を禁止することは、「自己決定権」を減殺するものではないか、あるいはパターナリズムではないかという疑問が投げかけられ、刑法の立場からは、リスクを十分承知の上でレシピエントが承諾しているならば、危険の引き受け理論から、違法性が阻却されるという考え方も出てきます。これに対して、被害者の同意のみで違法性を阻却すると、承諾さえあれば、ドナーやレシピエントに

対するリスクを考慮せず移植が行われることになり、社会的に妥当ではないとする立場もあります。この立場は、移植全体が正当業務行為（刑法35条）として違法性阻却されるかを考慮するにあたって、医学的妥当性の要件も必要であるとします（あるいは、被害者の同意により違法性が阻却されるためには社会的相当性が必要であるとします）。同様の考え方から、ドナーおよびレシピエント保護を手続上確保しようとするものとして、病腎移植は、「実験的治療（医療）」の段階にあるものであるから、「プロトコール（筆者注：実験計画）作成の上で、ドナーとレシピエント双方についてインフォームド・コンセントの徹底をし、利益とリスクの衡量をしてリスクが著しく上回らないことを確認し、倫理委員会の審査を経て人体実験・臨床試験のルール（メディカル・デュープロセスの法理）に則って実施されるべき」であり、これらが充足されれば、正当化されるとする学説もあります。この学説は、倫理委員会の審査という点についても、厳格な第三者的倫理委員会の審査が必要であり、現段階では、施設内倫理委員会の審査だけで十分か否かについては疑問が残るとします。

　このように学説が分かれているのは、個人的法益（病腎移植の場合には、レシピエントの健康・生命が保護法益でしょうか。）について、本人の承諾だけで法益を放棄しうるのか、それとも社会的に相当と認められない限り、本人の承諾があっても違法性が阻却されないのかについて考え方が分かれること、および、自らリスクを承知の上であえて行った自己決定を尊重するべきか、それともリスクが高いということを理由にパターナリスティックな介入をする、すなわち、法により禁止をすべきかについて説が分かれることによります。ただ、医学的妥当性の点において病腎移植と類似しているドミノ肝移植（コラム参照）が行われていること、病腎移植の場合も、例えば、移植を受ければ、腎臓がんを近い将来発症する可能性が高いことをレシピエントがよく理解しているが、それでも、移植を受ければ少しでも症状が改善され、長く生きられるという最後の望みに賭けている場合には、その自己決定を尊重することが望ましいと考えることはできないでしょうか。移植医療が社会的に受容されるためには、もちろん、ドナーおよびレシピエントが守られることが必要であり、適正な手続に則って、ドナーおよびレシピエントの意思を確認していくことが絶対不可欠です。この点において、前述のメディカル・デュープロセスを保障する学説は参考になりますが、医学的妥当性についてまで倫理委員会の審査を必要とすべきかという点については、上記の通り学説は分かれています。また、適正な手続に則ってドナーおよびレシピエントの意思を確認するべきであるとしても、ドナーおよびレシピエントと一度も会うことのないような中立の倫理委員会のメンバーに、インフォームド・コンセントの徹底、すなわち、ドナーおよびレシピエントの自己決定が利益とリスクをきちんと衡量した上での、自由意思によるものであることの確保が審査できるかというと、これも現実には難しいといわれており、むしろ、何度もドナーおよびレシピエントと面接をする移植チームのメンバーの方が自由意思か否かを発見する能力があるということも指摘されています。しかし、移植チームのメンバーはドナーとの利益衝突があることから、その能力があるとしても、手続上彼らにその役割を担わせることは適切ではないでしょう。従って、今後、ドナーおよびレシピエントの自己決定が、自らリスクと利益を衡量した上での自由意思に基づくものであることを確保しうるための手続きについ

て更に議論がなされる必要があります。

　この問題については、厚生労働省のガイドラインが追加され、臨床研究に関する指針に則って行われる臨床研究以外には、病腎移植を行ってはならないこととなりました。すなわち、「疾患の治療上の必要から腎臓が摘出された場合において、摘出された腎臓を移植に用いるいわゆる病腎移植については、現時点では医学的に妥当性がないとされている。したがって、病腎移植は、医学・医療の専門家において一般的に受け入れられた科学的原則に従い、有効性及び安全性が予測されるときの臨床研究として行う以外は、これを行ってはならないこと。また、当該臨床研究を行う者は『臨床研究に関する倫理指針』（略）に規定する事項を遵守すべきであること。」（「臓器の移植に関する法律」の運用に関する指針（ガイドライン）の一部改正について（通知）（平成19年7月12日厚生労働省健康局長通知健発第0712001号）とされたのです。

(3)　ドナーの承諾の任意性確保について

　ドナーのインフォームド・コンセントについては、ドナーの承諾の任意性の確保が課題となっています。特に、臓器摘出行為は、ドナーに一方的な不利益しかもたらさないことから、身体に対する侵襲の適法要件としての承諾については、一般の医療よりも一層その自由性と正確性が強調されなければならないと言われています。この点に関して、ガイドラインの一部が改正され、生体からの臓器移植の取扱いに関する事項として、「臓器の提供の申し出については、任意になされ他からの強制でないことを、家族及び移植医療に関与する者以外の者であって、提供者の自由意思を適切に確認できる者により確認しなければならないこと。」とされ、ドナーおよびレシピエントに対する説明については、「提供者に対しては、摘出術の内容について文書により説明するほか、臓器の提供に伴う危険性及び移植術を受ける者の手術において推定される成功の可能性について説明を行い、書面で提供の同意を得なければならないこと。」「移植術を受ける者に対しては移植術の内容、効果及び危険性について説明し書面で同意を得る際には、併せて提供者における臓器の提供に伴う危険性についても、説明しなければならないこと。」とされ、ドナーおよびレシピエントの承諾の任意性を確保できるような手続が規定されています。

(4)　ドナーの要件：親等制限について

　なお、生体臓器移植の場合には、日本移植学会が倫理指針を定め、原則として、ドナーはレシピエントの親族に限定するとしています。しかし、2006年に発覚した宇和島徳洲会病院事件（コラム参照）においては、提供者とレシピエントとの間には親族関係がなかったが、レシピエントの内縁の妻を妻、提供者を妻の妹であるという偽りの説明が病院に対してなされており、病院側も、戸籍等による確認をしていませんでした。また、移植に関する説明および承諾が、書面に残されていなかったため、実際にどのような説明がなされたのか、ドナーの承諾の任意性が確保されたのか等の点が明らかにされませんでした。しかしながら、この事件において移植を行った医師は、日本移植学会の会員ではなかったため、倫理指針による拘束を受けていなかったのです。日本移植学会は、この事件を受けて、同年11月の理事会で、「生体移植の提供に関する補遺」

として、提供者の本人確認をする場合には、「同一世帯であれば基本的に保険証で確認可能であるが、別世帯の家族や親族、姻族となった場合、『顔写真つきの公的証明書』を所持していない場合は、倫理委員会に本人確認のための資料を提出し、倫理委員会が本人確認を決定する」ことを定めました。ただ、この倫理指針は、学会員を拘束するものですが、今回の事件では非学会員が行った移植の手続が問題となったことを踏まえ、厚生労働省は、ガイドライン変更を行い、親族確認については、「臓器の提供者が移植術を受ける者の親族である場合は、親族関係及び当該親族本人であることを、公的証明書により確認することを原則とし、親族であることを公的証明書により確認することができないときは、当該施設内の倫理委員会等の委員会で関係資料に基づき確認を実施すること。」とされ、親族以外の第三者から臓器提供がなされる場合については、「当該施設内の倫理委員会等の委員会において、有償性の回避及び任意性の確保に配慮し、症例ごとに個別に承認を受けるもの」とされました。ところで、日本移植学会が、生体移植のドナーをレシピエントの親族に限定すると規定する理由としては、以前は組織の適合性が挙げられていましたが、現在においては、その問題はなくなり、むしろ、レシピエントと近親関係にある者による提供の場合には、提供に対する承諾の任意性が確保される、すなわち、他からの強制や報酬の要素が排除されるという理由が挙げられます。しかし、現実には、レシピエントとの親族関係により、承諾の任意性が決まるわけではありません。確かに、報酬という要素については、宇和島徳洲会病院事件のように、親族でない者は、報酬目当てでドナーとなることを承諾する可能性が、親族よりも高いといえます。ただ、ドナーに対する強制という点では、むしろ親族からの有形無形の圧力の方が、無関係な第三者からの圧力よりも心理的にのしかかり、ドナー候補者の意思を束縛するものであるといえます。このため、日本移植学会が例外的に認める、親族以外の者がドナーとなる場合に関する倫理規定の枠組み（「当該医療機関の倫理委員会において、症例毎に個別に承認を受ける」というもの）をすべての事例について適用すべきであるという見解もあります。

6 設問2および設問3に対する解答例

　これは、病腎移植に医学的妥当性がないという考え方が強いことから、生体移植の要件（正当化根拠）をめぐって問題となります。前段の問題については、レシピエントとなるAの自己決定を尊重する立場からは、Aが病腎移植のリスクと利益についてきちんと利益衡量した上で行った自己決定であるならば、病腎移植が可能となります。これに対して、生体移植の要件として医学的妥当性を必要とする立場では、医学的妥当性があるとされない限り、病腎移植を行うことはできません。後段の問題については、ドナーが臓器提供に承諾する前提としての説明が、臓器摘出の必要がないにもかかわらず、臓器摘出を誘導したものであったため、その説明に基づくドナーの承諾には錯誤があるといえます（移植医による説明の妥当性も問題となります）。従って、ドナーの承諾は無効であることから、②の要件を充たさず、臓器移植は行われないべきでしょう。ただ、無効な承諾に基づいて摘出された臓器を移植することはできないのですが、既に

Bから臓器が摘出されていた場合には、当該臓器が無駄になってしまいます。このような場合に、どのような扱いをすることが適切なのかについて難しい問題が生ずることとなります。

> **コラム❸ ドミノ移植について**
>
> 　ドミノ移植とは、他者からの臓器移植を受けた患者から摘出された臓器を別の患者に移植するものです。ドミノ移植においては、レシピエントに対し、何らかの不全を抱える臓器を植え込むという点で、医学的妥当性を有するかが問題となりえますが、現在、家族性アミロイドポリニューロパシー（FAP）を発症し、肝移植を受けた患者から摘出した肝臓を用いたドミノ肝移植が行われています。このような場合にドミノ肝移植が承認されるのは、FAPでは、特殊なたんぱく質を作り出す以外、肝臓自体に問題はなく、移植しても発症まで20年から30年かかることから、余命が短いと診断された重度の肝臓病患者の延命措置として有効と判断されるからです。

　設問3のように、父親がドナーとなり、息子に対して腎臓の生体移植が行われ、移植術自体は成功したものの、担当医の術後管理が不適切であったためレシピエントである息子が肺水腫により死亡したという事件があります。父親はドナーとしての立場から、精神的損害に基づく損害賠償請求をしましたが、これが認められるかについては、ドナーと医療機関との契約の内容との関係で、ドナーに法的に保護されるべき利益があるか否かによって結論が異なってきます。この事件の第一審である東京地判平成12年2月28日（判時1732号7頁）は、ドナーが自己の腎臓が摘出されることをあえて承諾するのも、レシピエントの治療に供することを目的とするからであり、医療機関も、ドナーの期待を認識しており、「そうすると、右ドナーの期待も法的保護に値するというべきであり、かつ、摘出された腎臓をレシピエントに移植し、かつこれを適正に機能させるべく努めることは、右医療機関とドナーとの間においても、契約の重要な要素をなすというべきであるから、右医療機関は、ドナーから腎臓を摘出する際はもちろんのこと、摘出した腎臓を適正に機能させるための術後管理に必要な相当期間中もまた、レシピエントに対して適切な医療行為をすべき契約上及び不法行為法上の注意義務をドナーに対しても負っているというべきである。」（下線は筆者によります。）「したがって、右医療機関が、移植手術後、右相当機関内に術後管理における過失によりレシピエントを死亡させた場合、ドナーとの関係においても過失があるというべきであり、債務不履行及び不法行為に基づき、これによりドナーに生じた固有の損害を賠償する責任を負うというべきである。」として、右期待の下で腎臓摘出を承諾したのに、レシピエントが医師の過失により死亡し、腎臓提供が無に帰したことによる精神的損害を被ったという認定をしました。これに対して、控訴審である東京高判平成13年2月6日（判時1742号102頁）は、診療契約について、意思能力がない者の場合における代理人による契約等を除いて、どのような治療を受けるかは、患者本人のみが決定できることであり、患者以外の者は、「医療機関との間において、他者である患者の疾病を治療することを目的とする診療契約は締結することができない」とします。従って、レシピエントの術後管理に必要な期間を含め、レシピエントに対して適切な医療行為を行うことが、ドナーに対する医療機関の債務の内容となることはないとしました。つまり、ドナーから摘出された腎臓であっても、すでにレシピエントに移植された腎臓について、その機能を果たさせる債務はないとします。ドナーと医療機関との契約の内容には、東

京地裁のいうような「摘出された腎臓をレシピエントに移植し、かつこれを適正に機能させるべく努めること」が入らず、ドナーには、腎臓を適正に機能させる法的保護に値する期待がないということになります。よって、父親はドナーとしては損害賠償請求が認められませんでしたが、親として民法711条の慰謝料請求権が認められました。東京高裁は、ドナーと医療機関との間の契約と、レシピエントと医療機関との間の契約を峻別して、全く別々のものであると考えているのに対して、東京地裁は、臓器摘出から移植、術後管理までの一連の行為を全体として捉え、生体移植の性質を考慮し、ドナーと医療機関との間の契約の内容には、摘出された臓器を適正に機能させることまで含むとします。東京高裁の構成については、ドナーが民法711条の近親者でなかった場合、ドナーには何らの法的救済がありませんが、それが妥当なのか、契約を別々に考えることにより、摘出から移植の途中に過誤があった場合に、どちらの契約の範囲に属するかを決定しなければならないこと、この構成によると、レシピエントはドナーの腎臓摘出における過誤があった場合に、当事者としてその過誤を追求できなくなる可能性が出てくるなどの問題点が指摘されています。これに対して、東京地裁の構成は、ドナーの期待を媒介として、レシピエントの診療契約の内容をドナーの契約の中に取り込んでしまい、ドナーがレシピエントの体内にある臓器について利益を有するとすると、それがレシピエントの利益と衝突する可能性もあり（医師が臓器を機能させようとして、レシピエントが苦痛を被ることもあります。）、ドナーの有する利益をどこかで断ち切る必要があるという問題点（「術後管理に必要な相当期間」というのはいつまでか。）が指摘されています。

設問3に対する解答は、東京地裁と東京高裁、どちらの構成を採用するかによって異なってきます。生体移植におけるドナーと医療機関との間の契約の内容についてよく検討をしてみましょう。

コラム❹ 宇和島徳洲会病院（臓器売買禁止違反）事件

臓器移植法11条は、臓器売買を禁止しています。まず、①移植術に使用されるための臓器（以下、移植用臓器とする）を提供すること若しくはしたことの対価として財産上の利益の供与を受け、又はその要求もしくは約束をしてはならない（同条1項）。②移植用臓器の提供を受けること若しくは受けたことの対価として財産上の利益を供与し、又はその申し込み若しくは約束をしてはならない（同条2項）。③移植用臓器を提供すること若しくは提供を受けることのあっせんをすること、若しくはあっせんをしたことの対価として、財産上の利益の供与を受け、又はその要求若しくは約束をしてはならない（同条3項）。④移植用臓器を提供すること若しくは提供を受けることのあっせんを受けること、若しくは、あっせんを受けたことの対価として、財産上の利益を供与し、又はその申し込み若しくは約束をしてはならない（同条4項）。⑤臓器が、①～④のいずれかに違反する行為に係るものであることを知って、当該臓器を摘出し、又は移植術に使用してはならない（同条5項）。これらに違反すると、5年以下の懲役若しくは500万円以下の罰金、又はその併科に処されます（20条1項）。なお、交通、通信、移植術に使用されるための臓器の摘出、保存、若しくは移送又は移植術等に要する費用であって、移植用臓器を提供すること若しくはその提供を受けること又はそれらのあっせんをすることに関して通常必要であると認められるものは、①から④までの対価には含まれません（11条6項）。この罪は、国外犯（20条2項、刑法3条）の適用を受けるので、日本国民が海外で行っても処罰されます。現在捜査中の事件として、中国における臓器移植あっせんに関する事件があります（朝日新聞2008年11月12日夕刊）。

臓器売買禁止違反の事件としては、宇和島徳洲会病院で行われた生体腎移植の事件が世間の耳目を集めました。2006年10月1日、愛媛県警は、宇和島徳洲会病院で前年9月に生体腎移植を受

けた男性患者とその内縁の妻が、臓器提供者に謝礼として30万円と150万円相当の乗用車を譲渡したことが、臓器移植法の禁止する臓器売買に該当するとして、患者とその内縁の妻を逮捕しました。彼らはその後起訴され、松山地裁宇和島支部は、同年12月26日に、両人に対して、懲役1年執行猶予3年の判決を下し、これが確定しています。なお、提供者も、同年10月24日に、宇和島簡易裁判所で罰金100万円の略式命令を受け、30万円を追徴され、乗用車も没収されました。

7 今後の課題

　国際移植学会による「臓器取引と移植ツーリズムに関するイスタンブール宣言」(2008)（日本移植学会HP参照）にも触れられていますが、生体移植におけるドナーのケアとフォローアップが、今後益々重要となってきます。臓器移植ではなく末梢血幹細胞ドナーのケースですが、医師がドナーに対して安全性確保のために行われるフォローアップの説明を適切に行わず、それによってドナーがフォローアップを受ける自己決定権を侵害されたとして、慰謝料請求が認められた事例もあります（大阪地判平成19年9月19日判時2004号126頁）。日本移植学会も、2009年から腎臓など生体移植のドナーおよびレシピエントの健康情報を一括登録し、その後の容体の追跡調査を始めます（朝日新聞2008年12月24日夕刊）。なお、病腎移植をめぐっては、日本移植学会が病腎移植に対して非難声明を出したことが厚労省のガイドラインによる原則禁止につながったとして、腎不全患者らが、学会の幹部らを相手に、生存権や治療の選択権を侵害されたとして損害賠償を求める訴訟を松山地裁に提起したという報道がなされています（朝日新聞2008年12月10日夕刊）。

8 補筆

1. 臓器移植法の改正について

　2009年7月17日に、臓器移植法の改正法が公布されました（法改正までの経緯については、中山太郎『国民的合意をめざした医療－臓器移植法の成立と改正までの25年』（はる書房、2011）を参照のこと。）。改正法のうち、親族への優先提供に関する部分（6条の2）は、2010年1月17日より施行されました（ガイドラインでは、親族の範囲を民法よりも狭め「配偶者、子及び父母」とし、事実婚の配偶者は除くとされます。養子・養親については、特別養子縁組による場合にのみ範囲に含まれるとします。親族優先提供の意思表示については、特定の親族へ提供する意思表示がなされていた場合には、親族全体へ優先適用する意思表示であるとして取り扱うこととされました。特定の者に限定し、他の者への提供を拒否する意思が明らかである場合には、臓器摘出を見合わせることとしました。また、臓器提供のための自殺を抑止するために、優先提供の意思表示をして自殺した人からの親族への優先的な臓器あっせんはできないとされました。）。残りの部分については、2010年7月17日に施行されました。改正法の特徴は以下の通りです。第1に、最大のポイントは、本人の書面による拒否がなく、家族が摘出に対して書面により承諾する

場合にも臓器提供が可能となったことです（6条1項2号）。第2に、これと関連して、家族の同意があれば、15歳未満の者からの臓器提供も可能となりました。従来、小児の臓器移植が国内では困難であったのが、この変更により、制度的に大きな方向転換がなされました。第3に、親族への優先提供の意思表示規定の新設により、親族への優先的な移植の意思を書面により表示することが可能となりました（6条の2）。（甲斐克則「改正臓器移植法の施行とその後」法学セミナー672号（2010）34頁。座談会「改正臓器移植法の意義と課題」L&T45号（2009）4頁以下。）

　このような改正法の特徴から、以下のような課題が出てきます。第1に、脳死が一律に人の死とされたのかという問題です。（旧）臓器移植法では、「<u>その身体から移植術に使用されるための臓器が摘出されることとなる者であって脳幹を含む全脳の機能が不可逆的に停止するに至ったと判定されたもの</u>の身体」を脳死体と定義していましたが、改正法では、下線部が削除されています。そうすると、臓器移植以外の場合でも、脳死＝死といえるのでしょうか。この点については、脳死が人の死であることが改正法により明確にされたと考えるとしても（そうではないと考えることもできます。なぜなら、本人・家族が脳死判定を拒むときには脳死判定が行われないため（6条3項）、必ずしも脳死＝死とは言えないからです。）、臓器移植の枠を超えて統一的に脳死が人の死であると規定したとは断言できないと考えられています。つまり、（法的）脳死判定されたときに脳死とされる枠組みがあり、臓器提供のときには（法的）脳死判定がなされるから、そのときには人の死としての脳死が存在しますが、臓器提供以外の局面では、（法的）脳死判定が行われないため、脳死はないことになります。しかし、これについては、そのように目的に応じて人の生死が決定されることは、生と死の重みを理解しないものであり、脳死を一律に死とすべきであるという批判があります。第2に、臓器提供についての家族あるいは遺族の承諾が重視される結果、家族（遺族）に想像以上のプレッシャーがかかることになるという問題です。特に、普段から臓器提供について話し合っていなかった場合には、短時間のうちに決断を迫られることになります。これに対しては、適正な情報公開と家族の心理的動揺に対応するケアを行う専門家の整備・充実が不可欠となります。また、このような役割を担う遺族の意思決定については、それが死者の意思を代弁するものであると考えるのか、あるいは、遺族自身の判断なのかということが理論上の検討課題となりえ、さらに、後者の立場に立つならば、遺族がそのような判断をなしうるのは、どのような法的根拠に基づいているかを検討する必要が出てきます。第3に、前述の通り、親族に優先して臓器移植ができるということが、移植の公平性にどのような影響を与えるかということを調査・検討するという課題もあります（甲斐・同上、35頁）。

　なお、改正法の課題のうち、小児の臓器移植については、2010年7月17日に施行された臓器移植法施行規則および改正法の運用に関する指針（ガイドライン）の一部改正において、まず、小児の脳死判定基準については、小児の特性を踏まえ、①生後12週未満は、脳死判定を行わない。②一回目と二回目の判定間隔は24時間以上（6歳以上は6時間以上）とされました。次に、小児からの臓器提供を行う施設は、①救急医療等の関連分野において、高度の医療を行う施設であること、②虐待防止委員会等の虐待を受けた児童への対応のために必要な院内体制が整備されていることを要件とし、子ども専門病院を加えることとされました。さらに、改正法の附則5項（検

討）を受け、虐待を受けた児童への対応については、診療に従事する者は、診療過程において、チェックリストなどを活用し、虐待が行われた疑いがあるかを確認し、虐待の疑いがあると判断された場合には、臓器提供を行わないとされています。

　その他の重要な点として、ガイドラインにおいて、臓器提供を拒否する意思表示は、15歳未満のものであっても有効だとされています。これは、本人が拒否の意思表示をしている以上は、徹底的にこれを尊重しようとしたものです。これに対して、ガイドラインは、知的障害者等の臓器提供に関する有効な意思表示が困難となる障害を有する方については、年齢に関わらず臓器摘出を見合わせるとしています。これは、知的障害者「等」（その中にどのような人が入るのか明確ではありません。）については拒絶の意思を推定するというもので、知的障害者等の人権を守ろうという思想が背景にあります。しかし、彼らが臓器提供をしたいと考えている場合にも、一律に臓器提供を拒否する意思を推定することにより、逆に、彼らが、他の市民には許されている臓器提供をするという形での社会参加を妨げ、差別になるのではないかとの指摘もなされています。

　改正法が施行されてから、2010年12月末までの間に脳死臓器移植がなされたのは、29件です（ファクトブック・前掲2頁参照）。2011年4月に、初めて15歳未満の人（10代前半の少年）から脳死・臓器提供がなされ（朝日新聞2011年4月13日朝刊）、同年5月には、角膜以外では初となる、改正法に基づく親族優先腎移植（朝日新聞2011年5月9日朝刊）もなされました。

２．生体腎移植をめぐるスキャンダル

　生体腎移植をめぐっては、重い腎臓病の人（医師）と元暴力団員との間での養子縁組が行われた後に、医師が臓器の代金を支払って、元暴力団員をドナー、その医師をレシピエントとする生体腎移植が行われる予定であったことが発覚しました（この医師は、以前にも同様の手口で生体腎移植を受けていた模様です。）。この臓器移植法違反事件（臓器売買の禁止）を受けて、日本移植学会は、養子縁組や婚姻から一定の年数を経ていない場合は、生体移植を認めないよう、倫理指針を改定する方針を決めました（朝日新聞2011年6月30日）。

参考文献

① 岩志和一郎「脳死と臓器移植」『フォーラム医事法学Ⅰ』（尚学社、2001）
② 甲斐克則編『レクチャー生命倫理と法』（第9章「脳死・臓器移植」（辰井聡子執筆）、第10章「生体間移植」（粟屋剛執筆）（法律文化社、2010））
③ 城下裕二編『生体移植と法』（日本評論社、2009）
④ 厚生省保健医療局臓器移植法研究会監修『逐条解説　臓器移植法』（中央法規、1999）
⑤ 町野朔他編『臓器移植法改正の論点』（信山社、2004）
⑥ 町野朔他編『移植医療のこれから』（信山社、2011）
⑦ 小松美彦『脳死・臓器移植の本当の話』（PHP新書、2004）
⑧ 「特集・臓器移植法改正について」ジュリスト1393号（2010）38頁以下

関連ホームページ

① 森岡正博の生命学　http://www.lifestudies.org/jp/
② 日本移植学会　http://www.asas.or.jp/jst/（臓器移植の現状、倫理指針等について）
③ 臓器移植ネットワーク　http://www.jotnw.or.jp/

（永水裕子）

11 臨床試験・臨床研究

> **設問**
>
> 　Aさんは B 病院で診察を受け、C 医師から「卵巣がん」と診断されました。すぐに、入院して治療を受けることになりましたが、C 医師は手術をしても、腫瘍の完全な摘出は無理と判断し、抗がん剤の投与による化学療法を行なうことに決めました。
> 　ところで、C 医師は当時 D 製薬会社が開発中の抗がん剤の治験担当医でした。そのため、Aさんの治療にもその治験薬を用いました。しかし、入院してまもなく、Aさんは消化管内に感染症を併発して死亡しました。あとでわかったことですが、C 医師は「治験計画書」（プロトコール）に記載された用量を超える薬剤を投与していました。さらに、「治験計画書」が禁じている他の抗がん剤との併用も行なっていました。
> 　Aさんの遺族（夫や子）は、C 医師が A さんの同意を得ずに「臨床試験」（治験）を行ったこと、しかも、「治験計画書」に従っていなかったことから、A さんが無断で違法な治験に参加させられ、その結果、適切な医療を受けることができずに死亡したとして、B 病院と C 医師を相手に「損害賠償」を請求する訴訟を起こしました。裁判の結果はどうなるでしょうか。

キーワード☞臨床試験（治験）、治験計画書、説明同意、治療義務
参照条文☞民415条、民709条、民710条、民711条、民715条

1 はじめに 〜臨床試験・臨床研究とは〜

(1) 臨床試験（治験）

　新しい医薬品を開発するためには、その医薬品の有効性や安全性について試験をしなければなりません。その医薬品に効果（効能）があるのかどうか、また、より効果を発揮するためにはどのぐらいの量を用いればよいのか、さらに、その場合の副作用はどの程度かなどをあらかじめ調べるわけです。もちろん、はじめは動物を使って試験をしますが、動物と人間では、生体反応も異なりますし、体重も異なりますから、最終的には、人間を使って試験をすることになります。このような人間を使って行なう試験を「臨床試験」または「治験」と呼んでいます。ようするに、「人体実験」のことですが、「人体実験」というと、歴史的にアウシュビッツや細菌兵器を作るための違法な実験という意味がありますので、被験者（ボランティア）の同意を得た上での合法的な実験という意味で、「臨床試験」と呼ばれています。

「臨床試験」は、基本的につぎの3つに分類されます。

第1相試験 （PhaseⅠ）	治験薬をはじめてヒトに使用し、ヒトにおける安全性や薬物動態を検討します。 同意を得た健康な志願者（ボランティア）で行ないます。
第2相試験 （PhaseⅡ）	治験薬の有効性・安全性・薬物動態を検討します。 少数の患者で行ないます。
第3相試験 （PhaseⅢ）	験薬の有効性・安全性の確認のための比較対照試験（二重盲険法）を行ないます。 多数の患者で行ないます。

ところで、「薬事法」では、新しい医薬品を製造・販売する者は、品目ごとに、「厚生労働大臣の承認」（製造販売承認）を受けなければならないと定められています（薬事法14条）。承認に際しては、申請に係る医薬品等の「名称、成分、分量、構造、用法、用量、使用方法、効能、効果、性能、副作用その他の品質、有効性及び安全性に関する事項」について審査が行なわれます。

審査の結果、つぎのいずれかに該当する場合には「承認」は与えられません。
① 申請したとおりの効能、効果または性能を有すると認められないとき
② その効能、効果または性能に比して著しく有害な作用を有することにより、使用価値がないとき
③ 品質、性状が著しく不適当なとき

効能があれば、副作用があるのは当然ですから、副作用があるから医薬品として「不適当」ということにはなりません。「使用価値」（有用性）と比較して審査されるということです。

申請書には、「臨床試験」の試験成績に関する資料その他の資料を添付して申請しなければなりません。

なお、このような「承認」を受けて製造・販売された医薬品は、市販後も「再審査」「再評価」などの追跡調査を受けなければなりません。この「市販後調査」を第4相試験と（PhaseⅣ）と呼ぶこともあります。

(2) 臨床研究

医療において、疾病の診断方法や治療方法などを改善し、新しい方法を試みようとする場合も、最終的には、人間（患者）を対象としたテストが必要になります。この場合も、被験者（患者）の同意を得ずに実施すると、被験者の人権や福利を侵害するおそれがあります。そのため、「臨床試験」と同様に、被験者の人権や個人情報を保護するための基準が求められるようになりました。

わが国では、「臨床研究に関する倫理指針」（平成15年）が制定され、臨床研究に携わるすべての研究者が遵守すべき事項について定めています。そこでは、研究責任者が「臨床研究計画」を立案し、その適否について「倫理審査委員会」の意見を聴かなければならないこと、また、インフォームド・コンセントの取得に関する基準等が定められています。さらに、先端医療においても被験者の人権が侵害される危険性が大きいことから、「ヒトゲノム・遺伝子解析研究に関する倫理指針」（平成13年）や「疫学研究に関する倫理指針」（平成14年）などが制定されています。

2 ヒトを対象とする医学研究の倫理的原則（ヘルシンキ宣言）

　世界医師会は、1964年に開かれた第18回総会で、「ヒトを対象とする医学研究の倫理的原則」を採択しました。これが、有名な「ヘルシンキ宣言」です。「ヘルシンキ宣言」は、これまで何度も修正されていますが、現在は、「序言」（9項目）「医学研究のための基本原則」（18項目）「追加原則」（5項目）の全32項目から成り立っています。
　ここでは、そのなかから特に重要と思われる項目についてみておきましょう。

A　序言

- 「ヒトを対象とする医学研究においては、被験者の福利に対する配慮が科学的及び社会的利益よりも優先されなければならない」。
（過去の違法な人体実験は、「公共の利益」という名目のもとで実施されてきました。したがって、「被験者の人権」を重視しなければならないと強調しているわけです）。
- 「医学研究は、すべての人間に対する尊敬を深め、その健康及び権利を擁護する倫理基準に従わなければならない。弱い立場にあり、特別な保護を必要とする研究対象手段もある。経済的及び医学的に不利な立場の人々が有する特別のニーズを認識する必要がある。また、自ら同意することができないまたは拒否することができない人々、強制下で同意を求められるおそれのある人々、研究から個人的に利益を得られない人々及びその研究が自分のケアと結びついている人々に対しても、特別の注意が必要である」。
（医学研究では、患者が対象となりますが、患者は医師に対して基本的に弱い立場にあります。また、高齢者や幼児、障害者などを研究の対象としなくてはならない場合もあります。それらの人たちの人権については、とくに留意しなければなりません）。

B　すべての医学研究のための基本原則

- 「被験者の生命、健康、プライバシー及び尊厳を守ることは、医学研究に携わる医師の責務である」。
- 「すべてヒトを対象とする実験手続の計画及び作業内容は、実験計画書の中に明示されていなければならない。この計画書は、考察、論評、助言及び適切な場合に承認を得るために、特別に指名された倫理審査委員会に提出されなければならない。この委員会は、研究者、スポンサー及びそれ以外の不適当な影響を及ぼすすべてのものから独立していることを要する。この独立した委員会は、研究が行なわれる国の法律及び規制に適合していなければならない。委員会は進行中の実験をモニターする権利を有する。研究者は委員会に対し、モニターのための情報、特にすべての重篤な有害事象について情報を報告する義務がある。研究者は、資金提供、スポンサー、研究関連組織との関わり、その他起こり得る利害の衝突及び被験者に対する報奨についても、審査のために委員会に報告しなければならない」。

- 「ヒトを対象とする医学研究は、その目的の重要性が研究に伴う被験者の危険と負担にまさる場合にのみ行われるべきである。これは、被験者が健康なボランティアである場合はとくに重要である」。
- 「医学研究は、研究が行われる対象集団が、その研究の結果から利益を得られる相当な可能性がある場合にのみ正当とされる」。
- 「被験者はボランティアであり、かつ十分説明を受けた上でその研究プロジェクトに参加するものであることを要する」。
- 「法的行為能力のない者、身体的もしくは精神的に同意ができない者、または法的行為能力のない未成年者を研究対象とするときには、研究者は適用法のもとで法的な資格のある代理人からインフォームド・コンセントを取得することを要する。これらのグループは、研究がグループ全体の健康を増進させるのに必要であり、かつこの研究が法的能力者では代替して行うことが不可能である場合に限って、研究対象に含めることができる」。

（被験者になるかどうかは、基本的には、本人の自由な意思にもとづく自己決定にゆだねられますが、自己決定できない人を被験者にすることが必要な場合もあります。たとえば、小児や認知症者の医薬品を開発する際には、最終的には小児や認知症の患者で有効性や安全性の試験をしなければなりませんが、その場合は、小児や患者にとって有益な試験に限って代諾が許されることになります）。

C　メディカル・ケアと結びついた医学研究のための追加原則

- 「医師が医学研究をメディカル・ケアと結びつけることができるのは、その研究が予防、診断または治療上価値があり得るとして正当であるとされる範囲に限られる。医学研究がメディカル・ケアと結びつく場合には、被験者である患者を守るために更なる基準が適用される」。
- 「新しい方法の利益、危険性、負担及び有効性は、現在最善とされている予防、診断及び治療方法と比較考量されなければならない。ただし、証明された予防、診断及び治療方法が存在しない場合の研究において、プラセボの使用または治療しないことの選択を排除するものではない」。
- 「患者治療の際に、証明された予防、診断及び治療方法が存在しないときまたは効果がないとされているときに、その患者からインフォームド・コンセントを得た医師は、まだ証明されていないまたは新しい予防、診断及び治療方法が、生命を救い、健康を回復し、あるいは苦痛を緩和する望みがあると判断した場合には、それらの方法を利用する自由があるというべきである。可能であれば、これらの方法は、その安全性と有効性を評価するために計画された研究の対象とされるべきである。すべての例において、新しい情報は記録され、また適切な場合には、刊行されなければならない。この宣言の他の関連するガイドラインは、この項においても遵守されなければならない」。

（日本医師会訳　日本医師会ホームページ　http://www.med.or.jp）

コラム❶ 脳死者と臨床試験

　外国には、脳死者を臨床試験の被験者にすれば都合がよいという学者もいます。解剖すれば、医薬品の効果を調べることができるからだそうです。脳死体の有効利用ということでしょうか。日本の「臓器移植法」は、脳死体を死体とはみなしていません。そのため、脳死体から臓器を摘出するためには「本人の意思（生前の意思）」が必要とされています。日本で「ドナーカード」が必要なのは、そのためです。しかし、世界には脳死体を死体とみなす国もあります。そんな国では、死体を医学のために使うのは問題がないのではないかという考えも生まれます。脳死は人間の死なのかという問題は、臨床試験における「脳死体の利用」という視点からも考えねばならない重要な問題です。

コラム❷ 特定保健用食品

　最近は、「特定保健用食品」の申請にも安全性や有効性を確認するデータの添付が義務付けられるようになりました。食品とはいえ自然食品とはまったく異なるからです。その安全性や有効性を長期間にわたってテストをするには、施設に入っている人たちは絶好の条件になります。テストに参加してもらえば施設の収入にもなるし、利用者の利益にもなるといわれると施設としても乗り気になることでしょう。しかし、それを防止するのが「ヘルシンキ宣言」です。実施される試験が入所者にとって必要かつ有益な試験なのかどうか、施設の管理者は慎重に判断しなければなりません。食品だから、本人も家族も承諾しているのだからいいということにはならないのです。なぜなら、施設入所者の場合は（家族も）、「意思決定の自由」がないからです。こんな当たり前のことでさえ、なかなか理解されていないのがわが国の現状です。

---

3 医薬品の臨床試験の実施の基準（GCP）

　医薬品の臨床試験に関する法令として、「医薬品の臨床試験の実施の基準に関する省令」があります。「薬事法」の規定を受けて定められたものですが、この省令をGood Clinical Practiceの頭文字をとって「GCP」と呼んでいます。

　GCPは、1997年（平成9年）に制定されましたが、2008年（平成20年）に大幅な改正が行われました。治験依頼者（製薬企業）の責務や治験実施機関（病院等）の責務および治験責任医師の責務などについて定めています。

(1)　**GCPの目的**

　GCPの目的は、「被験者の人権の保護、安全の保持及び福祉の向上を図り、治験の科学的な質及び成績の信頼性を確保」するため、「医薬品の臨床試験の実施に関わる基準」を定めることにあります（同1条）。

　①　「被験者の人権の保護、安全の保持及び福祉の向上」

　すでにみたように、被験者には、治験薬の安全性をテストするための健康なボランティアと治験薬の有効性を確かめるための被験者としての患者という2つの区分がありますが、いずれも、人体を用いた試験ですので、被験者の「人権の保護」と生命や健康に対する「安全の確保」が重

要になります。

「ヘルシンキ宣言」も示しているように、健康なボランティアの場合は、自分の意思で治験に志願するわけですから、「自由な意思」の確保が欠かせない要件になります。また、被験者が患者の場合は自己の病気の治療に役立つという「患者の利益」が尊重されなければなりません。いいかえれば、製薬企業や医療機関、医師の利益が優先することがないように、厳格な基準のもとで実施されなくてはならないということです。

今日では、個人の基本的人権を保障する「憲法」にしたがい、「生命の尊重と個人の尊厳」（生命と人格の尊重）という法の理念のもとで、医療においても患者の人権を保護する必要性がひろく認められるようになりました。医薬品の臨床試験や医学的な臨床研究に携わる人たちは、このような「法の理念」を理解し、「被験者の人権」に細心の注意を払う必要があります。

② 「治験の科学的な質及び成績の信頼性を確保」

つぎに、治験をもとに製造される医薬品は人体にきわめて大きな作用を及ぼす物質ですから、科学的に信頼のおけるものでなくてはなりません。かつては、データの改ざんや捏造など、およそ医療や医薬品の製造に携わる者として信じられないような出来事もありました。そのため、製薬企業や医療機関および医師の責務を法令で具体的に定め、違反者に罰則を課す必要がでてきたのです。

CCPは、「治験依頼者の責務」、「治験実施医療機関の責務」、「治験責任医師の責務」について、つぎのように規定しています。

(2) 治験依頼者の責務

治験依頼者（製薬企業）の責務について、GCPは以下のように規定しています。

① 「治験業務手順書」

治験依頼者は、治験実施計画書の作成、実施医療機関及び治験責任医師の選定、治験薬の管理、副作用情報等の収集、記録の保存その他の治験の依頼及び管理に係る業務に関する手順書を作成しなければならない（同4条）。

② 「治験実施計画書」

治験実施計画書には、治験の目的、被験薬の概要、治験の方法、被験者の選定に関する事項、原資料の閲覧に関する事項などを記載しなければならない（同7条）。

③ 「治験薬概要書」

治験薬概要書には、被験薬の品質、有効性及び安全性に関する事項を記載しなければならない（同8条）。

④ 「説明文書の作成依頼」

治験依頼者は、治験責任医師となるべき者に対して、「説明文書」の作成を依頼しなければならない（同9条）。

⑤ 「被験者に対する補償措置」

治験依頼者は、あらかじめ、治験に係る被験者に生じた健康被害の補償のために保険その他の

必要な措置を講じておかなければならない（同14条）。
　⑥　「総括報告書」
　治験依頼者は、治験を終了し、又は中止したときは、「総括報告書」を作成しなければならない（同25条）。

(3)　治験実施医療機関の責務
　つぎに、治験を実施する医療機関（病院等）の責務についてみておきましょう。
　①　「治験実施医療機関」の要件
　治験を実施する医療機関は、次の要件を満たしていなければなりません（同35条）。
　　1)　十分な臨床観察及び試験検査を行なう設備・人員を有していること。
　　2)　緊急時に被験者に対して必要な措置を講ずることができること。
　　3)　治験責任医師等、薬剤師、看護師その他治験を適正かつ円滑に行なうために必要な職員が十分に確保されていること。
　②　「治験審査委員会」の設置
　実施医療機関の長は、治験を行なうことの適否その他の治験に関する調査審議をするため、「治験審査委員会」を設置しなければならない（後述）。
　③　「治験の中止等」
　実施医療機関の長は、治験依頼者から通知を受けたときは、直ちにその旨を「治験審査委員会」等に文書により通知しなければならない（同40条）。
　④　「記録保存責任者」
　実施医療機関の長は、「記録保存責任者」を置かねばならない（同41条）。

(4)　治験責任医師の責務
　つぎに、治験業務を統括する「治験責任医師」の責務についてみておきます。
　①　「治験責任医師」の要件
　治験責任医師は、次の要件を満たしていなければならなりません（同42条）。
　　1)　治験を適正に行なうことができる十分な教育及び訓練を受け、かつ、十分な臨床経験を有すること。
　　2)　治験実施計画書、治験薬概要書等に記載されている治験薬の適切な使用方法に精通していること。
　　3)　治験を行なうのに必要な時間的余裕を有すること。
　②　「治験分担医師等」
　治験責任医師は、当該治験に係る治験分担医師又は治験協力者が存する場合には、分担する業務の一覧表を作成しなければならない（同43条）。
　③　「被験者となるべき者の選定」
　治験責任医師は、次に掲げるところにより、被験者となるべき者を選定しなければならない

(同44条)。
1) 倫理的及び科学的観点から、治験の目的に応じ、健康状態、症状、年齢、同意の能力等を十分に考慮すること。
2) 同意の能力を欠く者にあっては、被験者とすることがやむを得ない場合を除き、選定しないこと。
3) 治験に参加しないことにより不当な不利益を受けるおそれがある者を選定する場合にあっては、当該者の同意が自発的に行なわれるよう十分な配慮を行なうこと。

④ 「被験者に対する責務」
1) 治験責任医師等は、治験薬の適正な使用方法を被験者に説明し、かつ、必要に応じ、被験者が治験薬を適正に使用しているかどうかを確認しなければならない。
2) 治験責任医師等は、被験者が他の医師により治療を受けている場合には、被験者の同意の下に、被験者が治療に参加する旨を当該他の医師に通知しなければならない。
3) 実施医療機関の長及び治験責任医師等は、被験者に生じた有害事象に対して適切な医療が提供されるよう、事前に、必要な措置を講じておかなければならない。
4) 治験責任医師等は被験者に有害事象が生じ、治療が必要であると認めるときは、その旨を被験者に通知しなければならない(同45条)。

⑤ 「症例報告書」
治験責任医師等は、治験実施計画書に従って正確に症例報告書を作成し、これに、記名捺印し、又は署名しなければならない(同47条)。

4 治験審査委員会(IRB)

「治験審査委員会」は、治験における被験者の人権と安全を守り、治験の科学的正当性や信頼性について調査・審議するための機関です。

(1) 治験審査委員会の設置

治験を実施する医療機関の長は、治験を行なうことの適否その他の治験に関する調査審議を「治験審査委員会」に行なわせなければならないとされています(同27条)。

治験依頼者(製薬企業)と治験実施医療機関(病院)の間だけで実施すると、被験者の人権よりも、企業の利益や医師の研究が優先される危険があるため、中立的な機関として、「治験審査委員会」の設置が義務付けられているわけです。

(2) 治験審査委員会の構成

① 治験審査委員会は、以下の要件を満たしていなければなりません(同28条1項)。
1) 治験について倫理的及び科学的観点から十分に審議を行なうことができること。
2) 5名以上の委員からなること。
3) 委員のうち、医学、歯学、薬学その他の医療又は臨床試験に関する専門的知識を有する

者以外の者（次号及び第5号の規定により委員に加えられている者を除く）が加えられていること。

＊倫理的な観点から審議を行なうため、哲学や倫理学、法学などの専門家、及び被験者の代弁者としての市民の参加が望まれます。

  4) 委員のうち、実施医療機関と利害関係を有しない者が加えられていること。
  5) 委員のうち、治験審査委員会の設置者と利害関係を有しない者が加えられていること。

② 治験審査委員会の設置者は、委員長の選任方法や会議の運営等について記載した「手順書」、「委員名簿」ならびに「会議の記録」及びその概要を作成し、「手順書」に従って業務を行なわせなければならない（同28条2項）。

 平成21年4月から、「手順書」「委員名簿」および「会議の記録」を公表するようになりました。
③ 治験審査委員会の設置者は、治験審査委員会の事務を行なう者を選任しなければならない（同28条3項）。

(3) 治験審査委員会の会議

① 次に掲げる委員は、審査の対象となる治験に係る審議及び採決に参加することができない（同29条）。
  1) 治験依頼者の役員又は職員その他の治験依頼者と密接な関係を有する者
  2) 自ら治験を実施する者又は自ら治験を実施する者と密接な関係を有する者
  3) 実施医療機関の長、治験責任医師等又は治験協力者
② 審議に参加していない委員は、採決に参加することができない。

(4) 治験審査委員会の審査

① 実施医療機関の長は、当該実施医療機関において治験を行なうことの適否について、あらかじめ治験審査委員会の意見を聴かなければならない（同30条1項）。
② 実施医療機関の長は、治験審査委員会に調査審議を行なわせることとする場合には、あらかじめ、文書により当該治験審査委員会の設置者との契約を締結しなければならない（同30条2項）。

(5) 治験審査委員会の責務

治験審査委員会は、実施医療機関の長から意見を聞かれたときは、審査の対象とされる治験が倫理的及び科学的に妥当であるかどうかその他当該治験が当該実施医療機関において行なうのが適当であるかどうかを、次の資料に基づき審査し、文書により意見を述べなければなりません（同32条）。

  1) 「実施医療機関の長に提出する文書」
  「治験実施計画書」・「治験薬概要書」・「症例報告書の見本」・「説明文書」・「治験責任医師等の氏名を記載した文書」・「治験の費用の負担について説明した文書」・「被験者の健康被害の補償について説明した文書」など

2) 「被験者の募集の手順に関する資料」
3) 「治験を適正に行なうために重要な情報を記載した文書」
4) 治験責任医師となるべき者の履歴書
5) その他、当該治験審査委員会が必要と認める資料

(6) 治験審査委員会の意見

① 実施医療機関は、治験審査委員会が治験を行なうことが適当でない旨の意見を述べたときは、治験の依頼を受け、又は治験の実施を承認してはならない（同33条1項）。

② 実施医療機関は、治験審査委員会が治験を継続して行なうことが適当でない旨の意見を述べたときは、治験の契約を解除し、又は治験を中止しなければならない（同33条2項）。

③ 実施医療機関の長は、治験審査委員会が当該実施医療機関において当該治験が適切に行なわれていない旨又は適切に行なわれていなかった旨の意見を述べたときは、必要な措置を講じなければならない（同33条3項）。

(7) 記録の保存

治験審査委員会を設置した者は、「手順書」「委員名簿」「会議の記録及びその概要」「契約に関する資料」等の資料を製造販売の承認を受ける日又は治験の中止もしくは終了の後3年を経過した日のいずれか遅い日までの期間保存しなければならない。

最低でも、3年間は保存しなければならない。

5 説明同意文書

治験責任医師等は、被験者となるべき者を治験に参加させるときは、あらかじめ治験の内容その他の治験に関する事項について当該者の理解を得るよう、文書により適切な説明を行い、文書により同意を得なければなりません（同50条）。

＜説明同意文書の例＞

治験実施計画書番号：〇〇
作成年月日：〇年〇月〇日

「被験者（ボランティア）に対する説明同意文書」

1. 治験の目的について
   この治験は、試験・研究を目的としています。
   臨床上の利益はありません。
2. 治験の方法について
   この治験は、健康な成人男女を対象として、治験薬の薬物吸収量、薬物吸収速度を調べます。
3. 治験薬について
   この治験薬は、〇〇が主成分で、〇〇病の治療薬として開発され、製造販売承認を得て、発売を予定しているものです。

4．事前の審査について
　　この治験に参加していただく方に、事前健康診断（医師による問診・視診・聴打診）・生理学的検査（体温・血圧・脈拍・心電図）、臨床検査（血液検査・尿検査）を受けていただきます。
5．自由意思による同意について
　　この治験に参加するかどうかは自由意思で決めてください。
　　同意はいつでも撤回することができます。
6．治験審査委員会について
　　この治験に参加していただく方の安全性や人権について、下記の治験審査委員会の承諾を得ています。なお、治験審査委員会で審査された資料等は閲覧が可能です。
　　　　　　　　　　　　　　　　　　　　　　　　　　○○病院　治験審査委員会
7．試験のスケジュールについて
　　○月○日から○泊○日で行ないます。
8．予想される危険について
　　予想される有害事象（副作用）は下記のとおりです。
　　有害な事象が発生したときは、すぐに治験責任医師に知らせてください。ただちに、適切な対応をいたします。
9．参加の取りやめについて
　　治験への参加をいつでもとりやめることができます。
　　参加をとりやめても不利益を受けることはありません。
10．プライバシーの保護について
　　治験で知り得た情報は、医薬品の製造販売の承認を得るための資料として使用しますが、あなたのプライバシーおよび個人情報が外部に漏れることはありません。
11．補償について
　　健康上の被害が発生したときは治療を行います。
　　医療費は治験の依頼者（製薬企業）が負担します。
12．謝礼について
　　本治験に対する謝礼（治験参加協力費）は、治験の依頼者である○○製薬が支払います。
13．試験に対する問い合わせ先について
　　治験担当医師
　　治験の相談窓口
14．注意・遵守事項について
　　治験に参加していただくにあたって、以下の注意事項を守ってください。
　　　　　　　（略）
＜説明者の署名または記名・捺印＞
私は、本説明文書に基づき本治験について説明いたしました。
○年○月○日　　　　　治験責任医師　　○○　○○　㊞

「　同　意　書　」

○○病院　院長　　○○　○○　殿

私は、「○○の治験」に参加するにあたり、治験責任医師から以下の点について十分な説明を受けました。
1．治験の目的について
2．治験の方法について
3．治験薬について
4．事前の審査について

5. 自由意思による同意について
6. 治験審査委員会について
7. 試験のスケジュールについて
8. 予想される危険について
9. 参加の取りやめについて
10. プライバシーの保護について
11. 補償について
12. 謝礼について
13. 試験に対する問い合わせ先について
14. 注意・遵守事項について

以上について、十分理解し、納得した上で、みずからの意思に基づいて本治験に参加することに同意します。

　　　　　○年○月○日　　　　　　署名　　○○　○○

6 設問に対する解答例

(1) 臨床試験と「説明同意文書」

　まず、臨床試験（治験）を実施する場合には、治験に携わる医師（治験担当医）は被験者である患者にその旨を説明し、同意を得なければなりません。なぜなら、開発中の医薬品は、まだ安全性や有効性が確立していませんし、あくまでも、試験段階なので、患者の治療に効果があるかどうかはまだわからないからです。そのため、医師は治験薬の安全性や有効性について、また、他の標準的な治療法ではなく治験薬を使用する理由などについて十分な説明をし、そのうえで、患者本人から「同意」を得なければなりません。設例では、そのような「説明と同意」があったかどうかが問題になります。このようなトラブルを防止するため、「説明と同意」は必ず治験担当医が文書（「説明同意文書」）で行なわなければならないことになっています。

　説明と同意のない臨床試験は違法であり、医師の「説明義務違反」に当たります。

(2) 臨床試験と「治験計画書」

　つぎに、臨床試験を実施する場合、治験担当医は「治験計画書」（プロトコール）に従って実施しなければなりません。そうしないと、被験者である患者の安全性が保たれないおそれが大きいからです。もっとも、医師には「治療義務」がありますから、「治験計画書」と異なる治療を必要とする場合も考えられます。しかし、「治験計画書」と異なる医療行為を実施する場合は、その旨をあらためて患者に説明し、あわせて、その必要性などについても説明したうえで、同意を得て実施しなければなりません。さらに、「治験計画書」と異なる医療行為を実施した場合は、その患者を被験者から脱退させなければなりません。そうしないと治験薬のデータにはならないからです。

　設例では、C医師は「治験計画書」記載の量を超えた高用量の薬剤を投与し、「治験計画書」

が禁じている他の抗がん剤との併用も行なっていました。これでは、明らかに治験担当医としての義務違反ということになり、「違法な治験」ということになります。

(3) 臨床試験と「治療義務」

ところで、C医師としては患者の治療を優先したので、「違法性」はないと主張するでしょう。

しかし、設例では、患者の容態が悪化しているにもかかわらず、治験を継続している点が問題になります。少なくとも、患者の生命に危険が生じている場合は、すみやかに治験を中止し、通常の治療に切り替えなければなりません。そうしないと、医師の「治療義務違反」になります。

また、通常の（標準的な）医療を実施しなかった場合は、「当時の医療水準」に従った医療が行なわれなかったことになり、この点でも、C医師には「過失」があったということになると考えられます。裁判では、医師と病院に「慰謝料」の支払が命じられることになるでしょう（名古屋地裁平成12年3月24日判決「医事法判例百選49」、名古屋高裁金沢支部平成17年4月13日判決「医事法判例百選50」）。

7 今後の課題

近年、臨床試験を欧米で行なう日本の企業が増加しています。これは、「治験の空洞化」といわれる現象です。その原因として、①治験にかかる時間が長いこと　②治験の質がよくないこと　③治験にかかる費用が高いことなどが指摘されています（加藤良夫　編著「実務　医事法講義」民事法研究会388頁）。日本では、治験の被験者（ボランティア）が集まりにくいことも原因のひとつです。しかし、だからといって、日本の企業が他国のボランティアに頼るのも問題ではないでしょうか。

たとえば、「人工臓器」の開発について考えてみても、日本では、臓器の提供者が少なく、なかなか「移植医療」が進みません。そのため、他国に率先して「人工臓器」の開発に取り組むべきではないかと考えられるのですが、国内で治験を行なえないようでは、研究開発も進みません。また、わが国は世界に先がけて高齢化が進んでおり、アルツハイマー病などの予防や治療に力を注ぐ必要があります。このように、新しい医薬品や医療技術を開発していくことは、わが国の医療の発展にとって大きな課題ですが、それは、製薬企業や医療関係者だけの問題ではなく、現に疾病に悩まされている人たちにとってこそ望まれることでしょう。その意味でも、被験者の人権を尊重した治験のシステムを国内で確立する必要があります。

さらに、遺伝子解析や遺伝子治療、万能細胞の発見や再生医療の発達など、医療は目覚しい進展をみせています。これらは、いずれも生命倫理や個人の遺伝情報に深くかかわる問題だけに、いっそう慎重な対応が求められます（「ヒトゲノム・遺伝子解析研究に関する倫理指針」平成17年6月改正）。医事法の大きな課題です。

参考文献

① 加藤良夫　編著「実務　医事法講義」民事法研究会（2005）
② 吉田謙一　著「事例に学ぶ法医学・医事法（改訂版）」有斐閣ブックス（2008）
③ 宇津木・塚本編「フォーラム医事法学Ⅰ」尚学社（2001）

関連ホームページ

① 日本医師会訳「ヘルシンキ宣言」（http://www.med.or.jp）

（久々湊晴夫）

12 看護と介護

設問

　Ａさんは脳梗塞の後遺症で寝たきりの状態です。嚥下障害があり誤嚥性肺炎を頻回に繰り返すため胃ろうを造設し、妻のＢさんが１日に３回、胃ろうから液状の栄養剤を注入しています。Ｃさん（訪問介護員養成研修２級課程修了）は訪問介護員として１年前からＡさん宅を担当しており、Ｂさんから家族のように信頼されています。この度、親戚の法事でＢさんが２日間家を留守にすることになりました。Ｂさんが留守の間、訪問介護員のＣさんは、胃ろうから栄養剤を注入することをＢさんから頼まれました。注入方法は特別な技術を要するものではなく、Ｃさんも安全に行うことができます。この場合、Ｃさんが胃ろうから栄養剤を注入することは法的に認められているでしょうか。

キーワード☞専門看護師、認定看護師、介護福祉士、訪問介護員
参照条文☞保健師助産師看護師法５条、９条、14条、31条、社会福祉士及び介護福祉士法２条、３条、32条

1 はじめに～看護と介護の現状～

(1) 看護の現状

　わが国における最初の看護教育機関は1885（明治18）年に創設された有志共立病院看護婦教育所です。1881年、高木兼寛は成医会講習所（のちの東京慈恵会医科大学）を創設して医学教育を開始するとともに、有志共立病院を設立して診療にあたりました。その４年後、同病院にナイチンゲールの看護教育の流れをくむ有志共立病院看護婦教育所をつくり、看護婦の養成を開始し、1888年に近代看護教育を受けたわが国最初の看護婦が誕生しました。第二次世界大戦が終結し1948（昭和23）年になると、保健婦、助産婦及び看護婦の資質を向上し、医療及び公衆衛生の普及向上を図ることを目的とした保健婦助産婦看護婦法が、アメリカ主導で制定されました。この法律はわが国の実状からかけ離れた高いレベルの看護教育を想定しており、看護婦不足に陥ることが懸念されました。このため看護の即戦力の養成を目的とした准看護婦制度が1951（昭和26）年に創設され、わが国における看護婦の養成は３年間の看護婦課程と２年間の准看護婦課程が並立するかたちとなりました（なお、男性看護職の増加にともない、2001年に保健婦助産婦看護婦法が保健師助産師看護師法に改題され、看護婦は看護師へ名称が変更されました）。

　准看護師が上級資格である看護師資格を取得する道も開かれており、准看護師資格をもつ者が看護師２年課程（全日制）あるいは３年課程（半日または隔日授業のため働きながら通学可能）を卒業すると看護師国家試験の受験資格を得ることができます。看護師資格を得るには、卒業

後、看護師国家試験に合格する必要があります。平成16年度には就業経験10年以上の准看護師を対象として看護師2年課程の通信制が開設され、経験豊富で高い技術をもつ准看護師が看護師国家試験の受験資格を得やすくなるよう配慮されています。

看護師の養成は看護専門学校の3年課程が中心ですが、医療の高度化・専門分化に対応するため、近年では看護系大学における4年課程が増加しています。日本看護系大学協議会（国・公・私立の4年制大学において、保健師、助産師、看護師の国家試験受験資格を取得することができる看護学教育を行っている大学を会員とする協議会）に加盟する看護系大学は、平成22年末には193校に達しています。

また、日本看護協会は、高度化・専門分化が進む医療現場における看護の多様化への対応および看護の質の向上を目的として、専門看護師、認定看護師、認定看護管理者の3つの資格を創設しました。専門看護師の認定制度は1994（平成6）年に創設され、1996年に第1回の認定が行われました。これはアメリカの専門看護師（CNS：Clinical Nurse Specialist）をモデルにしたもので、大学院の修士課程を修了した者を対象にしています。専門看護師の役割は、①専門看護分野における看護の実践、②看護職者に対する教育、③看護職者を含むケア提供者に対する相談、④保健医療福祉関係者間の調整、⑤倫理問題の解決、⑥研究活動など多岐にわたります。専門看護師は看護職だけではなく他職種と協力して、総合的な看護のレベルアップに貢献する職種といえます。2010年末日時点で615名が登録され、その多くは臨床の現場で働いています。

専門看護師の認定を受けるには大学院修士課程修了が条件であるため、養成が急には進まないと考えられたこと、医療の専門分化にともない特定の看護分野において実践能力の高い看護師を養成する必要があったことから、専門看護師制度開始の翌年（1995年）に、認定看護師制度が創設されました。認定看護師の役割は、①特定の看護分野における看護の実践、②看護職者に対する指導、③看護職者に対する相談です。近年、看護師が患者から症状を聞き、生活指導を行う看護外来を設ける病院が増加しています。特にがん看護や糖尿病看護などの特定分野で専門的な知識や技術をもつ認定看護師の活用が進んでいます。看護外来は医師不足対策や医療の効率化につながり、また患者が生活全般について時間をかけて相談することができるので、患者にとっても有益であると期待されています。

専門看護師になるには、看護師・保健師・助産師のいずれかの免許をもち、実務経験通算5年以上（うち3年は特定分野の経験を有すること）の者が、看護系大学院修士課程専門看護師コース（2年間）を修了後、1年以上の特定分野の実務を経て、専門看護師認定試験に合格しなければなりません。認定看護師の場合は、看護師・保健師・助産師のいずれかの免許をもち、実務経験通算5年以上（うち3年は特定分野の経験を有すること）の者が、日本看護協会認定看護師養成課程（6か月）またはそれと同等と認められる教育を修了し、認定看護師認定試験に合格する必要があります。2010年2月に認定看護分野に慢性呼吸器疾患看護分野および慢性心不全看護分野が特定され、専門看護10分野、認定看護21分野となっています。

高度な専門教育を受けた看護師がその専門性を発揮するには、現行の法体系のもとでは大きな制約があり、その専門性を発揮できないとの指摘があります。アメリカでは1960年代に医師不足

や医療費の高騰が社会問題化したときに、プライマリケアを提供するナースプラクティショナー制度が導入されました。ナースプラクティショナーは、大学院において専門的な教育を受けた専門性の高い看護職で、一般的な疾患に対する初期対応を行う専門職です。問診や医療機器を用いる検査、薬物の処方などを行うことが認められています。わが国でも、ナースプラクティショナーが活動できるような法体系の整備を図るべきであるとの意見もあります。看護師の専門性を生かし、看護外来の活用やナースプラクティショナー制度の導入など、看護師の自立性を重んじる方向で業務分担を考えることは、医師の負担を軽減し医療の効率化につながると考えられます。

コラム❶ 胃ろう

　脳梗塞による嚥下障害など口から食事を摂取できない状態のときに、管を通して液状の栄養剤を消化管に注入する方法を経管栄養といいます。鼻から入れた管を咽頭、食道を経て先端を胃に留置し、この管を通して液状の栄養剤を胃へ注入する「経鼻栄養」と手術により腹部に穴をあけ胃とつなぎ（この穴を「胃ろう」といいます）、胃ろうを通して胃へ栄養剤を注入する「胃ろう栄養」があります。経管栄養が長期に及ぶ場合は、患者が自分で管を引き抜いたり、唾液を誤嚥することを避けるため、一般的に胃ろう栄養が選択されます。高齢者の増加にともない、今後胃ろう栄養を必要とする被介護者が増加すると考えられています。

---

(2) 介護の現状

　老年人口（65歳以上の高齢者人口）が全人口に占める割合（高齢化率）が7％を超えると高齢化社会といい、さらに14％を超えると高齢社会といいます。わが国は1970（昭和45）年に7％を超え高齢化社会となり、1994（平成6）年に14％を超え高齢社会となりました。2009（平成21）年には22.7％となり、今後も老年人口は増加すると考えられています。これにともない要介護者の増加、家族介護者の高齢化にともなう介護機能の低下が進行すると考えられています。

　このような高齢者介護の問題を解決するため、2000（平成12）年4月1日介護保険法が施行され、高齢者介護を社会全体で支えることを目的とした介護保険制度が創設されました。65歳以上の者または40歳以上65歳未満で介護保険法に規定された老化に起因する疾病に罹患した者が、市町村などに設置された介護認定審査会によって要介護状態あるいは要支援状態にあると判断された場合に、介護保険から給付を受けることができます。要介護等の認定者数は、2000（平成12）年4月に218万人であったものが、2009（平成21）年4月末には469万人となっています。

　介護サービスは、居宅介護サービスと施設介護サービスに区分されます。居宅における介護サービスの中心は、訪問介護（ホームヘルプサービス）、短期入所生活介護（ショートステイ）および通所介護（デイサービス）です。

　訪問介護（ホームヘルプサービス）は、高齢者が住み慣れた自宅で、安心して暮らすことができるよう支援する事業です。訪問介護員（ホームヘルパー）などが要介護高齢者の自宅を訪問し、入浴、排泄、食事などの身体介護サービス、調理、衣類の洗濯、掃除などの生活援助サービスおよびこれに付随する相談・助言を行い、日常生活を支援します。訪問介護事業は1958（昭和33）年頃から一部の地方で行われていましたが、1962（昭和37）年から要保護階層を対象に国庫補助事業として制度化され、翌1963年の老人福祉法制定にともない関係法規が整備されました。

老人福祉法には家庭奉仕員（現在のホームヘルパー）が明文化され、在宅福祉事業が国の施策となりました。派遣対象は、老衰、心身の障害、傷病等の理由により、日常生活に支障をきたしている高齢者がいる低所得世帯（原則として、その世帯の生計中心者が所得税を課せられていない世帯）とされ、家庭奉仕員が無料で派遣されました。1970（昭和45）年からは派遣対象が、常に臥床している65歳以上の低所得者で、日常生活に人手を要し、家族以外の者に介護されているか、または家族が病弱であるため介護が著しく困難であるものとされ、在宅寝たきり老人に対する介護支援事業という位置づけになりました。1982（昭和57）年になると、寝たきり老人などの介護サービスが一般市場では容易に得られないという実状を考慮し、所得税課税世帯に対しても有料で派遣可能になりました。1989（平成元）年には、高齢化の進展にともない増加が見込まれる寝たきり老人の介護に対する援助を充実するため、事業の委託先が特別養護老人ホームや一定の条件を満たした民間事業者にも拡大され、また、派遣対象の要件についても家族が老人の介護を行えない状況にある場合とされていたものが、老人又は家族が老人介護サービスを必要とする場合に緩和されました。

　第二の短期入所生活介護（ショートステイ）は、居宅において要介護高齢者等を介護している者が病気、出産などの場合に特別養護老人ホームなどに被介護者を短期間入所させ、介護者の負担の軽減を図る事業です。1978（昭和53）年から市町村が実施主体となり事業が開始されました。1985（昭和60）年からは、介護者の病気、出産などのほか、介護疲れ、旅行などの場合も利用可能になりました。1989（平成元）年からは、私的理由による利用料が全額自己負担から社会的理由による利用料（飲食物費相当額）と同額に改定され、介護家族への支援が一層充実しました。

　第三の通所介護（デイサービス）は、居宅の要介護高齢者等を日帰り介護施設（デイサービスセンター）に通所させ、入浴サービス、食事サービス、日常生活動作訓練、生活指導、家族介護者教室などの総合的なサービスを行うもので、1979（昭和54）年から事業が開始されました。これらの居宅介護サービスは、介護保険法に規定する居宅サービスとして位置づけられています。

　施設介護サービスは、介護老人福祉施設、介護老人保健施設、介護療養型医療施設が中心となっており、これらの施設では介護保険を利用することができます。

　介護老人福祉施設は、都道府県知事の指定を受けた特別養護老人ホームを指します。65歳以上で、身体上または精神上著しい障害があるために常時の介護を必要とし、居宅において適切な介護を受けることが困難な高齢者を入所させる施設です。要介護者に対して入浴、食事、排泄の介助などの身体介護、その他の日常生活上の世話、機能訓練、健康管理、療養上の世話を行います。1970（昭和45）年に152施設、定員11,280人であったものが、2008（平成20）年には6,198施設、定員427,214人と大幅に増加しています。元来、要介護高齢者の生活の場として整備されましたが、現在では介護の専門機関としての知識と経験を生かし、訪問介護、短期入所生活介護、通所介護などの居宅介護サービスの拠点としての役割も果たしています。

　介護老人保健施設は、病状が安定期にある要介護者を対象とし、医学的管理の下で介護および機能訓練その他必要な医療ならびに日常生活上の世話を行う施設です。生活機能の向上を目的として理学療法や作業療法などのリハビリテーションを行い、早期の在宅復帰を目指します。入所

者がその有する能力に応じ自立した日常生活を営むことができるようにするだけでなく、医療の場と生活の場を結びつける家庭復帰施設としての役割もあるため、短期入所療養介護（居宅の要介護者を介護老人保健施設等に短期入所させ、看護、医学的管理の下でリハビリテーションおよび介護を行うこと）や通所リハビリテーション（居宅の要介護者を、介護老人保健施設等に通わせ、リハビリテーションおよび介護を行うこと）などの居宅支援サービスを行い、要介護者およびその家族を支えています。

　介護療養型医療施設は、病状が安定期にあり、医学的管理の下で長期間にわたる療養や介護が必要な要介護者が入所する施設です。基本的には療養病床を有する病院や診療所が介護療養型医療施設の指定を受けたもので、介護を提供できる医療施設ということになります。入所者は重度の要介護者が大部分を占め、経管栄養や褥瘡処置などの医療行為が必要な要介護者の受け皿になっています。厚生労働省の方針では、2012（平成24）年3月に廃止し、従来の介護老人保健施設に比べ医療が手厚い「介護療養型老人保健施設」に転換する予定でしたが、期限が2018（平成30）年まで先延ばしされました。

　これらの居宅および施設介護サービスの担い手が介護専門職です。介護も看護同様に古くから家族が行ってきました。しかし、核家族化、女性の社会進出、少子化、老年人口の増加、高齢者世帯数の増加にともない家族による介護は限界に達し、介護を社会で支える必要に迫られることになりました。1987（昭和62）年5月、「社会福祉士及び介護福祉士法」が制定され、介護福祉士が介護の専門職として国家資格となりました。同法では第2条で介護福祉士について「介護福祉士の名称を用いて、専門的知識および技術をもって、身体上または精神上の障害があることにより日常生活を営むのに支障がある者につき入浴、排泄、食事その他の介護を行い、ならびにその者およびその介護者に対して介護に関する指導を行うことを業とする者をいう」と規定しています。介護福祉士になるには、国（厚生労働省）が定めた養成校指定に関する基準を満たした学校を卒業するか、実務経験等の一定の基準を満たす者が介護福祉士の国家試験に合格する必要があります。2010（平成22）年9月末現在の介護福祉士登録者数は89万8,429人となっています。

　国家資格ではありませんが、介護の専門職として認められているものとして訪問介護員（ホームヘルパー）があります。1990（平成2）年の老人福祉法改正により、従来の家庭奉仕員が訪問介護員に名称変更され、1991（平成3）年には、訪問介護員養成研修1級、2級、3級の段階別研修システムが制度化され、訪問介護員の質の向上とともに各自治体による大量養成が図られました。訪問介護員は、都道府県知事の指定する訪問介護員養成研修課程を修了し、証明書の交付を受けた者とされ、要介護者の自宅等において、入浴、排泄、食事等の介護やその他の日常生活上の世話、生活等に関する相談や助言などを行います（訪問介護員に関する業務や研修については、平成12年3月10日厚生省令第23号「訪問介護員に関する省令」に規定されています）。訪問介護員養成研修2級および3級課程は、訪問介護に従事しようとする者を対象としています。1級課程は、2級課程修了者を対象とし、主任訪問介護員が行う業務に関する知識および技術の修得を目的として行われます。また2006（平成18）年に、介護サービスの質の向上を図るうえで介護職員の専門性を高めることが必要であることから、施設、在宅を問わず、介護職員として介

サービスに従事する職員の共通の研修として、介護職員基礎研修課程が創設されました。この研修は訪問介護員の任用資格として規定されており、研修修了者は介護老人福祉施設等の施設職員や訪問介護員として働くことができ、また訪問介護事業所において訪問介護計画の作成や訪問介護員に対する技術的な指導等を行うサービス提供責任者になることができるとされています。訪問介護員養成研修修了者数は、平成3年度から平成20年度までの総数で1級課程179,390人、2級課程2,705,204人、3級課程548,096人となっています（平成2年度以前については厚生労働省においても実態が把握されていません）。

2008（平成20）年の「介護サービス施設・事業所調査結果の概況」（厚生労働省）によると、常勤換算従業者数は、訪問介護は介護福祉士47,583人、訪問介護員156,236人であり、施設介護は介護老人福祉施設、介護老人保健施設、介護療養型医療施設の合計で介護福祉士140,540人、訪問介護員301,279人となっています（2008年10月1日現在）。

2005（平成17）年、厚生労働省は将来的に介護行為を行う者の資格を介護福祉士に一本化する方針を打ち出しました。2010（平成22）年3月をもって、訪問介護員養成研修3級課程のみの修了者は、介護報酬の算定要件の対象から外れました。また、2012（平成24）年には、1級課程が介護職員基礎研修に一元化される予定です。しかし、2級課程は介護職員の人材確保が困難であるという実状を考慮し、当分の間存続することになっています。

コラム❷ 介護の定義

介護は新しい概念であり明確な定義はありませんが、身体上または精神上の障害があるために日常生活を営むのに支障がある者に対し、入浴、排泄、食事、移動等の生活機能の低下を補う援助をすることであるといえます。ひとが生きていくために行わなければならない動作を日常生活動作といい、これには入浴、排泄、食事、移動、着衣、整容があります。これらのことが一人でできない場合に援助することを身体介護といいます。一人で生活するには、日常生活動作に加えて、買物、調理、洗濯などの手段的生活動作もできなくてはなりません。これらを援助することを生活援助といいます。介護とは広い意味では、身体介護と生活援助を含む概念であるといえます。

---

2 看護師の業務範囲

看護師等（看護師、保健師、助産師および准看護師）の業務を規定しているのは、保健師助産師看護師法（以下「保助看法」という）です。看護業務について、法律上は明確に定義したものはありませんが、保助看法第5条において看護師に関して規定されています。それによると、看護師は「厚生労働大臣の免許を受けて、傷病者若しくはじょく婦に対する療養上の世話又は診療の補助を行うことを業とする者」とされています。また、保助看法第31条1項で「看護師でない者は、第5条に規定する業をしてはならない」と看護師の業務独占を定めていることから、看護業務とは①傷病者若しくはじょく婦に対する療養上の世話と②診療の補助であると一般的に理解されています。

診療の補助の範囲外とされる医行為を看護師が行った場合は、医師法第17条の規定「医師以外の者による医業の禁止」に違反することになります。このため、診療の補助の範囲が問題になる

ことがあります。以下では、近年問題となった看護師による静脈注射と産婦の内診について取り上げます。

(1) 看護師による静脈注射

　厚生省医務局長は1951（昭和26）年9月15日付けの「保健婦助産婦看護婦法第37条の解釈の照会について」（医収第517号）と題する通知で、福井地方検察庁検事宛に「静脈注射は、薬剤の血管注入による身体におよぼす影響の甚大なることおよび技術的に困難であることなどの理由により、医師または歯科医師がみずから行うべきもので、法第5条に規定する看護婦の業務の範囲をこえるものであると解する」と回答しました。しかし、医療現場では看護婦が静脈注射を行っていることを考慮し、ただちに全般的に法の解釈どおりの実行を期待するのは困難であるとして、今後漸次改善するよう指導していく方針であることを付け加えています。この通知により、原則として看護婦等による静脈注射は看護業務の範囲外、つまり診療の補助の範囲外とされましたが、医師数が多い大学病院等を除き静脈注射は一般に看護婦が行わざるを得ないというのが実状であり、事実上改善されることはありませんでした。

　2004（平成14）年9月6日、厚生労働省に設けられた「新たな看護のあり方に関する検討会」は中間まとめを発表し、そのなかで「平成13年度に実施された看護師等による静脈注射の実態に関する厚生労働科学研究において、(1)94％の病院の医師が看護師等に静脈注射を指示している、(2)90％の病院の看護師等が日常業務として静脈注射を実施しているという結果がでている。また、1951年の行政解釈が示されて以来50年以上が経過し、その間の看護教育水準の向上や、医療用器材の進歩、医療現場における実態との乖離等の状況も踏まえれば、医師の指示に基づく看護師等による静脈注射の実施は、診療の補助行為の範疇として取り扱われるべきであると考えられる。」と報告しました。

　これを受けて厚生労働省医政局長は、2004年9月30日付けで「看護師等による静脈注射の実施について」（医政発第0930002号）と題する通知を、各都道府県知事宛に出しました。通知では、看護師等が行う静脈注射は、保助看法第5条に規定する診療の補助の範疇として取り扱うとしています。これにともない、昭和26年通知は廃止されました。

(2) 看護師による産婦の内診

　保助看法制定以来50年以上も続いてきた分娩第Ⅰ期（陣痛開始から子宮口全開大まで）における看護師による産婦の内診（子宮口の開大度と児頭の下降度計測）が注目を集めるようになったのは、平成14年の厚生労働省医政局の看護課長通知に端を発します。2002（平成14）年11月14日、厚生労働省医政局看護課長は、鹿児島県保健福祉部長からの疑義照会に対して「助産師業務について」（医政看発1114001）と題する通知を出して、「産婦に対して内診を行うことにより、子宮口の開大、児頭の回旋等を確認すること並びに分娩進行の状況把握及び正常範囲からの逸脱の有無を判断することは助産に該当し、助産師または医師以外のものが行ってはならない」と回答しました。この通知は、内診行為を行っても、正常範囲からの逸脱の有無を判断しなければ助

産には該当せず、診療の補助として看護師が行うこともできると解釈する余地が残されていたため、大きな問題に発展することはありませんでした。しかし、2004（平成16）年になり再度、内診の解釈に関して看護課長通知が出されました。同年9月13日、愛媛県保健福祉部長からの疑義照会に対して「産婦に対する看護師業務について」（医政看発0913002）と題する通知で「産婦に対して、子宮口の開大、児頭の下降度等の確認目的で内診を行うことは、保助看法第5条で規定する診療の補助ではなく、第3条に規定する助産に該当するので、助産師又は医師以外の者が行ってはならない」という解釈を示しました。看護師の内診は診療の補助に該当しないと明言しており、事実上看護師による内診の全面的な禁止を宣言したものとなりました。この通知が産科医療に及ぼす影響を憂慮し、日本産婦人科医会が通知の撤回を医政局長に求めたため問題が顕在化しました。

　問題解決に向けて進展がみられない中、2006（平成18）年8月24日、年間分娩数約3,000件を誇る横浜市の産科婦人科H病院が保助看法違反の疑いで、神奈川県警の家宅捜索を受けました。事件の発端は、2003（平成15）年12月にH病院で長女を出産した産婦が、出産後の大量出血に起因する多臓器不全により、翌年の2月に搬送先の病院で死亡したという医療事故でした。しかし、捜査していた警察は、この医療事故と関係づけて「H病院の看護師は産婦の内診を行っており、これが保助看法に違反する」として大掛かりな家宅捜索を行い、それがメディアを通じて大々的に報じられました。2007（平成19）年2月1日、横浜地方検察庁において起訴猶予の裁定がなされましたが、分娩の取り扱いを止める中小産科医療機関の増加に拍車をかける結果となりました。

　2007（平成19）年3月30日、厚生労働省医政局長は、この問題を解決するために「分娩における医師、助産師、看護師等の役割分担と連携等について」（医政発0330061号）と題する通知を各都道府県知事宛に出しました。その中で「分娩期においては、看護師等は自らの判断で分娩の進行管理は行うことができず、医師又は助産師の指示監督の下診療又は助産の補助を担い、産婦の看護を行う」と述べられています。この通知は平成16年通知の解釈には言及しておらず、看護師の内診に関しては解釈にあいまいさを残したままとなっています。

　これらは、医療現場の実状と法の解釈が乖離していたため現場に混乱をきたした事例です。いずれも行政主導で法の解釈が示されましたが、最終的に法の解釈を医療現場の実状に合わせるというかたちで落ち着きました。医療は日々進歩しており、法が医療現場の実状に合わなくなることは多々あります。また、看護教育の水準が高くなれば、従来医師が行っていた医療行為を、患者の安全を害することなく看護師が行うことが可能になります。したがって、医療に関する法は実状に合わせて適宜改正をしていくことが望まれますが、法の改正が困難あるいは改正に時間を要する場合は、法の解釈を柔軟に行う必要があります。

3 介護職と医行為

　2005（平成17）年7月26日、「医師法第17条、歯科医師法第17条及び保健師助産師看護師法第31条の解釈について」（医政発第0726005号）と題する通知が厚生労働省医政局長から各都道府県知事宛に出されました。これらの法律は医師、歯科医師、看護師等の免許を有しないものが、医行為を業として行うことを禁止しています。医行為とは「当該行為を行うに当たり、医師の医学的判断及び技術をもってするのでなければ人体に危害を及ぼし、または危害を及ぼすおそれのある行為である」と解されています。医行為の範囲が不明瞭であるため、高齢者介護や障害者介護の現場において、介護職が行うことができる行為の範囲について混乱が生じていました。そこで厚生労働省は、上記通知の中で、原則として医行為ではないと考えられる行為を列挙することにより、介護職が行うことができる行為の範囲を示しました。体温の計測、自動血圧測定器による血圧の測定（水銀血圧計による血圧の測定は医行為に含まれます）、皮膚への軟膏の塗布（褥瘡への軟膏の塗布は医行為に含まれます）、肛門からの坐薬の挿入（日常的に使用している坐薬に限ります）、爪きり（爪や爪の周囲に異常がない場合に限ります）、耳垢の除去（耳垢塞栓の除去は医行為に含まれます）などは、医行為ではないと明示されました。厚生労働省の判断基準が示されたことにより介護現場における混乱は収束しましたが、介護職が行っていた行為が医行為として禁止されたことによって、訪問看護が十分に行き届かない在宅介護の現場では、家族介護者の負担がかえって増大するという新たな問題が発生しています。

　高齢者の増加にともない生命維持のために医療処置（医行為）を必要とする高齢者や在宅重度障害者が増加しており、訪問看護等の医療系在宅サービスの充実が求められています。しかし、これらの医療系サービスは看護師不足の影響で十分に提供されておらず、介護する家族の負担を軽減するには至っていません。法的に医行為を行うことができるのは医師や看護師等の医療職に限定され、介護職は行うことができません。たとえば人工呼吸器を装着した在宅重度障害者は1時間に数回たんの吸引が必要になります。たんを吸引しなければ呼吸困難となり、放置すれば窒息して死亡することもあります。このため、24時間365日家族あるいは医療職が付き添わなければなりません。医療職が24時間付き添うのは不可能であり、家族に大きな負担がかかっているのが実状です。

　2003（平成15）年7月17日付けの厚生労働省医政局長通知「ALS（筋萎縮性側索硬化症）患者の在宅療養の支援について」（医政発第0717001号）により、一定の条件下でALS患者に限り家族以外の者が、たんの吸引をすることが当面のやむを得ない措置として認められました。続いて2004（平成16）年10月20日には、医政局長通知「盲・聾・養護学校におけるたんの吸引等の取扱いについて」（医政発第1020008号）が出され、養護学校（現在の特別支援学校）等では教員によるたんの吸引等を許容することはやむを得ないとされました。さらに2005（平成17）年3月24日付けの医政局長通知「在宅におけるALS以外の療養者・障害者に対するたんの吸引の取り扱いについて」（医政発第0324006号）により、ALS患者以外でも家族以外の者によるたんの吸引が

認められました。医政局長通知では、訪問介護員が行うたんの吸引は事業所の「業」としてはならず、あくまで患者および家族と訪問介護員個人の信頼関係に基づく同意であり、事故が発生したときの補償はないとしています。この場合、事故発生時の責任がすべて訪問介護員へ押し付けられる可能性があり、このことがたんの吸引を行う訪問介護員が増加しない一因といわれています。訪問看護に従事する看護師が不足している現状では、家族がたんの吸引を行わざるを得ず、家族にとって大きな負担になっています。24時間体制の訪問看護を充実させ、訪問看護師の訪問時間を長くする、あるいは元々訪問時間が長い介護職がたんの吸引を業として行えるようにすることが、重度の被介護者を抱えている家族介護を支えるには必要です。訪問介護員によるたんの吸引を認める場合は、行政側が責任をもって訪問介護員に技術指導をし、さらに事故発生時の責任の所在についても明確にしておく必要があります。

　近年、医療処置が必要な要介護者の増加にともない、特別養護老人ホームにおいて医療的ケアを必要とする入所者が増加している一方で、それは医療提供を主たる目的とした施設ではないため、看護職員の配置等の医療提供体制が十分ではありません。このため、たんの吸引や経管栄養などの医療処置を必要とする要介護者の入所が困難となっています。このような状況を改善するため、2010（平成22）年4月1日付けの医政局長通知「特別養護老人ホームにおけるたんの吸引等の取り扱いについて」（医政発0410第17号）は、特別養護老人ホームにおいて、一定の条件の下で介護職員がたんの吸引および経管栄養を行うことを認めました。ただし、たんの吸引は口腔内に限られており、また経管栄養は胃ろうによるものに限られています。また、胃ろうによる経管栄養を実施する際には、①胃ろうの状態の確認、②栄養チューブ等と胃ろうの接続、③注入開始は看護職員が行うことが適当であるとしています。

　このように医療処置を介護職員等が行うことは、一定の要件を満たす場合には実質的に違法性が阻却されるという法解釈を根拠として、医政局長通知により認められてきました。

　2011（平成23）年6月22日、医療処置が必要な要介護者のさらなる増加に対応するため「介護サービスの基盤強化のための介護保険法等の一部を改正する法律（平成23年法律第72号）」が公布されました（この法律の中で社会福祉士及び介護福祉士法の一部改正に関する部分は、2012（平成24）年4月1日に施行される予定です）。改正後は介護福祉士の業務として「診療の補助として喀痰吸引等を行うこと」が法律で定められることになります。「喀痰吸引等」に含まれる具体的な内容は厚生労働省で定められることになっていますが、たんの吸引（口腔内・鼻腔内・気管カニューレ内部）及び経管栄養（胃ろう・腸ろう・経鼻経管栄養）が含まれる予定です。介護福祉士以外の介護職員等も、一定の研修を修了し都道府県知事の認定を受ければ医師の指示の下にたんの吸引等を業として行うことができるようになります。

4 看護職と介護職の協働

　急性期病院の入院期間が制限されたこともあり、医療処置を必要とする患者が急性期病院から介護療養型医療施設に移ることが多くなりました。介護療養型医療施設は、急性期の治療が終了

し医学的に安定した状態の患者が、医療と同時に介護の提供を受ける施設です。要介護度4および5の高齢者がほとんどであり、看護職とともに介護職の役割が重要になります。

　看護職が医療行為に専念し、介護職が身体介護に専念するというように役割分担をしてしまうと、医療面のサポートを受ける必要がある患者にとって、疾病を増悪させる可能性があります。患者と意思の疎通が可能であり医学的に特別な管理が必要ではない患者の入浴介助は、介護職だけで行っても問題ありません。しかし、呼吸管理や褥瘡管理が必要な寝たきりの患者の場合は、入浴に際し医療面からの観察や緊急時の医療処置が必要とされるため、看護職と介護職が協働して入浴介助を行うことが求められます。また排泄介助や食事介助においても、通常は介護職だけで行っても問題ありませんが、重度の褥瘡がある場合の排泄介助や誤嚥の危険性が高い場合の食事介助は看護職と介護職が協働して行う必要があります。介護職は医療面からのアプローチが本来業務ではありませんが、医学的観察という点で看護職に協力することにより、介護の質をさらに高めることができます。

　急性期病院の入院期間の制限は、介護療養型医療施設への患者の移動を促しただけではなく、予後不良疾患や慢性疾患で状態が安定した患者が、自宅において療養生活を強いられる例も増加させました。その中には経管栄養やたんの吸引などの医療処置を必要とする患者もいます。自宅で医療を継続するには、医療行為を行うことができる看護師が24時間365日体制で控えていることが理想ですが、訪問看護に従事する看護師が不足している現状では不可能です。このため、在宅における介護は家族が担っている場合がほとんどです。気管切開を受けたり人工呼吸器を装着している患者は、1時間に数回たんの吸引を行わなければなりません。家族の負担を軽減するため、現在では一定の条件下で、家族以外の者によるたんの吸引が当面のやむを得ない措置として認められています。しかし、訪問介護員が行うたんの吸引はあくまで患者および家族と訪問介護員個人の信頼関係に基づく同意であり、事故が発生したときの補償はありません。このため重度障害者の介護を行う訪問介護員の多くは、不安を抱えながらたんの吸引を行っています。平成24年4月1日からは、介護職等（一定の研修を修了し都道県知事により認定を受けた者）がたんの吸引等を業として行うことが法律上認められるので、事故発生時の責任の所在についても明確になると思われます。しかしながら、たんの吸引や経管栄養を介護職が業として行うことが認められとしても、医療処置は介護職の本来の業務ではなく、看護職との協力がなければこれらの処置を安全に行うことはできません。施設における看護職と介護職の協働と同様に、看護職は医療行為のみに専念することなく介護にも目を向け、また介護職も医学的視点から被介護者を観察し、異常があれば看護職に相談するという協働体制をつくっておくことが、在宅における被介護者の健康を守り、日常生活を支えることにつながります。

5 看護・介護中の事故と法的責任

　看護職および介護職がその業務中の事故に関して問われる法的責任には、刑事責任、民事責任、行政処分の3種類があります。

刑事責任は、刑法に規定された罪を犯したと認められる場合に責任を問われることです。刑法第211条１項は「業務上必要な注意を怠り、よって人を死傷させたものは、５年以下の懲役若しくは禁錮又は50万円以下の罰金に処する」と規定しています。したがって、看護あるいは介護中に患者や被介護者を傷つけたり死亡させたりした場合は、業務上過失致死傷罪に問われる可能性があります。

　民事責任は、看護職の場合は看護事故により損害を被った患者や遺族が、医療機関または医療行為を行った看護師に損害の賠償を求めることです。民事裁判で医療機関に対する損害賠償請求が認められた場合、医療機関から看護師に対して損害賠償金の負担を求められることがあります。介護事故の場合は介護事故により損害を被った被介護者や遺族が施設等または介護者に損害の賠償を請求します。施設等に請求し民事裁判で請求が認められた場合、施設が介護者に対して損害賠償金の負担を求めることができるのも看護事故の場合と同様です。看護事故に比べると介護事故の損害賠償請求裁判例は少数ですが、近年増加傾向にあります。介護事故の場合、被介護者は高齢者であることが多く、転倒事故が多数を占めています。

　行政処分は、厚生労働大臣により免許や登録を取り消されたり、業務の停止を命じられたりすることをいいます。看護師の場合は保助看法第14条に「保健師、助産師若しくは看護師が第９条各号のいずれかに該当するに至ったとき、又は保健師、助産師若しくは看護師としての品位を損するような行為のあったときは、厚生労働大臣は、その免許を取り消し、又は期間を定めてその業務の停止を命ずることができる」と規定されています。第９条（免許を与えない場合を定めています）各号は以下の規定です。

　　１　罰金以上の刑に処せられた者
　　２　前号に該当する者を除くほか、保健師、助産師、看護師又は准看護師の業務に関し犯罪又は不正の行為があった者
　　３　心身の障害により保健師、助産師、看護師又は准看護師の業務を適正に行うことができない者として厚生労働省令で定めるもの
　　４　麻薬、大麻又はあへんの中毒者

看護事故の場合は、１号または２号に該当する可能性があり、第14条の規定に基づいて免許の取り消しまたは業務の停止を命じられることがあります。

　介護福祉士の場合は、社会福祉士及び介護福祉士法第32条に「厚生労働大臣は、社会福祉士が次の各号のいずれかに該当する場合には、その登録を取り消さなければならない」と規定されています（条文中の「社会福祉士」は第42条の規定により「介護福祉士」と読みかえられます）。

　　１　第３条各号（第４号を除く）のいずれかに該当するに至った場合
　　２　虚偽又は不正の事実に基づいて登録を受けた場合

第３条（欠格事由を定めています）各号（第４号を除く）は、以下の規定です。

　　１　成年被後見人又は被保佐人
　　２　禁錮以上の刑に処せられ、その執行を終わり、又は執行を受けることがなくなった日から起算して２年を経過しない者

3 この法律の規定その他社会福祉に関する法律の規定であって政令で定めるものにより、罰金の刑に処せられ、その執行を終わり、又は執行を受けることがなくなった日から起算して2年を経過しない者

介護事故の場合は2号に該当する可能性があり、厚生労働大臣から登録を取り消されることがあります。

> **コラム❸ 看護師の行政処分**
>
> 1999（平成11）年には、看護師が刑事責任を問われる医療事故が立て続けに2件発生しました。1件目は1月11日に発生した横浜市立大学医学部附属病院事件です。心臓手術予定の患者と肺手術予定の患者を、手術室入室の際に病棟看護師Aが手術室看護師Bに取り違えて引き渡したというものです。執刀医および麻酔科医も取り違えに気づかず、そのまま手術が行われてしまいました。A、B両看護師は業務上過失傷害罪に問われ罰金刑（50万円）が確定しました。この有罪判決を受けて、厚生労働省は両看護師に対して業務停止1月の行政処分を行いました（この事件では、執刀医および麻酔科医も業務上過失傷害罪に問われ有罪判決を受けています）。
>
> 2件目は2月11日に発生した都立広尾病院事件です。同病院で左手中指の関節リウマチの手術を受けた女性が、手術翌日に消毒液を誤って静脈内に投与されたため死亡したというものです。消毒液入りの注射器を用意した看護師Aが、誤って別の注射器に消毒液を示すラベルを貼ってしまいました。消毒液入りの注射器は患者のベッドサイドに運ばれ、抗生剤の点滴終了後に別の看護師Bによって患者に投与されました。看護師AおよびBは業務上過失致死罪に問われ、Aに禁固1年執行猶予3年、Bに禁固8月執行猶予3年の判決が言い渡され、確定しました。この有罪判決を受けて、厚生労働省はAに対して業務停止2月、Bに対して業務停止1月の行政処分を行いました。

6 設問に対する解答例

胃ろうへの栄養剤の注入は医師や看護師等が行う医行為とされているため介護職は行うことができません。特別養護老人ホームや介護老人保健施設では看護師を十分に確保することが難しいため、胃ろう造設患者の受け入れを制限している施設が多くみられます。このため、胃ろうを造設した患者が受け入れ可能な介護施設に転出したり、施設を退去し在宅療養に移らざるを得ない状況が生じています。在宅療養の場合、胃ろうへ栄養剤を注入することが家族に認められていますが、介護職には認められていません。このため、介護職は技術的に可能であったとしても注入を行うことができず、家族の介護負担が重くなっています。平成24年4月1日からは、介護職等（一定の研修を修了し都道府県知事により認定を受けた者）が胃ろうへ栄養剤を注入することを業とすることが法律上認められます。このため、訪問介護においても、一定の要件の下であれば、介護職が診療の補助として経管栄養処置を行うことができるようになります。

7 今後の課題

看護や介護の現場では慢性的な人手不足が生じています。看護師も大学病院や市中の大病院な

どの急性期病院の勤務希望者が多く、リハビリテーションなどの回復期や慢性期を中心とした病院では看護師不足が深刻化しています。介護の現場も低賃金、重労働を理由に離職率が高く、人手不足は恒常的です。

看護師不足に対しては、看護師の養成数を増やすことが急務とされています。しかしながら、看護師の養成には時間を要するため、即効性のある対策として、2007（平成19）年12月28日、厚生労働省は医政局長通知「医師及び医療関係職と事務職員等との間等での役割分担の推進について」（医政発第1228001号）を各都道府県知事宛に出しました。この通知は医師不足対策に主眼をおいていますが、看護師不足対策にもつながる内容となっています。この中で、病院勤務医師が激務を強いられている要因のひとつとして、医師でなくても対応可能な業務までも医師が行っている現状があることをあげ、さらに看護師等の医療関係職がその専門性を発揮できていないことも考慮すると、医師、医療関係職、事務職の役割分担が重要であるとし、その具体例が示されました。良質な医療を供給するためには、医師、看護師等の医療関係職、事務職員等が、医師法等の医療関係法令により各職種に認められている業務範囲の中で、各医療機関の実状に応じて、関係職種間で適切に役割分担を図り、業務を行っていくことが重要であると述べています。つまり、既存の法規定の枠組みの中で可能な役割分担を考えていくという趣旨であり、看護師の場合も本来の看護師としての専門性の高い業務に専念できる環境をつくるべきであるとしています。

医師と看護師の役割分担の項では、①患者の病態の変化に応じた医師の事前の指示に基づいた薬剤投与量の調整、②静脈注射及び留置針によるルート確保、③夜間・休日救急における診療優先順位の判断、④入院中の患者に対する安静度や食事の変更、入浴許可などの療養生活に関する対応、⑤看護師による患者からの情報収集や治療方針や病状の補足説明、療養生活における注意事項などの説明を看護師が役割分担することができるとしています。役割分担が示されたことで、看護師の診療の補助の範囲が明確になり、自らの判断で行うことができる業務が増加しました。看護外来の活用も始まっており、専門教育を受けた看護師が専門性を生かせる場が広がりつつあるといえます。しかしながら、看護師数も十分充足されているとはいえず、看護師の業務だけが増加することになれば、勤務環境の悪化を招く可能性があります。看護師の業務増加を緩和するためには、看護師が行っている業務の中で、本来薬剤師や臨床検査技師が行うべき業務を担当職種に適切に役割分担させることが必要です。事務職員も含め医療関係者全体で役割分担を適切に行うことが求められています。

高齢社会が進むと、医療処置を必要とする要介護高齢者が増加します。このため、医療関係職間の役割分担だけではなく、看護職と介護職の役割分担についても見直す必要があります。福祉の先進国であるドイツやデンマークでは、介護業務に加え一部の医療行為を行うことができる介護専門職が養成されています。ドイツではAltenpfleger（アルテンフレーガー）といい、デンマークではSocial-og sundhedsassistant（ソーシャル　オウ　ソンヘズアシスタント）と呼ばれています。アルテンフレーガーとソーシャル　オウ　ソンヘズアシスタントは介護職ですが、たんの吸引、血糖値の測定、インスリン注射、筋肉注射、褥瘡処置などの医療行為を行うことが認められています。これらの専門職の養成においては、医学、看護学、保健学、薬学などの医学

関連教育が重視されており、特定の医療行為を行うことができる専門性の高い介護職の養成を目的としたカリキュラムとなっています。訪問看護ステーションの整備が不十分であり、高齢化の進行により今後家族の介護負担が増大し続けると考えられるわが国では、訪問看護に携わる看護師を養成するとともに、在宅介護の現場で必要な経管栄養や褥瘡処置を介護職が行うことができるような社会システムを構築していく必要があると思われます。

> **コラム❹ 外国人の看護師および介護福祉士候補の受入れ**
>
> わが国では、今後高齢化がさらに進むと考えられており、看護および介護領域の人手不足を補うため、外国人の看護師および介護福祉士候補を受け入れることになりました。日本とインドネシアの経済協力協定（EPA）に基づき、2008（平成20）年8月にインドネシアの看護師資格をもつ（インドネシアには介護系国家資格がない）208人が来日しました。候補者は入国後、国際厚生事業団（JICWELS）が実施する半年間の日本語研修（看護・介護導入研修を含む）を受けた後、看護助手や介護助手として病院や施設で働きながら国家資格取得を目指します。看護師は3年以内、介護福祉士は4年以内に資格が取得できなければ帰国しなければなりません。2010（平成22）年の看護師国家試験において初めて3人の合格者がでましたが、2011（平成23）年は受験者398人のうち合格者は16人でした。厚生労働省は、平成23年の看護師国家試験では難解な言葉を簡単な表現に改めるなどして外国人候補者に配慮しましたが、日本滞在の期限が切れて帰国する人も多く、この制度を定着させるにはさらに改善が必要であると思われます。

参考文献

① 川村佐和子・志自岐康子・松尾ミヨ子編『ナーシング・グラフィカ16　看護学概論　基礎看護学』（株式会社メディカ出版、2006年）

② 福祉士養成講座編集委員会編集『新版　社会福祉士養成講座14　介護概論　第3版』（中央法規、2006年）

関連ホームページ

① 専門看護師、認定看護師制度の詳細は日本看護協会のホームページに掲載されています。
http://www.nurse.or.jp/

② 厚生労働省医政局通知は厚生労働省法令等データベースシステムで検索することができます。
http://wwwhourei.mhlw.go.jp/hourei/index.html

（境原三津夫）

13 医療訴訟

設問

患者X_1（55歳、男性）は、数年前に職場の健康診断で高血圧を指摘されましたが、まずは食事内容の改善に取り組むとして、特に治療はしてきませんでした。Xは、1年ほど前より、上腹部の膨満感を感じ、体重も8％程減少したため、念のために近くのY病院消化器内科を受診したところ、内視鏡検査や病理検査等の結果、消化器内科医Y_1より、Ⅲ期の胃がんであり、開腹手術の適応と診断されました。そこで消化器外科医Y_2の率いる外科チームによる開腹手術を受けたところ、手術中に心停止、蘇生措置の効果がなく帰らぬ人となってしまいました。Y_2およびY_1からは、死因は不明であり、死因究明のために解剖してはどうかとの提案がなされました。

X_1の妻X_2およびX_1とX_2の子X_3は、手術ミスがあったのではないかと疑っていて、Y病院内での解剖では真実が隠されてしまうとの懸念から、解剖には承諾しませんでした。X_2とX_3は、X_1の葬儀後に、Y病院に対してX_1死亡に関する詳しい説明を求めたところ、Y病院は「原因としては複数考えられるが、そのうちの一つに絞りこむことは困難だ」と答えますが、誠意を感じません。そこで、X_2とX_3は、Y病院およびY_1、Y_2を相手に訴訟を起こそうと考え弁護士Lの勤務する法律事務所を訪ずれました。Lは、どのように対応したらよいでしょうか。

キーワード ☞ 医療訴訟、医事紛争、医療事故、医療過誤、異状死、モデル事業
参照条文 ☞ 民法第415条・第643条〜656条・第709条〜724条、刑法第211条、医師法第21条

1 はじめに 〜医療訴訟、医事紛争、医療事故、医療過誤〜

(1) 医療訴訟の現状

一般に医療訴訟とは、患者およびその家族（遺族）が原告となって、医療者を被告として損害賠償請求を行う民事訴訟を意味しています。その新規提訴数は、近年頭打ちの傾向にあるものの、10年単位でみれば、増加傾向にあることは間違いありません（グラフ1参照）。その背景としては、消費問題や教育と同様に、医療の分野においても患者の権利意識が高揚したことや、企業や行政と同様に、医療者にも職業倫理の徹底が求められるようになったことが挙げられます。

このような患者の権利意識の向上という状況の下、法律家や医療者側も新たな対応を見せています。まず、原告患者側に立つ弁護士についていうと、従来指摘されてきた医学・医療の専門性の壁を打ち破ろうとする組織的な対応を見せています。具体的には、患者側に立つ弁護士の全国

組織を結成・運営し、情報交換や弁護技術の向上に努めています。また、この全国組織に加盟している弁護士が、地域単位でも組織を結成・運営し、医療訴訟専門の弁護技術の開発や後進の指導を行っています。次に、医療者側に立つ弁護士についていうと、その中には医師と弁護士のダブルライセンス保持者が多いという特徴があります。医療者側に立つ弁護士は、当初より専門知識を有しており、また専門情報を得やすい環境にあります。このため、医療者側弁護士にとっては、組織的対応を取る必要性は高くはありません。患者からの提訴数が増加するに及んで、医療者側弁護士の役割は、医療者側にとって顕著に増大しています。

その典型例が、病院管理への関与です。患者による民事訴訟の提訴および司法当局による刑事捜査への対応として、多くの医療施設が法律コンサルティングを積極的に導入し、法的紛争の予防に努めています。規模の大きな病院や医療法人グループでは、旧くから顧問弁護士を配置し法律コンサルティングを頼ってきましたが、近年は、個別の医療施設あるいは医療法人グループから離れても、各種リスクマネジメント関連行事への医療者側弁護士の活躍が目立っています。ただ、提訴数増大への医療側の対応は、法的紛争の予防にのみとどまっているわけではありません。そもそも、患者との法的紛争の原因となる医療事故を減少させ、安全な医療を実施する取組も活発化させているのです。その医療安全に関しては、本書第15章で取り上げます。

医療訴訟の増加に関しては、裁判所も積極的な取り組みを見せています。従来は、患者が提訴する民事訴訟は、各地方裁判所の民事各部で取り扱ってきました。しかし、医療訴訟に司法的判断を下す裁判官にも高い専門性が要求されることから、現在では、地裁民事部に医療集中部を設けて、医療訴訟への対応の専門性を高めようとしています。また、医療訴訟には、他の民事訴訟に比較して判決までに要する時間が長いことが指摘されており、その一因として、鑑定人探しに長時間を要することが挙げられてきました。この問題を解決するために、現在では学会に鑑定人選出を依頼する方法がしばしば取られるようになってきています。さらに、鑑定人・証人以外からも、裁判官が医学・医療に関する専門知識を入手できるように、地裁毎に裁判官と医学関係者との意見交換会も持たれるようになってきました。

グラフ1　民事医療訴訟の新規提訴数の推移
（四団体協議会医療安全管理者養成委員会編『医療安全管理テキスト』
（日本規格協会2005年）21頁を基に作成）

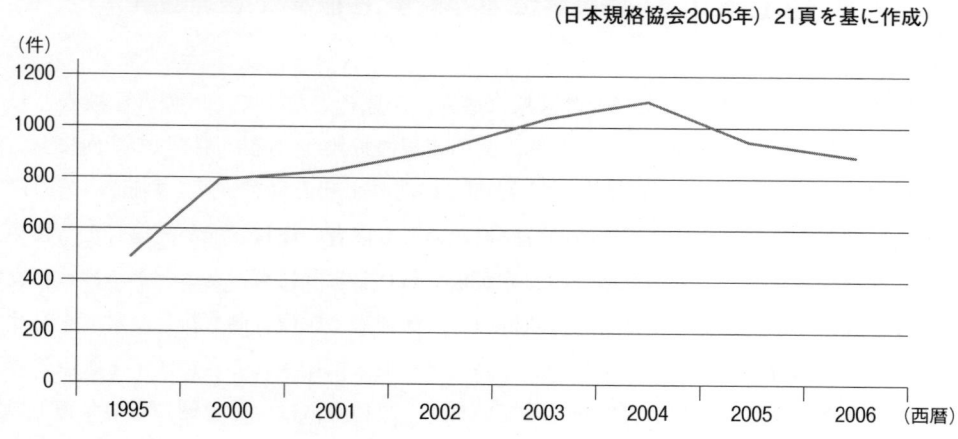

ところで、患者の権利意識が向上したとはいえ、医療者を被告とする民事訴訟を提起する上では、原告患者側は甚大なコストを支払わなければなりません。そのコストとしては、まず何と言っても経済的コストが挙げられます。1億円程度の損害賠償請求を提訴するには、数百万円が必要です。また、経済的コスト以外の精神的コストや社会的コストもしばしば甚大です。示談では解決に至らずに訴訟で争う展開になるのは、医療者側が過失を認めていないからであり、訴訟の場での医療者側の主張・立証は、原告にとってはこの上もなく誠実性に欠けるものと映ります。ましてや、原告側が敗訴した場合の精神的ダメージは計り知れません。さらに、地域によっては大学医学部の権威はなお健在であり、その医学部あるいは関連医療施設を被告として提訴することは、周囲の反発を招きかねません。また、自らのあるいは親類の子弟が当該大学を志願あるいはそこに在籍している場合には、親類縁者からの圧力も加わる場合があります。

　以上のとおり、患者側が医療者側を相手に提訴するコストは甚大です。そこで、医事紛争に関して訴訟以外の方法で解決する仕組みが求められる。この点については、本章後述4、6で言及しましょう。

(2) 医療訴訟、医事紛争、医療事故、医療過誤

　本章のタイトルは、「医療訴訟」です。ところで、医療訴訟とよく似た用語として、「医療過誤訴訟」も用いられます。ここで、関連する概念の定義と関係を明らかにしておきましょう。

　「医療訴訟」とは、広義では、後述のとおり民事、刑事、行政の3つの類型の訴訟を意味し、狭義では、患者を原告とし医療者を被告とする民事訴訟を意味しています。「医療過誤訴訟」とは、従来、この民事訴訟とほぼ同義で使用されてきましたが、近年、以下の理由から「医療過誤訴訟」という用語は使用されなくなりつつあります。その第一は、「過誤」があったか否かに関しては、判決が確定しなければ明確にはならないということです。そのため、特に医療サイドからは、提訴された段階から医療者に「過誤」があったかのような印象を与えるこの用語は、好まれませんでした。第二の理由は、後述のとおり、民事訴訟の類型も、医療者側のいわゆる過誤を争う類型にのみ解消され尽くすわけではなく、説明義務違反を問う類型も存在することです。

　ところで、「医療過誤」とは、医療における医療者の過失のことである。過失は、法律的な意味と医学的な意味との二つが存在し、両者は一致しない場合があります。法律的に過失があったか否かについては、後述のとおり、それぞれの医療施設に求められる規範的な医療水準に照らして最終的には司法の場で判断されます。他方、医学的に過誤といえるか否かは、医療の質について判断する医療施設内の委員会や学会において判断されます。医学・医療関係者からは、法律的な過誤は、医学的な過誤よりも範囲が広いとの認識が示されています。本稿でいう「過誤」とは、法律的意味で用いています。

　医療事故とは、患者および医療者に発生する有害事象です。針刺し事故に代表されるとおり、医療事故は医療者側にも発生しますが、現在法学的並びに社会的に議論の対象となっている医療事故とは、患者側に発生するものですので、本稿でも、「医療事故」とは、専ら患者側に発生した予期せぬ有害事象を指しています。医療事故が発生したからといって、その原因に必ず医療過

誤か介在しているとは限りません。病院への落雷による停電が原因となり、人工呼吸器が止まり、それを装着していた患者に有害事象が発生する場合にように、自然現象が医療事故の原因となることもあります。他方、医療過誤が介在したからといって、それが必ず医療事故を引き起こすわけではありません。例えば、最も典型的な医療過誤の例として、薬剤の誤投与が挙げられますが、副作用の少ない薬剤であれば、誤投与がなされても医療事故へとつながらない場合も多いのが現状です。

　民事訴訟としての医療訴訟とは、患者と医療者との間の医療をめぐる紛争を解決する手段です。しかし、医療訴訟は、医療に関して患者と医療者と意見が異なった場合すべてにおいて提訴されているわけではありません。患者と医療者との間で意見の相違に患者が納得せずに行動を起こす事象は、医事紛争と表現されます。医事紛争と医療過誤、医療事故との関係も、基本的には医療訴訟と他の二概念との関係と同様です。医療事故が発生しても、その後に医療者が誠意ある対応を取れば、医事紛争には発展しないかもしれず、また医事紛争が発生したからといって必ず医療過誤がその紛争発生の原因であるとは限りません（図1参照）。

　医療訴訟は、医事紛争の一部を占めるに過ぎません。したがって、医事紛争を適切に扱う制度が整備されていないということは、一方で納得のいかない医療に甘受を余儀なくされている患者が多数存在させていることが、また他方で、必要以上の民事訴訟の提訴の原因となっていることが推察されます。訴訟以外の医事紛争解決の制度整備は、今日の医療・医事法に求められている喫緊の課題です。本稿後出4、6で再論しましょう。

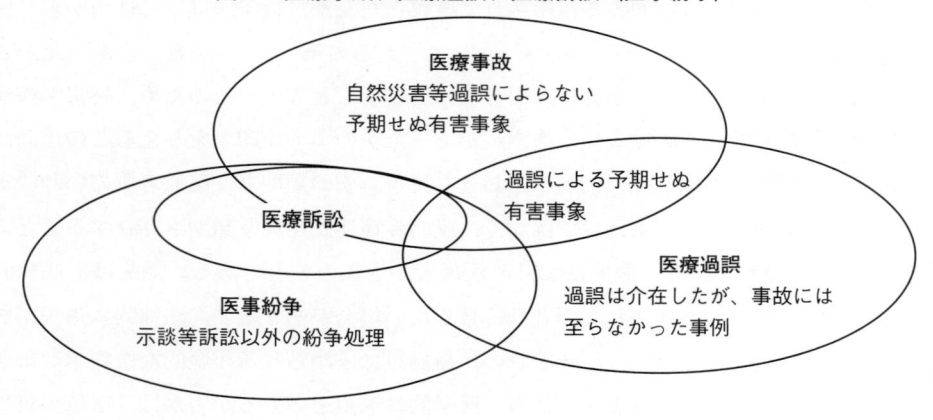

図1　医療事故、医療過誤、医療訴訟（医事紛争）

医療事故
自然災害等過誤によらない
予期せぬ有害事象

過誤による予期せぬ
有害事象

医療訴訟

医療過誤
過誤は介在したが、事故には
至らなかった事例

医事紛争
示談等訴訟以外の紛争処理

2 医療訴訟

(1) 医療訴訟の類型

　いわゆる医療訴訟とは、患者側が原告となって、病院側を被告として提訴する民事訴訟としての損害賠償請求訴訟を指し示している。しかし、広い意味で医師あるいは医療者が法的責任を問われる訴訟とは、民事訴訟のみには限られません。医師が法的責任を問われる最も典型的な類型

が、過失あるいは注意義務違反による医療事故の発生に伴う法的責任です。この場合の法的責任としては、民事責任、刑事責任、行政責任の3類型を挙げることができます。

　まず民事責任としては、民法第5章に基づく不法行為訴訟と民法第415条に基づく債務不履行責任とがあります。不法行為訴訟とは、医師の過失と因果関係を有する患者の損害に関して問われる損害賠償責任です。他方、債務不履行責任とは、注意義務違反と説明義務違反に関して問われる法的責任です。詳しくは、次項(2)と(3)で説明します。これに対して刑事責任とは、一般社会の認識として違法性が高い医療事故が発生した場合に問われる、刑法第211条の業務上過失致死傷罪を指し示しています。刑法上の罪の成立が問われる以上、刑事訴訟により問うしかなく、医師と患者あるいは司法当局との話し合いによって責任の有無や程度を決定することはできません。また、行政責任とは、医師法第7条に基づいて厚生労働大臣によって下される医師免許の取消や業務停止という処分として問われる責任を意味しています。処分を下された医師が当該処分を不服として争うには、医師は行政事件訴訟法第3条に基づいて、当該処分の取消しを求める取消し訴訟を提訴するよりほかありません。この三種類の法的責任は、それぞれ別個の法律に基づいて発生するものであるため、それぞれの責任発生に関しては、他の種類の法的責任とは理論的には影響しません。司法当局により刑事公判が請求された一方、患者側から民事責任を追及されないことはもとよりありえます。同様に、患者側と医療者側との間に示談が成立したにもかかわらず、司法当局が同一案件について立件する場合もあります。

　このうち、一般に医療訴訟といった場合には、民事訴訟を指しています。そこで、以下に民事訴訟としての医療訴訟の法的性格についてみてゆきましょう。

(2) 民事訴訟 ㈠ 不法行為

　不法行為責任とは、民法第五章（第709条～724条）に基づいて発生する民事法上の責任です。この責任が成立するためには、①過失の存在、②（違法な）損害の発生、③過失と損害の因果関係の要件の充足が必要です。

　このうち、争いとなっている①の過失の有無および注意義務反の判断として判例は、医療水準論を採用しています。すなわち、「ある新規の治療方法の存在を前提にして検査・診断・治療等に当たることが診療契約に基づき医療機関に要求される医療水準であるかどうかを決定するについては、当該医療機関の性格、所在地域の医療環境の特性等の諸般の事情を考慮すべきであり、［この……筆者］事情を捨象して、すべての医療機関について診療契約に基づき要求される医療水準を一律に解するのは相当でない」（「未熟児網膜症事件」最高裁第2小法廷判決平成7年6月9日、判例時報1537号3頁）と考えているのです。この「医療水準」という判断基準は、臨床現場で多くの医師により実践されている「医療慣行」を指しているのではなく、規範的概念とされています（「ペルカミンS事件」最高裁第3小法廷判決平成8年1月23日、判例時報1571号57頁）。

　次の要件は、②（違法な）損害の発生である。損害賠償請求である以上、実際に損害が発生していなければなりません。この損害とは、過失に起因することによって、過失がない場合よりも多くの医療処置を必要とすることによる積極的損害はもとより、もし患者が死亡・障害により稼

得能力を失った場合の逸失利益や精神的損害も含まれます。民法の不法行為論では、従来、違法性と損害とを別個の要件として説明してきたが、医療訴訟においては、医療者の過失に起因する損害であれば、特に違法性については別途理論を講ずるまでもなく、損害賠償の対象となると考えられています。

　そして、要件③として、過失（あるいは注意義務違反）と損害との因果関係が要求されます。この因果関係は、自然科学の医学上の因果関係ではなく、経験則の利用、証拠の総合検討による高度の蓋然性によりその存在が肯定されるとするのが、判例です（「東大ルンバール事件」最高裁判所第2小法廷判決昭和50年10月24日、判例時報792号3頁）。また、がんを中心に、高度の蓋然性が証明された場合には、延命利益喪失あるいは適切な医療を受ける権利の侵害も損害賠償の対象として認容されるようになってきています。この判例の傾向に関しては、患者側からみると、重い立証責任が課されることとなり、患者に不利な判決に至りやすいとの問題点として指摘されることとなります。他方、医療者側からみると、医学的な因果関係が不明確な事案において医療者側敗訴の判決が下されやすく、医療事故に関して医療者が結果責任を負わされていると映ることになります。日本では、近年病理解剖する率が顕著に低下しており、因果関係をどのように認定してゆくかは、今日なお医療訴訟にとっての大きな課題となっています。このため、訴訟以外の第三者検証制度の導入が、いわゆるモデル事業として試行的に実施されています。これについては、6でもう一度取り上げます。

(3)　民事訴訟㈡債務不履行

　医療における患者と医療者との法的関係は、準委任契約（民法第656条）としての医療契約として理解されています。この医療契約の成立に伴い、医療者は、善管注意義務（民法第644条）と説明義務（民法第645条）とを負います。ここから、医療者が注意義務違反と説明義務違反という二つの債務不履行責任を負うこととなります。

　このうち、注意義務違反に関しては、適切な診断により、特に患者に起こりうる好ましくない展開を予見する予見義務と、好ましくない結果の可能性を診断した時点における結果回避義務との二つの義務が主として挙げられています。しかし、実際の訴訟においては、厳密にこの二つの責任が区別されているわけではなく、また、高度な医療機関へ転送しなかった転送義務違反のように注意義務違反を問われる範囲は診療全般に及んでいます。医療者がこの注意義務違反をしたか否かに関しては、上述の過失の有無の認定と同様に、判例は医療水準論に立脚しています。また、原告である患者側も、過失に基づく不法行為責任と債務不履行としての注意義務違反を同時に主張する場合が多いのが現状です。

　他方、医療者に説明義務違反があったか否かの判断基準としては、判例において必ずしも統一的な基準は形成されていません。学説としては合理的医師説、合理的患者説、合理的医師と具体的患者との両方の基準によるべきとする二重基準説が展開されていますが、判例はこのうちのいずれかを明確に採用したとは読むことはできません。しかし、自己決定の機会に関する情報・知見と、その後に起こりうる有害事象に関する情報・知見の説明に関しては、医療者の説明義務違

反を厳しく問う傾向にあります。まず、自己決定に関わる重要な情報・知見に関する説明義務違反を認定した事案として、手術当時全国レベルでも治療水準が定まっておらず、執刀医も手掛けていなかった乳房温存手術に関して、患者が温存手術を切望していた場合には、それを説明する義務があるとして、説明しなかった医師を敗訴させた裁判例が有名です（最高裁第3小法廷平成13年11月27日判決、判例時報1769号56頁）。また、起こりうる大きなリスクに関する説明義務違反が認定された事案として、脳動静脈奇形（AVM）の摘出手術に関して、手術中および手術後に起こりうる大きなリスクや当該施設における手術実績を説明しかなったことに関して病院側敗訴を言い渡した裁判例がよく知られています（東大AVM事件、東京高裁平成11年5月31日判決、判例時報1733号37頁）。

(4) **民事訴訟における損害賠償額**

民事訴訟における損害は、①財産的損害と②精神的損害に大別されます。①の財産的損害には、逸失利益、治療費、葬祭費、弁護士費用が含まれます。②の精神的損害には、死亡慰謝料、後遺障害慰謝料の他、自己決定権侵害に対する慰謝料や説明義務違反に対する慰謝料が含まれます。詳しい算定方法は、多数出版されている他書に譲りますが、訴訟で何を争うかによって、損害賠償額が大きくことなる点に留意が必要です。

一般に、医療訴訟の損害賠償額は高額であるといわれることがありますが、これは、患者が死亡した場合に算定される逸失利益と精神的損害とが高額になるためです。逸失利益に関しては、患者が生前に得ていた収入を基礎収入とし、67歳まで働いていたとして算定されます。また、患者が死亡した場合の慰謝料としては、患者本人及び遺族に1500万円から3000万円程の範囲で慰謝料が認容されます。その結果、損害賠償額が全体で2億円を超えることもあります。他方、患者が死亡したり障害を負ったりしなかった場合、および過失あるいは注意義務と損害との因果関係が認定されなかった場合の精神的損害の慰謝料は、極めて低額にとどまります。例えば、上述の乳がん温存療法説明義務違反事案では、最高裁による原判決破棄後の控訴審判決で、慰謝料100万円と弁護士費用20万円の認容にとどまりました（大阪高裁平成14年9月26日判決、判例タイムズ1114号240頁）。また、信仰上の理由に基づいて肝臓がんの外科手術に伴う輸血を拒否したにもかかわらず、輸血を施した医療者に対する自己決定権侵害を根拠に損害賠償請求した事案では、最高裁は慰謝料50万円と弁護士費用5万円の支払いを命じたに過ぎません（最高裁判所第3小法廷判決平成12年2月29日、判例時報1710号97頁）。

裁判所が認容した損害賠償額の高低にかかわらず、原告患者側の請求が一部でも認容された判決につき、報道は「医療者敗訴」として一律な扱いをする傾向が顕著です。しかし、請求の認容いかんによっては、賠償額が大きく異なることに関し、特に原告患者側で医療訴訟に関わる者には常に高い意識を持つことが要請されます。通常、医療訴訟においては説明義務違反のみを問うことは稀であり、多くの場合、過失あるいは注意義務違反と並んで説明義務違反も主張されます。その背景としては、医療の過失をあくまでも問いたいという患者の想いや、家計の主たる収入源の喪失を埋め合わせることによる生活の再建の必要性が挙げられます。他方、過失あるいは

注意義務違反を主張し逸失利益も請求する場合には、提訴額が1億円前後あるいはそれ以上になり、代理人弁護士に支払う着手金は数百万円単位に上ります。近年の医療報道において、医療訴訟が増加し、患者側勝訴との報道を目にする機会も多くなりましたが、患者あるいはその家族において、医療者を提訴する場合には、医療報道のみを材料として医療訴訟においては患者優位の傾向にあるとして、安易に提訴を決意することには慎重になる必要があります。また、提訴を検討している弁護士においても、損害額については特に詳しく説明し依頼者に納得してもらう必要があります。

3 刑事訴訟および医療と刑事司法

(1) 刑事訴訟

　過失により、患者を死亡させた場合には、刑法第211条の業務上過失致死傷罪に、また、患者が死亡しませんでしたが患者に傷害を負わせた場合には、業務上過失傷害罪が問われる場合があります。この責任は、刑事責任であるため、他の刑事事案と全く同様に、司法当局による犯罪捜査および検察による起訴後の刑事訴訟において、業務上過失致死傷罪が成立するかどうかが審理されることになります。前述した民事訴訟の新規提訴数が、年間1000件前後であるのに対して、刑事訴追される医療過誤事例は年間数例にとどまっているところからも分かるとおり、刑事責任が問われる案件には、医療従事者の過失の度合が極めて高い場合や医療事故に対する姿勢が不誠実な場合が多いのが特徴です。

　たとえば、近年刑事責任が追及され、業務上過失致死傷罪が成立し有罪判決が下された事例として、東京慈恵会医科大学青戸病院事件が挙げられます。この事件は、2002年に前立腺がんの患者に対して、経験の極めて乏しい3名から成る医師グループが鏡視下手術を試みた結果、静脈を損傷してしまい、開腹手術に移行したものの、手術から1か月後に患者が死亡したという経緯をたどりました。この事件では、前立腺がんの鏡視下手術をするに必要として日本泌尿器科学会が定めたガイドラインを全く充足していませんでした。また、東京慈恵会医科大学病院としても、初めて実施する先端医療については学内の倫理委員会の承認を必要とする学内規則を施行していたにもかかわらず、その承認を得ずに医師グループは実施していたことが明らかとなりました。この事案に関して、2003年、業務上過失致死容疑で手術にあたった医師3名が逮捕され、2006年6月に東京地裁および東京高裁で3名に禁錮1年6月、執行猶予4年から禁錮2年6か月、執行猶予5年までの有罪判決が確定しています。

　また、医療従事者の過失により患者が死亡に至らないものの傷害を負い、業務上過失傷害罪が成立した事案としては、1999年に発生した横浜市立大学医学部付属病院での患者取り違え事件が有名です。この事件は、肺の手術が必要な患者と心臓手術が必要な患者とを取り違え、それぞれに必要のない開胸手術を施したという事案です。患者は死亡しませんでしたが、不必要な開胸手術を施されることにより、傷跡の残る傷害を負いました。この事案について、執刀医2名、病棟看護師と手術室看護師、麻酔科医および麻酔科研修医の合計6名が業務上過失傷害罪で起訴さ

れ、罰金25万円から禁錮１年までの刑が言い渡され、最高裁で確定しています（最高裁第２小法廷判決平成19年３月26日）。

(2) 医療と刑事司法

　医療に関連して患者が死亡した場合に、司法当局が刑法第211条の業務上過失致死傷罪の疑いで捜査に着手するきっかけとして、他の刑事事件同様に、被害者側からの被害届やその事情を知る者からの刑事告発、警察独自の情報収集が挙げられます。しかし、医療に特殊なきっかけとして、近年、医師法第21条の異状死体の届出義務が議論されています。同条は、「医師は、死体又は妊娠四月以上の死産児を検案して異状があると認めたときは、24時間以内に所轄警察署に届け出なければならない。」としています。問題なのは、届け出なければならないとする「異状」の範囲です。医師法はもちろん、関連の命令においてもその範囲については何ら定めがありません。他方、日本法医学会は、『異状死』ガイドラインを制定し、その【４】では、「診療に関連した予期しない死亡、およびその疑いのあるもの」と規定し、「過失の有無を問わず」届け出るべきとしています（コラム１参照）。当初、医師法第21条は、犯罪を見逃すことを防ぐ目的で設けられたと考えられてきましたが、同ガイドラインが制定させるに及んで、届け出る範囲が診療関連死まで広げるか否かが大きな論点として浮上してきたのです。そしてそれは、1999年に発生した都立広尾病院事件において当時院長が同条違反として立件され（その後、最高裁第３小法廷平成16年４月13日判決により有罪が確定し）たことにより、診療関連死まで含まれることが決定的となりました。これにより、診療関連死が発生した事案において診療が適切に行われていたか否かの判断が、司法当局に委ねられることとなったのです。ここに、刑事訴訟を大きく超えて、医療と刑事司法とが関連することとなりました。

コラム❶『異状死』ガイドライン（抜粋）日本法医学会　平成６年５月

［１］外因死による死亡　（診療の有無、診療の期間を問わない）
　　（略）
［２］外因による傷害の続発症、あるいは後遺障害による死亡
　　（略）
［３］上記［１］または［２］の疑いのあるもの
［４］診療行為に関連した予期しない死亡、およびその疑いのあるもの
　　注射・麻酔・手術・検査・分娩などあらゆる診療行為中、または診療行為の比較的直後における予期しない死亡。
　　診療行為自体が関与している可能性のある死亡
　　診療行為中または比較的直後の急死で、死因が不明の場合。
　　診療行為の過誤や過失を問わない。
［５］死因が明らかでない死亡
　　(1) 死体として発見された場合。
　　(2) 一見健康に生活していた人の予期しない急死。
　　(3) 初診患者が、受診後ごく短時間で死因となる傷害が診断できないまま死亡した場合。
　　(4) 医療機関への受診歴があっても、その疾病により死亡したとは診断できない場合（最終診療後24時間以内の死亡であっても、診断されている疾病により死亡したとは判断できな

(5)　その他、死因が不明の場合。
　病死か外因死か不明の場合。

(日法医誌1994第48巻、第5号、pp.357-358より)

※平成14年に、このガイドラインに関する見解が示されています。
　(http://www.jslm.jp/public/guidelines.html)

　この点に関しては、現在日本で大きく見解が分かれています。現在の日本の医療および社会制度の中で、診療関連死をレビューする仕組みが整備されておらず、医療の質をレビューする制度として機能しうるのは、医師法第21条の異状死体の届出制度以外に存在しないとの観点から、現状を容認する見解が提起されています。他方、診療関連死に関して警察当局が業務上過失致死容疑で捜査に着手することは、他の刑事事件と同様に、被疑者たる医師には、社会的には事実上有罪の推定が及んでしまいかねません。また、各種報道機関もこの種の案件には積極的に取り上げるため、捜査の対象となった医療関係者および医療機関は極めて大きなダメージを被りかねません。その典型例は、出産直後の大量出血により妊婦が死亡した、福島県立大野病院事件でしょう（2004年12月妊婦死亡、2008年8月福島地裁無罪判決、その後確定）。このような観点から、診療関連死の事実上のレビュー制度を刑事司法に求めることは、医療現場に委縮をもたらすのと理由に基づいて、刑事司法以外のレビュー制度が現在試行中です。

　この点に関しては、後出6にてもう一度取り上げます。

4 関連する諸制度

(1) 解剖

　患者が死亡した場合、その原因を医学的に究明する上で最も有効な方法が解剖です。解剖には、系統解剖、病理解剖、法医解剖の三種類があり、このうち法医解剖は司法解剖と行政解剖に分かれます。

　系統解剖とは、医学生および歯学生が正常な人体の構造を学ぶために行う解剖のことです。これは、医学部および歯学部で実施されているいわゆる解剖実習を指しています。実習に供される遺体は、各地域に設立されている篤志献体団体を通して提供されています。病理解剖とは、病院内での死亡の原因を究明する目的で、主として病院内で病理医によって実施される解剖です。法医解剖のうち、司法解剖とは、死亡原因が不明で犯罪の疑いを否定し切れない事案について、司法当局の判断により、大学医学部の法医学教室において法医学教室員によって実施される解剖のことです。行政解剖とは、死因が不明の死体に関して、保健行政上の情報を得るなど行政目的で実施される解剖です。行政解剖は、監察医制度が導入されている東京都区部、大阪市、横浜市、名古屋市、神戸市で、監察医により実施されています。それ以外の地域では、遺族の承諾を得た上での「承諾解剖」として、主に大学医学部の法医学教室において実施されています。このう

ち、司法解剖と監察医による行政解剖については、犯罪捜査という公益上の目的に従い、遺族の承諾の有無にかかわらず実施することができます（刑事訴訟法第128条・129条、死体解剖保存法第第7条第3項・第2条第4項）。他の三つの類型の解剖に関しては、遺族の承諾が必要であり、系統解剖に関しては、本人の生前の承諾も必要とされています。

　患者側においては、遺族の身体に傷を負わせることは忍びないかもしれないが、加療中の家族が死亡した場合には、その原因を究明する上で、解剖は最も有効な仕組みであることには変わりはありません。しかし、患者の死亡につき医療過誤を疑っている遺族にすれば、同一病院内での病理解剖の公平性に疑問を抱くことも少なくないでしょう。医学・医療関係者もこの問題を認識しており、現在、複数の医学部の所在する地域では、できるだけ異なる大学での病理解剖をするように運営しています。したがって、患者側としてもこの仕組みを上手に利用し、自ら死因の究明に取り組むことが有益です。ただし、複数の大学が存在していない地域など、死亡した患者が加療した病院以外に病理解剖ができる医療施設しかない場合において、遺族側においてどうしても医療者を信頼できない場合には、すぐに警察に業務上致死容疑での電話連絡をし、警察に介入を求めることによって、司法解剖に回すという方法もとりえます。

(2) 診療情報の開示

　従来、患者が医療訴訟を提訴する大きな動機となってきたのが、診療情報の入手による真相究明です。従来、カルテ等の診療情報が患者および遺族に開示されていなかったため、患者および遺族が真相を知ろうとした場合には、医療者を被告とする民事訴訟の提訴を前提として、カルテ等の診療情報について証拠保全の仮処分を申請するしかとりうる手段がありませんでした。しかし今日、訴訟的手段によらずして、かなりの診療情報を得ることが可能となっています。

　2003年に厚生労働省より「診療情報の提供等に関する指針」が施行され、基本的には、これに基づいて患者がみずから受けた診療のあらゆる情報を入手することが可能となっています。同指針では、開示請求者として患者本人を規定していますが、患者が死亡した場合には、遺族（配偶者、子、父母など）に対して、死亡に至るまでの診療経過、死亡原因等についての診療情報を提供しなければならないとしています（指針9）。ただし、同指針によってあらゆる場合に診療情報を得ることができるわけではありません。指針によれば、診療情報の提供が第三者の利益を害するおそれがある場合、および診療情報の提供が患者本人の心身の状況を著しく損なうおそれがある場合には、医療者は開示しなくてもよいとされています（指針8）。患者側の立場に立つと、この理由で診療情報の開示が認められなかった場合には、それが国公立系の病院であれば、情報公開法および当該自治体の情報公開条例所定の手続きに従い、診療情報の公開を求めることができます。この制度を利用した場合には、非開示決定に対しては不服申し立ての方法をとることができます。他方、開示を認めなかったのが民間の医療施設であった場合には、患者側に残された手段は、上述の訴訟的手段によるしかありません。

　また、自ら受けた医療に要した費用も、自らの受けた医療の内容を知る貴重な情報源です。今日の日本の医療では、医療の大部分を保険診療が占めています。この保険診療として医療機関が

現実に給付した医療費は、「診療報酬明細書」、いわゆるレセプトという書類として各保険者に請求されています。したがって、このレセプトを見ることによって、実際に自分の受けた医療を費用面から確かめることができます。レセプトの開示に関しては、「診療報酬明細書等の被保険者への開示について」（平成17年3月31日保険局長通知）に従い、各保険者において開示手続きを制定しています。患者は、この開示手続きを踏むことによって、自ら受けた医療の内容を確認することができます。

(3) 医療安全支援センターの活用

医療の安全を確保することを最終的な目的として、医療法第6条の11に基づき、（2次医療圏を単位とする）各地域に、医療安全支援センターが設置されています。この医療安全支援センターは、患者・住民の苦情や相談に対応したり、医療安全に必要な情報提供を行ったりすることを業務内容としています。医療安全センターは、いわゆる認証ADR機関ではないため、患者と医療機関の間の紛争の解決を担うことはできません。しかし、患者側にとっては、自らが医療機関との間に抱えた紛争や、紛争に至らなくても、受けた医療に納得ができなかった場合に、客観的な意見を提供してもらう上で高い利用価値があるといえましょう。

現在のところ、医事紛争に関しては、全国レベルのADR機関として認証されている機関は存在しません。患者側あるいは医療者側という立場を限定するなら、それぞれに相談あるいは紛争解決を担う機関は存在しています。患者側のそれとしては、患者側の立場で訴訟を多く手掛けている弁護士グループが、また医師側のそれとしては、医師会の賠償責任審査会が挙げられます。患者側の立場に立つ機関が弁護士グループであるため、それによる助言に加えて医学的な情報や物の見方についての知見を得る上で、医療安全支援センターは役に立つことが期待されています。

5 設問に対する解答例

はっきり言って、解剖をしていない以上、死因を医学的に究明することには、相当なコストがかかります。胃がんの手術中に患者が死亡したといえば、まずは手術ミスを疑うのが、医療関係者も含めて患者側に立つ者の自然な思考です。他方、手術を含めた医療には予期せぬリスクが潜んでいる場合が少なくありません。例えば、消化器外科の手術中に、未破裂動脈瘤が破裂してくも膜下出血をきたし、患者が死に至る場合があります。胃がん等消化器外科領域の手術をする以上、合併症等のリスクがどれだけ患者に存在するかについて入念な検査が実施されているはずです。脳神経外科も有する総合病院であれば、脳疾患領域も含めてあらゆるリスクについて検査しますが、消化器専門病院であれば、術前に実施しうる検査には限界が存在します。したがって、Y病院でなしうる術前のリスク評価をどこまで実施していたかが、過失責任あるいは注意義務違反を問う大きなポイントとなります。また、当然のことながら、手術中に誤って動脈を損傷するなどの手術ミス、いわゆる医療過誤もあり得ます。

そこで、Lとしては、まず、X_2、X_3に診療情報の開示を助言するべきです。もしその方法に

より、診療情報が得られた場合には、手術ミス等の過誤や事前のリスク評価の適切さを調査するべきです。他方、もし、Y病院が診療情報の開示に応じなかった場合、損害賠償請求の提訴を前提として、証拠保全の仮処分の申請をするか否かにつき、X_2、X_3の判断を求めることとなりましょう。証拠保全の仮処分の申請をした後に、損害賠償請求の本訴を見送ることには何ら問題はありません。

そのいずれかの方法により、過失あるいは注意義務違反を十分に問えると判断した場合には、Lは、損害賠償請求を肯定的に助言するべきです。その手続きとしては、いきなり提訴する方法もあれば、まずは病院側に示談を申し入れる方法もあります。

他方、そのいずれかの方法によっても、過失あるいは注意義務違反を問いうるか否か判断がつかない場合には、Lには、より慎重な助言が求められます。Y_1、Y_2が、X_1に死を含めた手術のリスクについて全く説明していなかった場合には、説明義務違反を問いうる余地があります。しかし、この場合、仮に勝訴しても、賠償額は極めて低額にとどまります。この場合および、X_2、X_3が、仮に敗訴してでも、真相を知るために提訴したいと希望した場合には、弁護士費用について合意を得た上で、提訴の手続きに入るべきです。

6 今後の課題

医療訴訟は、適切な医療を受ける権利を損なわれた患者の権利の回復にとって、また、業務上過失致死傷罪が成立する医療過誤があった場合には、刑罰を科することによってその違法状態を回復する上で、必要不可欠な法制度です。しかし、民事法上の不法行為あるいは債務不履行、そして刑事法上の責任を問うことには、甚大なエネルギーを必要とします。このため、訴訟以外の方法により、医療の適否を検証するとともに医事紛争を解決する制度の構築が求められてきました。この要請に応えて、2005年9月より、内科学会を中心とした医学系諸学会により、「診療行為に関連した死亡の調査分析モデル事業」（以下、モデル事業）が全国10地域で展開されています。これは、診療関連死について、死亡した患者の遺族の同意あるいは遺族側からの申し立てにより、解剖をした上で、その地域での法医学及び病理学、臨床医学の専門家、弁護士らから成る地域評価委員会による検討を経て、医学的な適否について調査報告をする制度です。この間、調整看護師が遺族側担当者として配置され、検討委員会への質問等を遺族に代わって行います。

このモデル事業は、現在事務局が設置された地域で一定の成果を挙げていますが、全国遍く利用可能でないことや、患者・国民への周知度が極めて低いなどの問題点を抱えています。このため、本来モデル事業が想定している診療関連死のごく一部しか、この制度にのって来ないのが現状です。この問題点を解決するために、現在、厚生労働省は、診療関連死の原因を究明し、再発防止に役立てることを目的として、「医療安全調査委員会」を設け、医療法を改正することにより、この委員会を医療法上の根拠を有するものとすることを目指しています（大綱案）。もし、この委員会が軌道に乗れば、患者側が医療訴訟にこれまで費やしていた膨大なエネルギーを投ずることなく、問題となっている医療行為の真相究明について判断がなされることが可能となるで

しょう。しかし、現在、この大綱案をめぐって意見が対立していて、医療法改正の明確な見込みは立っていません。

　また、産科医療は特にリスクが高く、出産時の事故は、生まれた子供と親の双方に大きな負担をかけます。さらに、産科領域の訴訟の増加は、産科医不足の原因の一つとされています。この問題点を解決するために、2009年1月1日より産科医療補償制度が発足しました。この制度は、分娩に関連して発症した脳性麻痺児およびその家族の経済的負担を補償するとともに、その原因分析を行い、将来の予防に役立てる制度です。この制度は、医療側の過失を問うことなく、補償対象とされた児に速やかに補償を行うこととしていますが、医療側に重大な過失が疑われるケースについては、法的紛争へと移行することを可能としています。この制度には、早期の脳性麻痺児とその親を救済するとともに、訴訟リスクを低減させ、産科医師を増加させる役割を担うことが期待されています。しかし、この制度で補償の対象とされている範囲が狭く、出産時に死亡した児や先天性の要因による脳性麻痺は対象とされていません。補償範囲が狭いということは、訴訟という手段によらなければ救済されない児および親がまだ多く残るということです。また、同制度は、補償と同時に、補償の対象となった出産事故の原因を分析し、再発防止を目的とした報告書を公表しています。その結果、標準的な医療の質を充足していないケースが少なくないことが明らかとなりました。今後は、その報告をいかに迅速に産科医療の現場に反映させるかが、課題となっています。

参考文献

① 　古川俊治『メディカルクォリティアシュアランス　判例にみる医療水準　第2版』医学書院、2005年
② 　日経メディカル編『50の医療事故・判例の教訓　日常診療の落とし穴』日経BP社、2004年
③ 　鈴木利廣・羽成守監修、医療問題弁護団編『医療事故の法律相談』学陽書房、2001年
④ 　加藤良夫・増田聖子『患者側弁護士のための実践医療過誤訴訟』日本評論社、2004年
⑤ 　東京弁護士会弁護士研修センター運営委員会『医療訴訟』商事法務、2003年

関連ホームページ

① 　産科医療補償制度　http://www.sanka-hp.jcqhc.or.jp/index.html
② 　診療行為に関連した死亡の調査分析モデル事業　http://med-model.jp/index.html
③ 　医療の安全確保に向けた医療事故による死亡の原因究明・再発防止等の在り方に関する試案
　—第三次試案—　厚生労働省HP　http://www.mhlw.go.jp/　から「ご意見を募集しています医療安全調査委員会設置法案（仮称）大綱案を公表しました」をクリック

（旗手俊彦）

14 医師の説明義務

設問

X女（45歳）は、平成3年1月にY医師が経営する病院で診察を受け、乳がんの専門医Y医師により乳がんと診断されました。Y医師は、X女に①早期の手術が必要であること、②手術では胸筋を残し、乳房を全部切除する必要があること（胸筋温存乳房切除術）などについて説明しました。

その後、X女は、乳がんの治療方法について勉強し、乳房温存療法を知り、Y医師にその療法に強い関心があることを手紙で伝えました。Y医師は、X女の乳がんについて乳房温存療法を適用でき、実施できる可能性があることを知っていましたが、それについてX女に説明しませんでした。そのため、X女は、乳房温存療法はまだ確立した療法ではなく、自身の乳がんには実施できないと判断し、胸筋温存乳房切除術に同意し、手術が行われました。

手術は成功したものの、X女は、退院後、片方の乳房を全部切除したことを女性として受け入れるのに時間を要しました。その後、少し元気になり、乳房温存療法について詳しく調べた結果、乳房温存療法に相当数の実施例があることを知りました。X女は、自身の乳がんは、乳房温存療法に適用可能性と実施可能性があったのではないかと考えるようになりました。

そこで、X女は、X女の乳がんに、乳房温存療法の適用可能性と実施可能性があり、X女もそれを希望していたのに、Y医師がそれについて何も説明しないまま本件手術を行ったとして、Y医師に対し、診療契約上の債務不履行または不法行為に基づき損害賠償を請求しました。このような場合、X女の請求は認められるでしょうか。

キーワード☞説明義務、同意原則、自己決定、医療水準、がん告知、輸血拒否
参照条文☞民法第415条、第709条、第715条、医療法第1条の2第2項

1 はじめに 〜医師の説明義務と患者の同意原則〜

(1) 医療行為の正当化要件

医師は、医療行為を行う前に、その医療の方法や内容などについて患者に説明し、その同意を得なければなりません。【設問】のケースでは、Y医師が、胸筋温存乳房切除術を行うに際し、X女に、手術の必要性や内容などについて説明し、その同意を得て、手術を行っています。もちろん、このような医療行為は、患者の病気を治すために行われます。しかし、注射、手術など患者への医的侵襲を伴うため、医師は、①医学的適応性、②医療技術の正当性、③患者による同意

の3要件がそろってはじめて、適法に医療行為を行うことができます。これらの3要件は、医療行為の違法性を阻却し、それを正当性するためには、いずれも欠くことができないものです。

裁判所は、「医師が患者の身体に対して手術等の侵襲を加える場合には、緊急やむを得ない等の特段の事情がないかぎり、その侵襲に対する承諾があって初めてその違法性が阻却されるものである」（東京地判平成3年3月28日判時1399号77頁）と述べています。そのため、医師が、患者の同意を得ないで医療行為を行った場合には、その違法性が問題になります（広島地判平成元年5月29日判時1343号89頁）。【設問】を例にして考えると、仮に、X女が乳房温存療法を強く希望し、胸筋温存乳房切除術に同意しなかったにもかかわらず、Y医師が胸筋温存乳房切除術を行った場合には、医療行為の違法性が問題になるわけです。

(2) 患者の同意原則と医療における意思決定の代行

このように、医師が医療行為を行う際には、その違法性を阻却するための要件として患者の同意が不可欠です。患者の同意原則について、唄教授は、「医師の治療とくに肉体への侵襲行為には、原則として患者の承諾を必要とする」とし、インフォームド・コンセントの根幹は、「説明」よりも「承諾」原則にあると述べられています（参考文献②）。患者が医療に同意するためには、同意能力がその前提になります。患者が、医療における意思決定を行うためには、医療の性質、内容、危険性、その医療を受けた場合と受けなかった場合の予後などについて理解した上で適切に決定できる能力が必要です。そして、そのような意思決定ができる患者は、説明された医療を受ける場合には、同意し、受けない場合には拒否する、様々な治療方法がある場合にはその中から選択し、同意ことになります。

【設問】のケースは、患者は医療における意思決定能力があるために、本人が説明され、手術に同意しています。しかし、患者は、常にそのような能力を備えているわけではありません。未成年者、精神疾患を有する患者、遷延性植物状態患者などの場合、患者がそのような能力を有しない場合もあります。その際に、はじめに問題になるのが医療における意思決定能力の判断基準ですが、執筆枠上、それについての説明は省略します。ここでは、意思決定能力がない患者への医療における同意の問題について、(i)未成年者の場合と(ii)意思決定能力を欠く成人の場合に分けて考えてみましょう。

（i）未成年者の場合

はじめに、未成年者の場合について説明します。未成年者であるからといって、医療に同意できないわけではありません。ここでは、便宜上、(a)年少の未成年者と(b)年長の未成年者の場合に分けて考えましょう。

(a) 年少の未成年者の場合

患者が新生児や幼い子どもである場合には、本人が医療に同意を与えることは困難であり、通常は親の同意の下で医療が行われます。未成年者の場合、未成年者の医療における同意について定める法律も、関連する判例もありません。学説では、未成年者の親権者らが監護権に基づいて医療に同意する権限を有すると解釈されていますが議論のあるところで

す。年少の未成年者の場合には、日常的医療を提供するに際しては、臨床現場の判断に委ねられており、その現状に大きな問題は生じないように思われます。しかし、子どもの医療については、親と医療者の意見が一致しない場合もあります。臨床現場でしばしば問題になるのは、医療者が子どもに必要であると考える医療に対して親が同意を拒否する場合です（宮本信也ほか、「メディカルネグレクトに関する調査報告」子どもの虐待とネグレクト7-2（2005年）190頁）。そのような場合に、親権喪失宣告制度を利用して治療を行った審判例がいくつかあります（大阪家岸和田支審平成17年2月15日家庭裁判月報59巻4号135頁、名古屋家審平成18年7月25日家庭裁判月報59巻4号127頁）。

　厚生労働省は、2008年3月31日付で、「医療ネグレクトにより児童の生命・身体に重大な影響がある場合の対応について」という通知を出しています。通知では、親が、子どもに必要な医療を受けさせることを怠る医療ネグレクトによって、子どもの生命・身体に重大な被害が生じ得る場合について、現行法において対応可能な手続が整理されています。

(b) 年長の未成年者の場合

　他方、年長の未成年者の場合には、医療に同意する能力があるならば、本人の意思をできる限り尊重し、医療に同意できるのではないかと言われています。しかし、未成年者の医療における同意権については、そのような能力を判定する基準を確立することの難しさや親の同意権との併存などの問題が指摘されています。このほか、生命維持に関わる治療に未成年者が同意しなかった場合の対応、避妊薬の処方や人工妊娠中絶の実施など未成年者のプライバシーに深く関わる医療決定などにおいても、様々な問題が生じるのではないかと思われます。

(ii) 意思決定能力を欠く成人の場合

　成人の場合はどうでしょうか。実際の臨床現場では、意思決定能力を欠く成人患者の場合、医師は、患者に家族がいる場合には、家族の同意を得て医療行為が行っているようです。そのため、献身的家族であれば、悩んだ末に患者の医療に同意するまたは同意を拒否すると思われますが、音信不通の期間が長い家族であれば、安易な決定により同意を拒否し、患者の生存権を侵害する危険性もあります。我が国では、患者が意思決定能力を欠く場合の医療に関する決定・同意権について定められた法律はありません。学説では、そもそもそのような医療における意思決定の代行が認められるのか、認められるならばどのような根拠に基づいて認められるのか、について見解が一致しているわけではありません。医療における意思決定の代行を認めるとする説でも、一定の家族に医療に関する決定・同意権を与えるべきであると主張する説と家族にそのような権限を認めるべきではないと主張する説が対立しています。

　近時、成年後見制度との関係で、医療における意思決定の代行に関する問題が注目されはじめています。2000年にいわゆる成年後見制法が改正されましたが、成年後見人には、被後見人の医療への同意・決定権は認められないと解釈されています。『成年後見制度の改正に関する要綱試案の解説』では、「成年後見の場合についてのみ医的侵襲に関する決定権・同意権に関する規定を導入することは、時期尚早」であるとしてさらなる議論が必要であると述べられています。

しかし、近年、学説では、臨床現場の実状をふまえ、解釈により、後見人に一定の範囲で被後見人の医療に対する同意・決定権を認めるべきであるとする説が主張されています。後見人に医療に関する決定権・同意権を認めるべきであるとする説は、その範囲を限定し、生命維持治療を除外しています。

意思決定能力を欠く患者の医療決定では、①決定・同意権を有するのは誰か、②決定が認められる範囲、③決定・同意権者が依拠する基準、④セーフガードをどうするかなど、が問題になります。仮に、家族や後見人らに医療における決定・同意権を認める場合には、患者の生命・身体に対する権利侵害が生じないよう保護できる制度を確立する必要があるのではないかと考えられます。

(3) 医師の説明義務—医師の説明義務に関する議論の展開

患者は、医師によって、医療について十分な説明を受けなければ、同意することはできません。患者は、医師の説明を理解してはじめて法的に有効な同意ができるのです。ここからは、医師の説明義務について説明しましょう。判例において、医師の説明義務が認められ、それが定着したのは比較的最近のことです。今では、いわゆるインフォームド・コンセント法理が、学界はもちろん、臨床現場でも当然の原則として語られています。しかし、立法レベルでは、医療法第1条の4第2項（昭和23年法律205号、平成13年改正）において、「医師、歯科医師、薬剤師、看護師その他の医療の担い手は、医療を提供するに当たり、適切な説明を行い、医療を受ける者の理解を得るよう努めなければならない。」と努力義務として定められているにすぎません。ここでは、医師の説明義務に関するこれまでの議論について(i)学説と(ii)判例の展開に分けて簡単にまとめましょう。

(i) 学説の展開

昭和40年の唄教授による研究以来、学説では、医療行為行うためには、原則として、患者の同意が必要であり、有効な同意を得るために、医師は、患者に医療についての必要な事項を説明しなければならない、と論じられてきました。それらの議論は、最近では、医師の説明義務と一体化し、いわゆるインフォームド・コンセント法理として発展しています。医療において、インフォームド・コンセントは、現在は、臨床現場において医療を提供する場合だけではなく、人を対象とした研究において、研究を行うに際しても倫理性を確保するための重要な原則として位置づけられていると指摘されています。

(ii) 判例の展開

下級審の裁判例では、昭和40年代から、医療を提供する場合には、医師による説明と患者の同意が必要であると述べられています（東京地判昭和46年5月19日下民集22巻5・6号626頁）。最高裁判決では、昭和56年に、頭蓋骨陥没骨折の傷害を受けた10歳の少年の開頭手術について、「医師には、右手術の内容及びこれに伴う危険性を患者又はその法定代理人に対して説明する義務がある」と判示しています（最判昭和56年6月19日判決判時1011号54頁）。同判決は、一般論として医師の説明義務を認めた初めての最高裁判決であると評されています。

このような医師の説明義務に関する判例は、同判決と同じ昭和50年代以降に定着し（広島高判昭和52年4月13日判タ357号269頁、大阪高判昭和61年7月16日判タ624号202頁）、集積されてきたと言われていますが（東京地判平成3年3月28日判時1399号77頁、東京高判平成3年11月21日判時1414号54頁など）、医師の説明義務を否定した判決もあります（札幌高判平成5年6月17日判タ848号286頁、最判平成7年4月25日判時1530号53頁など）。このように、現在では、多くの判例において、医師の説明義務違反が認められていますが、医師の説明義務の根拠、内容および程度については、必ずしも学説や判例が一致しているわけではありません。以下では、それらの議論について説明しましょう。

2 説明義務の性質

(1) 説明義務の根拠

　医療を提供する際に、医師が患者にその内容について説明しないで医療を提供した場合、患者らは損害賠償を請求することができます。その場合、医師の説明義務の法的根拠は、診療契約上の義務として構成されたり、不法行為上の違法性を阻却するための要件として構成されます。患者と医師（病院）との診療契約は、一般的には準委任契約であると考えられています。準委任契約では、受任者は、委任の本旨に基づき、委任者にことの顛末について報告する義務を負います（民法645条）。そのため、医師の説明義務は、第1次的には、診療契約に基づき、同時にそれは、医的侵襲を伴う医療行為の違法性を阻却する要件でもあるため、不法行為上の違法性阻却要件にもなるわけです。【設問】のケースでも、X女が、診療契約上の債務不履行または不法行為に基づき、Y医師に対し損害賠償請求しています。

(2) 説明義務が軽減・免除される場合

　これまで説明してきたように、医師が患者に医療行為を行う場合には、原則として患者への説明と同意を得ることは不可欠です。しかし、臨床現場では、患者に説明する時間がないほど緊急に医療を提供しなければならない場合もあります。そのような場合には、説明の範囲や方法において、医師に合理的裁量が一定の範囲で認められ、医師の説明義務は、軽減・免除されることになります。具体的にはどのような場合でしょうか。①救急医療など緊急事態の場合、②公衆衛生上の理由などにより強制的な医療行為が行われる場合、③説明によって患者の状態に悪影響を及ぼす場合、④患者が説明を受ける権利を放棄している場合などが考えられます。もちろん、このような医師の説明義務の軽減・免除は、例外として認められているものです。そのため、その適用は、慎重に行わなければなりません。特に、説明の軽減・免除が患者の自己決定と関係する場合には、さらなる注意が必要になります。

　以下では、(i)①救急医療など緊急事態の場合と(ii)③説明によって患者の状態に悪影響を及ぼす場合について詳しく説明しましょう。

　(i)　①救急医療など緊急事態の場合

例えば、患者が救急車で病院に搬送され、緊急に手術を行う必要があるにもかかわらず、本人が意識不明であり、家族もいない場合には、医師は、どうすればよいのでしょうか。そのような場合、医師は患者に説明を行わず、患者の同意を得ずに手術を行うことになります。そのような状況の中での医療行為は、患者との合意に基づいたものではないため、診療契約に基づくものではないはずです。なぜそのような医療行為が正当化されるのでしょうか。このような緊急事態における医療行為は、患者の身体への「急迫の危害」を免れさせるための緊急事務管理と考えられています（民法698条）。医師は、医療を「始めたことを遅滞なく」本人に本人が意識がない場合には家族に知らせなければなりません（民法699条）。

(ii) ③説明によって患者の状態に悪影響を及ぼす場合

我が国では、患者に病名を告知することが患者に悪影響を与える場合に、医師の合理的裁量により、患者本人に知らせない方が望ましい情報を本人に説明しないことが認められてきました。これは、治療上の特権と呼ばれています。特に、がんの病名告知については、がんが、不治の病であると考えられ、患者に告知した場合に、告知後、患者の精神的・身体的悪影響が心配され、臨床現場では、がん告知をしないことが一般的でした。

最高裁は、医師が、患者本人とその配偶者に胆のうがんの病名告知をしなかった事案について、がんの疑いについて説明しなかったことが診療契約上の債務不履行にあたらないとしています。判決では、本件当時、医師の間ではがんについては、真実とは異なる病名を告げるのが一般的であり、患者には、医師の診断を受ける以上、医師の意見を尊重し、治療に協力する必要があったことなどが考慮されています（最判平成7年4月25日判時1530号53頁）。がんの病名告知を患者本人にするかしないかは、医師の合理的な裁量の範囲であると考えられています。しかし、患者本人にがんを告知しない場合には、後述のように、家族に対して告知することを検討する必要があるとされています（最判平成14年9月24日判時1803号28頁）。また、医師が、がん患者に対して一般的に説明義務が免除されているわけではないことも注意する必要があります。

最近では、がんの病名告知を行う方針をとる病院が増えています。例えば、国立がんセンター病院では、がん患者すべてにがんの病名の告知を行っています。同病院で医療従事者が利用している「がん告知マニュアル（第2版）（平成8年9月）」では、基本的姿勢として、「本人に伝えることを原則とする」とされ、家族への対応として、「家族には先に知らせない」のが原則であるとされています。そして、「がん告知に関して、現在は、特にがん専門病院では『告げるか、告げないか』という議論をする段階ではもはやなく、『如何に事実を伝え、その後どのように患者に対応し援助していくか』という告知の質を考えていく時期にきている」と述べられています。上述最高裁判決が、事件当時、がんについては病名不告知が一般的であったことを考慮していることに鑑みると（最判平成7年4月25日判時1530号53頁）、今後、裁判所がどのような判断を行うかが注目されます。

3 説明義務の内容

ここでは、医師の説明義務の内容について説明しましょう。

(1) 説明義務の種類

はじめに医師の説明義務の種類については、①患者の同意を得るための説明義務、②診療・治療方法についての説明義務、③転医・勧告としての説明義務などに分類されています。多くの裁判例では、②診療・治療法についての説明義務が問題になります。最近は、患者の自己決定を確保するために医師の説明義務が問題になる事案も増えています。その場合には、①患者の同意を得るための説明義務も問題になることがあります。例えば、最高裁判決では（後掲）、エホバの証人の信者が輸血を拒否していたにもかかわらず、医師が説明なく輸血を行った事案について、患者の意思決定する権利が侵害されたとして医師の説明義務違反が認められています。

(2) 説明するべき項目

医師が患者に説明する場合には、具体的にどのような項目を説明すればよいのでしょうか。裁判所は、その項目として、①当該疾患の診断（病名と病状）、②実施予定の医療行為の内容、③当該医療行為に付随する危険性、④他に選択可能な治療方法があれば、その内容と利害得失、⑤当該医療行為を行った場合と行わなかった場合の予後などを挙げています。【設問】を例にして考えてみると、①乳がんの診断とその進行の程度、当該乳がんの性質、②胸筋温存乳房切除術の内容、③手術に付随する危険性、④他に選択可能な治療方法があれば、その内容と利害得失、⑤胸筋温存乳房切除術を行った場合と行わなかった場合の予後などが医師の説明義務の対象となるでしょう。④他に選択可能な治療方法がある場合の説明については、患者に誤解を与えないために、それぞれの治療内容や危険性について詳細で慎重な説明が必要になります。例えば、医師が、患者に一般的適応がない手術など試行的治療について説明する場合には、患者が医療を選択できるように、当該治療の危険性はもちろん、他の治療方法と比較したより具体的な説明が必要になります（東京地判平成16年2月23日判タ1149号95頁）。

もちろん、他に選択可能な治療方法がない場合もあります。臨床現場では、医師は、上述5項目を中心に、ケースに即して説明する項目を決定する必要があるでしょう。例えば、美容整形などにおいては、医師は、説明において、より一層注意しなければなりません。美容整形は、多くの場合、患者が病気を治すために行うものではない点で通常の医療行為とは異なります。そのため、通常の医療の場合よりも詳細な説明が必要であるとされています（横浜地判平成15年9月19日判時1858号94頁）。

(3) 説明義務と「医療水準」

(i) 説明の程度と医療水準

　医師の説明義務では、種類や項目だけではなく、それらをどの程度説明しなければならないか、説明の範囲も問題になります。その説明の程度の1つの基準になるのが、いわゆる「医療水準」です。「医療水準」に依拠すれば、医師は、診療当時の医学的知見に照らして相当と考えられる事項について患者に説明しなければならないということになります。裁判所は、「医師が患者に対し手術のような医的侵襲を行うに際しては、原則として、患者の承諾を得る前提として病状、治療方法、その治療に伴う危険性等について、当時の医療水準に照らし相当と認められる事項を患者に説明すべきであり、右説明を欠いたために患者に不利益な結果を生ぜしめたときは、法的責任を免れないと解される」と述べています（東京高判平成3年11月21日判時1414号54頁）。このように、裁判例において、医師の説明義務の程度と方法の基準を、臨床当時の医療水準に求めるという考え方は一応は理解できます。未熟児網膜症についての最高裁判決でも、未熟児網膜症の治療方法が医療水準に達していない場合の説明義務が否定されています（最判昭和61年5月30日判時1196号107頁）。

(ii) 自己決定の保障と医療水準

　しかし、医師の説明義務が、患者の自己決定を保障するためのものであると考えるならば、医療水準に基準を求められない場合もあります。裁判例では、「医師が説明義務を負うとしても、専門的な名称や内容、あるいは生起する蓋然性の低い合併症まで全て説明することは、必ずしも患者の自己決定権の行使に必要でない場合があるし、かえって患者の適正な自己決定権の行使を阻害し、あるいは徒らに不安に陥れることにもなるから、患者の受診態度、当該治療行為の必要性、合併症の重大さ及びその生起する蓋然性を考慮して説明すべき範囲を決するべきものと解するのが相当である。」（平成5年6月16日判タ820号216頁）と述べられています。

　【設問】作成のモデルである乳がんの選択可能な未確立療法に関する最高裁判決では（後掲）、事件当時の医療水準としては未確立の治療方法であるとされた乳房温存療法について、医師の説明義務が認められています。もちろん、本判決において、医師に一般的に、医療水準として未確立である治療方法を患者に説明する義務が課されたわけではありません。本件においては、①医師が、患者が当時の医療水準としては未確立とされていた乳房温存療法を希望していたのを知っていたこと、②乳がんの専門医である医師は、乳房温存療法に相当数の実施例があり、実施医療機関からその有効性を報告する例が多いことなどを知っていたこと、③手術により乳房を切除するか否かは、患者自身の生き方や人生の根幹に関係する生活の質にも関わることなどが考慮されたものと思われます。

(4) 説明義務の判断基準

　医師の説明義務の範囲については、学説でも、その判断基準が示されてきました。それによれば、①合理的医師説、②合理的患者説、③具体的患者説、④複合基準説という4つの基準が示されています。第1に、①合理的医師説とは、合理的医師ならばどのような説明を患者に行ったか

を基準に判断するべきであるという見解です。第2に、②合理的患者説とは、平均的ないし合理的な患者ならば重視するであろう情報が患者に説明されたかを基準に判断するべきであるという見解です。第3に、③具体的患者説とは、当該患者が自己決定権の行使において重視する情報が患者に説明されたかを基準に判断するべきであるとする見解です、最後に、④複合基準説とは、具体的患者が重視し、かつ、そのことを合理的医師ならば認識できたであろう情報が患者に説明されたかを基準に判断するべきであるとする見解です。判例では、「通常の医師であれば通常の患者に対して行うであろう説明で足りる」と述べ、①合理的医師説を採用するものが多いのですが（最判昭和56年6月19日判時1011号54頁など）、最近の判例では、④複合基準説を採用したと評される判決もだされています（最判平成12年2月29日民集54巻2号582頁など）。

(5) 説明方法

近時、いくつかの判例において、医師の説明方法についても言及するものがあります。乳がんの選択可能な未確立療法に関する最高裁判決では（後掲）、医師が説明するに際しては、患者に「熟慮して判断する機会を与えるべき義務」があると述べられています。また、分娩方法の選択に関する医師の説明義務に関する判例でも（最判平成17年9月8日判時1912号16頁）、医師には、患者に「提示された分娩方法を受け入れるかどうかの判断をする機会を与えるべき義務」があると判示しています。「熟慮の機会」というのは、主観的表現ですが、「熟慮の機会」とは何かについては、何も述べられていません。最近の最高裁判決でも、未破裂脳動脈瘤の手術に関する説明義務の事案において、「医師が患者に予防的な療法（術式）を実施するに当たって、医療水準として確立した療法（術式）が複数存在する場合には、その中のある療法（術式）を受けるという選択肢と共に、いずれの療法（術式）も受けずに保存的に経過を見るという選択肢も存在し、いずれを選択するかは、患者自身の生き方や生活の質にもかかわるものであるし、…患者がいずれの選択肢を選択するかにつき熟慮の上判断することができるように、医師は各療法（術式）の違いや経過観察も含めた各選択肢の利害得失について分かりやすく説明することが求められる」と述べられています（最判平成18年10月27日判時1951号59頁）。

(6) 説明義務の内容の類型化と拡大

(i) 説明義務の内容の類型化

我が国における医師の説明義務に関する議論は、我が国における判例の集積に伴い、最近では、説明義務の判例の類型化も試みられはじめ、医療行為の種類に従い、医師の説明義務についてより具体的に議論されています。それらの議論では、例えば、美容整形などにおける説明義務の内容・程度は、一般的医療行為における説明義務よりもより詳細なものが求められるなど、それぞれの違いも指摘されています（福岡地判平成5年10月7日判時1509号123頁、東京地判平成9年11月11日判例タ986号271頁）。また、手術について一般的適応がない場合の医師の説明義務の内容・程度も一般医療と比較して加重されていると述べられています。例えば、脳動静脈奇形（AVM）手術事件判決では、裁判所は、手術の適応性について十分なコンセンサスが得られてい

なかった事案につき、「医師が患者に対し、当該手術の危険性及び手術をしない場合に将来懸念される症状について単に説明したに止まり、具体的な説明をせず、それらの危険性を対比して説明することも十分に行わなかった」と判示し、医師の説明義務違反を認めています（東京地判平成4年8月31日判時1463号102頁）。同じように、試行的な医療行為についても、前述のように一般的医療行為における場合と比較して医師の説明義務の内容・程度について違いがあるとされています。

(ⅱ) 説明義務が課される範囲の拡大

(a) 説明義務と患者の自己決定

最近の医師の説明義務に関する判決の中には、患者の自己決定に言及するものが増えています（静岡地沼津支判平成2年12月19日、判時1394号137頁最判平成12年2月29日判時1710号97頁）。医師の説明義務の根拠として患者の自己決定が挙げられることも多くなっています。医師に説明義務が課される範囲が広くなっていると言えるでしょう。

それを示す判例として、①エホバの証人の信者による輸血拒否判決、②乳がんの選択可能な未確立療法に関する医師の説明義務（後掲）、③分娩方法の選択に関する医師の説明義務に関する判例（前掲）などがあります。ここでは、①エホバの証人の信者による輸血拒否をめぐる最高裁判決を取りあげましょう。

(b) 輸血拒否と自己決定

エホバの証人の信者は、宗仰上の理由で、輸血を拒否します。そのため、患者が輸血を伴うゆえに、救命に必要な手術を拒否したなど場合に、医師は、どのような対応をするべきなのかが問題になります。

ここで紹介する判決は、輸血拒否に関する初めての最高裁判決であり、社会的にも注目されたものです（最判平成12年2月29日判時1710号97頁）。最高裁は、成人患者が、宗教上の信念に基づき輸血拒否したにもかかわらず、医師による患者への無断輸血が行われた事案について、医師の説明義務違反を認め、人格権の一内容としての患者の意思決定する権利を侵害したとして医師の不法行為責任を認めました。本判決は、最高裁が、①患者のいわゆる自己決定権を人格権として認めた点、②医師による説明義務違反の判断において、高裁判決と同様に、複合基準説を採用した点、③医療過誤による身体的損害なしに、患者の意思決定する機会を失わせたこと自体によって不法行為責任を認めている点などで、重要な判決であると評されています。

最高裁は、高裁が使用した自己決定権という言葉を使わず、「患者が、輸血を受けることは自己の宗教上の信念に反するとして、輸血を伴う医療行為を拒否するとの明確な意思を有している場合、このような意思決定をする権利は、人格権の一内容として尊重されなければならない。」と判示しています。裁判所は、患者の意思決定する権利の侵害を認めていますが、それを無限定に認めたわけではないでしょう。判決の射程範囲は限定的なのではないかと思われますが、患者の自己決定を根拠に医師に説明義務が課される範囲が広がっているのではないかと思います。それは、【設問】のケースに対する6．設問に対する解答例を読ん

でも理解できます。

エホバの証人の輸血拒否に関しては、現在は、5学会合同ガイドライン「宗教的輸血拒否に関するガイドライン」（2008年2月）が策定されています。

4 家族・近親者・遺族に対する説明義務

これまで説明してきたように、医師が医療行為を行う前に説明をするべき相手は、原則として診療契約の当事者である患者本人です。【設問】のケースでも、X女が乳がん手術についての説明内容を理解し、自身の医療を意思決定できる能力を有しているため、本人が説明されています。このような場合、原則としては、家族・近親者らに説明が行われることはありません。しかし、前述のように、患者は、常にそのような能力を備えているわけではありません。

例えば、患者が年少の未成年者であったり、成人であったとしても患者に意識がなかったり、意識があっても意思決定能力がなかった場合、医師は、患者本人に説明することはできません。また、患者が手術などの後に死亡した場合も、類似の問題が生じます。そのような場合、医師が説明するべき相手は誰になるのでしょうか。家族・近親者・遺族に説明することになるのでしょうか。我が国では、これまで家族・近親者・遺族に対する説明義務が広く認められてきました。裁判例では、家族や遺族が説明の相手方になることを診療契約は予定していると述べられています。判決は、診療契約では、家族など第3者のためにする契約も包含していると認めるべきであるという考え方を示しています。

ここでは、(1)家族・近親者に対する説明義務と(2)遺族に対する説明義務に分けて、我が国の裁判例を紹介しましょう。

(1) 家族・近親者に対する説明義務

患者が医療における意思決定能力を欠くなど一定の場合には、医師の説明は、患者の家族・近親者への説明で足りることになります。例えば、裁判所は、患者本人に脳血管造影の「必要性の判断や判断をする能力が不足している」場合に（東京地判平成元年4月18日判時1374号62頁）、近親者に対する説明とその同意があれば医療行為の違法性が阻却されると述べています。この他、我が国では、患者が意思決定能力を有する場合であっても、患者に病名を告知することによって患者に悪影響を与えると考えられる場合には、医師の合理的裁量により、患者に知らせたくない情報を本人に説明しないことが認められてきました。

このように、家族や近親者に対する医師の説明義務を認める判決は数多くあります。医師は、一定の場合に、家族や近親者に対して患者の病状や治療の内容、その危険性などについて説明を試みなければならなくなります。ここでは、がんの病名告知を例に説明しましょう。

前述のように、患者本人に対するがんの病名告知については、医師の合理的裁量が認められます。しかし、本人に告知しない場合には、家族・近親者に対する告知について、医師の積極的な関与が求められています。進行性末期肺がんの告知に関する最高裁判決において、裁判所は、医

師には、診療契約上の義務として患者に対する説明義務があり、患者が末期状態にあり、本人に告知するべきではないと判断した場合には、診療契約上の付随義務として「医師らには、患者の家族等と連絡を取るなどして接触を図り、告知するに適した家族等に対して患者の病状等を告知すべき義務の違反があったといわざるを得ない」と述べています（最判平成14年9月24日判時1803号28頁）。

　このような医師の家族への義務は、本人への告知を行った場合には、認められないのでしょうか。最近の前立腺癌がんの病名告知に関する裁判例では、医師の本人に対する説明義務と家族・近親者への説明義務の関係について、以下のように述べられており注目されています（名古屋地判平成19年6月14日判タ1266号271頁）。「医師が患者本人に対する説明義務を果たし、その結果、患者が自己に対する治療法を選択したのであれば、医師はその選択を尊重すべきであり、かつそれに従って治療を行えば医師としての法的義務を果たしたといえる。このことは、仮にその治療法が疾患に対する最適な方法ではないとしても、変わりはないのである。そうだとすれば、医師は、患者本人に対し適切な説明をしたのであれば、更に近親者へ告知する必要はないと考えるのが相当である」。患者が治療拒否している場合であっても、本人にがん告知している場合には、「疾患についての治療法等の選択は、最終的には患者自身の判断に委ねるべきであり、患者の家族に対して癌を告知したことにより、家族らが患者を説得した結果、患者の気持ちが変わることがないとはいえないとしても、そのことから直ちに家族に対して癌を告知すべき法的な義務が生じるとまではいえない」。

　これまで説明してきたように、判例では、家族・近親者への説明義務が広範囲に認められています。しかし、これを、家族・近親者の同意を得るための説明義務とただちに解することはできません。前述のように、家族・近親者は、法的に本人に代わって医療における同意・決定権が認められているわけではないからです。家族・近親者にはどのような権限が認められているのでしょうか。成人のエホバの証人による輸血拒否に関する仮処分事件決定では、親である家族に対し親族権ともいうべき一定の権限が認められています（大分地判昭和60年12月2日判時1180号113頁）。しかし、同事案は、本人の宗教上の信念に基づく輸血拒否が明確であり、配偶者もその意思を尊重していた事案であり、具体的に家族にどのような権限がどのような範囲で認められているのかについて明らかにされてはいません。

(2) 遺族に対する説明義務

　他方、手術などの後に患者が死亡した場合、医師の遺族に対する説明義務は認められているのでしょうか。患者が、手術後に死亡した場合には、診療契約は、消滅します。しかし、診療契約に付随する患者の遺族に対する説明義務は、患者の死亡によって消滅するものではありません。そのような場合、医師は、死因を解明し、その死因について医療事故によって死亡した患者の遺族に対し説明しなければなりません。裁判例では、病院開設者および診療契約の締結や診療行為の実施を代行する医療機関は、「主体的に本件医療事故について可能な範囲内で死因を解明した上で、患者の遺族…らに対し、適時に適切な説明をする義務を負」うとされています。そして、

そのような説明義務に違反したとして、患者の死亡自体から生じる精神的苦痛とは別に説明義務違反に基づく遺族の慰謝料請求が認められています（東京高判平成16年9月30日判時1880号72頁）。

5 医師の説明義務違反と損害の範囲

　医師の説明義務違反がある場合、損害賠償請求訴訟において、どのような損害が認められるでしょうか。医師の説明義務違反では、説明義務違反が患者の死亡などとの間で因果関係を有する場合には、逸失利益と慰謝料を含む全損害が損害賠償の対象となります。他方、医師の説明義務違反が患者の死亡などとの間で因果関係を有しない場合には、そのような全損害を被告（病院、医師など）に賠償させることはできません。原告（患者、家族）は、不法行為に基づき損害賠償請求する場合、医師の過失や過失ある医療行為と結果（患者の死亡など）との間の因果関係を証明しなければなりませんが、医療の専門性という壁があり、原告がそれらを証明するのは容易ではありません。医師による説明義務違反があるにもかかわらず、原告がそれらを証明できず、被告に賠償責任が全く認められないというのは、公平に反すると考えられます。

　そこで、医療過誤訴訟では、医師の過失や因果関係を証明するという困難性を克服するために、様々な議論が行われてきました。学説では、患者の「延命利益」の喪失、「期待権」の侵害や「治療機会」の喪失などの構成により、独立した法益侵害として、損害を認める議論が展開されてきました。判例でも、「延命利益」の喪失（大阪高判昭和40年8月19日判時428号61頁、東京地判平成6年6月1日判時1539号118頁など）、「期待権」侵害（東京地判昭和51年2月9日判時824号83頁、大阪地判平元6月26日判タ716号196頁など）、「治療機会」の喪失（東京地判昭和60年9月17日判タ572号75頁、名古屋高判昭和61年12月27日、判タ629号254頁など）などの様々な構成により、患者に対し精神的苦痛に伴う慰謝料を認める判決が蓄積されてきています。「期待権」侵害や「治療機会」の喪失の場合には、生命や延命可能性の証明を必ずしも前提としません。これらの法益は、昭和50年代から下級審の裁判例において、「期待権」侵害として、昭和60年代から「治療機会」の喪失として、患者の精神的苦痛に対する慰謝料が認められてきました。これらの法益侵害については、未だに統一的な見解は見られません。医師の説明義務に関する判決でも、医師の説明義務違反と患者の死亡などとの間に因果関係がない場合に、「期待権」侵害や「治療機会」の喪失による慰謝料が認められてきました（仙台高判平成10年3月9日判時1679号40頁）。近時、患者の自己決定権を根拠に慰謝料を認める判決が増加しています（仙台高判平成6年12月15日判時1536号49頁、東京高判平成11年9月16日判時1710号105頁）。「延命利益」の喪失、「期待権」侵害、「治療機会」の喪失による慰謝料の認容額が低いことが問題にされてきましたが、最近は、医師の説明義務違反が、患者の死亡などとの間に因果関係が認められず、逸失利益を含む全損害の賠償は認められない事案について、治療を選択する機会を奪われ、患者の自己決定権が侵害されたとするとして、高額な慰謝料を認める裁判例もあり（東京地判平成16年2月23日判タ1149号95頁）、注目されています。

6 設問に対する解答例

　【設問】のケースでは、X女の損害賠償請求は認められるでしょう。なぜそれが認められるのでしょうか。【設問】は、最判平成13年11月27日（判時1769号56頁）をモデルに作成したものです。同判決の判決要旨を参考にして説明しましょう。

　【設問】のケースにおいては、①乳がんの専門医Yが、当時としては未確立な療法（術式）とされていた乳房温存療法についてまで、選択可能な他の治療方法としてX女に説明する義務があったかどうか、②Y医師に説明義務があるとするならば、どの程度まで説明するべきだったのか、が争点になっています。

　上述最高裁判決において、裁判所は以下のように述べています。「一般的にいうならば、実施予定の療法（術式）は医療水準として確立したものであるが、他の療法（術式）が医療水準として未確立のものである場合には、医師は後者について常に説明義務を負うと解することはできない。とはいえ、このような未確立の療法（術式）ではあっても、医師が説明義務を負うと解される場合があることも否定できない。少なくとも、当該療法（術式）が少なからぬ医療機関において実施されており、相当数の実施例があり、これを実施した医師の間で積極的な評価もされているものについては、患者が当該療法（術式）の適応である可能性があり、かつ、患者が当該療法（術式）の自己への適応の有無、実施可能性について強い関心を有していることを医師が知った場合などにおいては、たとえ医師自身が当該療法（術式）について消極的な評価をしており、自らはそれを実施する意思を有していないときであっても、なお、患者に対して、医師の知っている範囲で、当該療法（術式）の内容、適応可能性やそれを受けた場合の利害得失、当該療法（術式）を実施している医療機関の名称や所在などを説明すべき義務があるというべきである。そして、乳がん手術は、……、手術により乳房を失わせることは、……、患者自身の生き方や人生の根幹に関係する生活の質にもかかわるものであるから、胸筋温存乳房切除術を行う場合には、選択可能な他の療法（術式）として乳房温存療法について説明すべき要請は、このような性質を有しない他の一般の手術を行う場合に比し、一層強まるものといわなければならない」。

　【設問】のケースでは、X女は、手術前に乳房温存療法の存在を知り、Y医師に乳房温存療法に強い関心があることを手紙で伝えていました。Y医師は、手紙によって、X女が、乳房温存療法が自身の乳がんに適応しているのか、現実に実施可能であるのかについて強い関心があったことを知っていたと判断できます。そして、Y医師は、X女の乳がんが、乳房温存療法の適用可能性と実施可能性があることを胸筋温存乳房切除手術前に知っていたのですから、X女の乳がんについて乳房温存療法の適応可能性のあること、乳房温存療法を実施している医療機関の名称や所在をY医師が知る範囲で説明するべき義務があったと言えるでしょう。Y医師はそれらについてX女に何も説明しなかったのですから、Y医師の説明義務違反が認められるでしょう。

　Y医師には、X女に、①胸筋温存乳房切除術を受けるか、②乳房温存療法を実施している他の医療機関において乳房温存療法を受ける可能性を探るか、そのいずれの道を選ぶかについて「熟

慮し判断する機会を与えるべき義務」があったと考えられます。

7 今後の課題

最後に、医師の説明義務に関する今後の課題として、(1)チーム医療における医師の説明義務、(2)医学研究におけるインフォームド・コンセントについて説明しましょう。

(1) チーム医療における医師の説明義務

近時、チーム医療の普及に伴い、医師の説明義務についても新しい問題が生じています。説明義務を負うのは、チーム医療のメンバーである主治医なのか、チーム医療における総責任者はどのような義務を負うのかなどが問題になります。医師の説明義務については、患者本人に説明できない場合に、誰に対して説明するかについては近時、積極的に議論がなされています。しかし、患者の医療に関わる医師らの説明義務の関係については、積極的に論じられてきたわけではありません。最近の最高裁判決では、チーム医療の総責任者の説明義務について以下のように述べています（最判平成20年4月24日判時2008号86頁）。

最高裁は、「チーム医療として手術が行われる場合、チーム医療の総責任者は、条理上、患者やその家族に対し、手術の必要性、内容、危険性等についての説明が十分に行われるように配慮すべき義務を有するものというべきである。しかし、チーム医療の総責任者は、上記説明を常に自ら行わなければならないものではなく、手術に至るまで患者の診療に当たってきた主治医が上記説明をするのに十分な知識、経験を有している場合には、主治医に上記説明をゆだね、自らは必要に応じて主治医を指導、監督するにとどめることも許されるものと解される。そうすると、チーム医療の総責任者は、主治医の説明が十分なものであれば、自ら説明しなかったことを理由に説明義務違反の不法行為責任を負うことはないというべきである。また、主治医の上記説明が不十分なものであったとしても、当該主治医が上記説明をするのに十分な知識、経験を有し、チーム医療の総責任者が必要に応じて当該主治医を指導、監督していた場合には、同総責任者は説明義務違反の不法行為責任を負わないというべきである。このことは、チーム医療の総責任者が手術の執刀者であったとしても、変わるところはない。」と判示しています。

チーム医療において、誰がどのような義務を負うのか、それぞれの義務の関係について説明義務だけではなく広く議論する必要があるでしょう。

(2) 医学研究におけるインフォームド・コンセント

本章では、医師の説明義務について、一般的医療行為に限定して、特に民事事件で問題になった事案を中心に検討してきました。しかし、医療の領域において、説明しなければならないのは、医師だけではなく、説明されるのは、患者だけではありません。例えば、医学研究を進めるためには、患者以外にも様々な人の協力が必要になる場合があります。そのような場合、医師や研究者らは、研究対象者、被験者、研究協力者、試料等提供者らに十分に説明をした上でその同

意を得ることが必要になります。現在、医学研究の領域では、ヒトゲノム・遺伝子解析研究に関する倫理指針（平成16年12月28日全部改正、平成17年6月29日一部改正、平成20年12月1日一部改正）などをはじめ様々な行政指針が策定されています。それらの指針では、事前の十分な説明と自由意思による同意（インフォームド・コンセント）が基本方針として掲げられています。

　2000年にヒトゲノムの解読の完了が発表され、現在、我が国でも、病気の詳しい原因を解明すること、それにより新しい薬や治療方法を開発することなどを目的にオーダーメイド医療現実化プロジェクトが行われています。プロジェクトでは、約40種類の病気について、一定の病院で、メディカルコーディネーターが、患者にプロジェクトの内容を説明し、文書にもとづく同意を得た上で、血液を採取しています。このように、現在は、医師や研究者だけではなく、メディカルコーディネーターが患者に説明し、同意を得るための専門職として登場してきています。

　医学研究などにおいて求められる事前の説明と自由意思による同意（インフォームド・コンセント）は、本章で説明してきた一般的医療における医師の説明義務と患者の同意原則と同じものなのでしょうか。違いがあるならば、説明の内容、程度、同意のあり方などにおいてどのような違いがあるのでしょうか。そして、そのような違いは、どのような根拠に基づいて認められるのでしょうか。今後の課題として検討する必要があるでしょう。

参考文献

① 　新美育文「患者の同意能力」（星野英一・森島昭夫編）『現代社会と民法学の動向（上）不法行為』（有斐閣、1992年）

② 　唄孝一「インフォームド・コンセント」（市野川容孝編）『生命倫理とは何か』（平凡社、2002年）

③ 　丸山英二「インフォームド・コンセント及び、代諾をめぐる諸問題と政府指針（前半）（後半）」Organ Biology11巻4号（2004年）、12巻1号（2005年）

④ 　甲斐克典「医薬品の臨床試験とインフォームド・コンセント」『被験者保護と刑法』（成文堂、2005年）

⑤ 　山田卓生「自己決定のインフォームド・コンセント」（坂本百大・青木清・山田卓生編）『21世紀のグローバル・バイオエシックス』（北樹出版、2005年）

⑥ 　小西知世「第4講　インフォームド・コンセント」（甲斐克典編）『ブリッジブック医事法』（信山社、2008年）

⑦ 　手嶋豊『医事法入門（第2版）』（有斐閣、2008年）

（千葉華月）

15 医療安全

> **設問**
> 糖尿病で外来治療中のAさん（男性、65歳）は血糖値のコントロールが上手くいかず、その地域の中核病院であるH病院に入院することとなりました。入院初日の夕食後、病棟看護師が糖尿病治療薬として内服薬を持ってきたため、Aさんは忘れないようにすぐにその薬を服用しました。しかし、その服用後5分くらいしてから、看護師が、先に間違った薬を渡したことを謝罪した後、正しい薬だとして新しい薬をAさんに手渡しました。Aさんは、すぐにその薬を服用しました。Aさんに特に悪影響はありませんでしたが、何か釈然としません。Aさんは、この件について病棟スタッフにどのような質問をしたらよいでしょうか。

キーワード ☞ リスクマネジメント、安全管理、医療の質、リスクマネージャー
参照条文 ☞ 医療法第6条の9～12、医師法第7条の2、同第16条の3

1 はじめに ～医療における危機管理・安全管理～

　第13章でみたとおり、近年医事紛争の頻度は増大しており、その有力な原因が、医療事故の発生です。このため、医療訴訟および医事紛争を減少させるために、医療者にとっては、医療事故の発生を低減させることが喫緊の課題となってきました。医療事故防止の必要性を決定的とした年が、1999年でした。この年の1月に、横浜市立大学医学部付属病院での患者取り違え事件と都立広尾病院での点滴への消毒薬混入事件が相次いで発生して報道で大きく取り上げられると、その後医療事故には、報道で取り上げられない時期はない程に社会的関心が寄せられ続けてきています。

　このような社会的背景に下、医療界はこれまでにないスピードで医療事故防止に取り組んで来ました。医療に特有の事故防止策はそれまでにあまり取り組まれていなかったため、当初、医療事故対策として、運輸や電力といった他の産業分野で取り組まれてきた危機管理、いわゆるリスクマネジメントの手法が導入されました。具体的には、当該組織体（企業、病院）に内在化されたリスク要因を分析・除去する手法や、人間工学に基づいて医療事故数を低減させる手法が導入されたのです。また、増加する医療訴訟対策として法律的な対策も進んで来ました。それは、実際に発生した紛争の解決に医療者側の弁護士が関わる段階にとどまらずに、紛争予防という早期の段階にまで対策が進んで来たのです。予想されるリスクを詳しく説明した説明・同意文書の普及は、その具体例といえましょう。

　以上のとおり、1990年代の終わりから「危機管理」あるいは「リスクマネジメント」という標語が掲げられて医療事故対策が進められて来ました。しかし、2000年代に入り、次第にこの二つの用語は使用されなくなって来ました。医療事故の発生は、確かに医療者および患者にとって

危機です。しかし、日本で導入されている医療事故対策は、医療事故が発生した際の危機管理そのものを目的としているわけではなく、医療事故そのものの発生数の減少を、さらにいうと、医療事故を発生させない安全な医療の実現を目的としているのです。また、リスクマネジメントという用語には、企業や病院側における様々な対策という意味合いが強く、そこに安全な医療を願う患者の想いや不幸にも事故に遭遇した患者の無念の想いは織り込められていません。このような事情から、近年は、医療事故防止を中心とする医療者の取り組みを、その最終的な目標を反映させ、「医療安全管理」と表現するようになってきました。次節2でみるとおり、法律および診療報酬にも、「医療安全管理」という用語が用いられています。また、学会レベルでも、2005年に設立された全国レベルの学会の名称として、「医療の質・安全学会」が用いられています。

　医療における安全管理と医療の質とは、相当程度重なり合いつつ、相互に別個の概念です。医療の質とは、その時点での臨床実践および医学的な到達水準に照らし、要求される水準（standard of care）を充足しているか否かを問います。多くの場合、安全な医療を実践することは、要求される医療の水準の範疇に含まれます。しかし、両者は常に一致するわけではありません。例えば、がん専門病院において、副作用が少なく患者に負担をかけない化学療法を実践することは、要求される医療の質にかなった医療ですが、医療安全管理に直接は関わってきません。他方、要求される医療の質にかなっていても、避けえないリスクもわずかながらあります。例えば、未破裂脳動脈瘤の破裂とその結果としてのくも膜下出血を避ける目的でのクリッピング手術の結果、麻痺や言語障害等の障害が発生する可能性は3％とされています。この3％が、最高水準のクリッピング手術を実施したとしても避けることができないリスクといえるのです（この3％は、あくまで全国的な平均的な割合で、施設や執刀医によってばらつきがあります）。（図1参照）

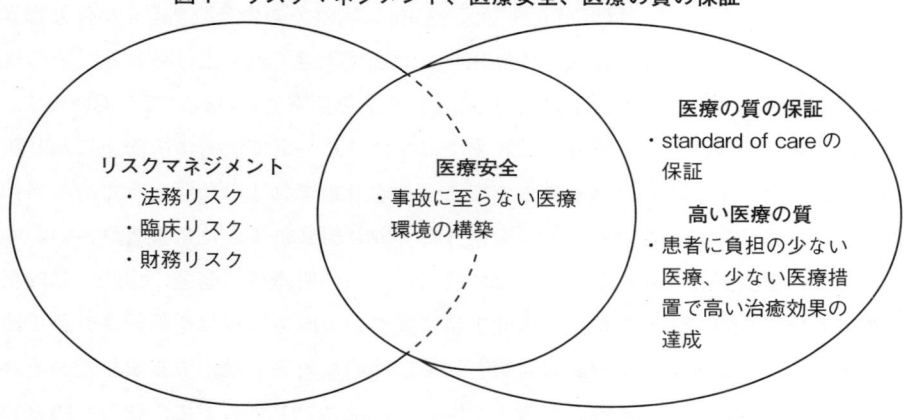

図1　リスクマネジメント、医療安全、医療の質の保証

リスクマネジメント
・法務リスク
・臨床リスク
・財務リスク

医療安全
・事故に至らない医療環境の構築

医療の質の保証
・standard of care の保証

高い医療の質
・患者に負担の少ない医療、少ない医療措置で高い治癒効果の達成

　日本では、「医療安全管理」と「医療の質」とは、安全な医療を提供することは、医療の質の最も重要な要素であるとして、あまり区別されずに用いられることが多いといえましょう。これに対して米国では、リスクマネジメントと医療の質とは、異なったメソッドにより実践されると考えられています。すなわち、リスクマネジメントは、インシデントレポーティングシステムを中心とする医療事故の原因究明と予防というメソッドよるのです。その担い手は、リスクマネー

ジャーを中心とするリスクマネジメント部門です。これに対して、医療の質、米国ではクオリティアシュアランスとは、ピア・レビュー（同僚審査）やＭ＆Ｍカンファレンス（Mortality and Morbidity Conference、死亡例・重症合併症例に関する臨床検討会）というメソッドにより医療の質を保証しようとする理念・実践です。ここでは、カルテ等の診療情報を点検するなどの活動を通して医療の質をチェックする監査部門（メディカルオーディット）部門がその任にあたります。その部門の最高責任者がメディカルディレクターであり、米国では、特定の診療科から離れ、医療の質を保証する業務に専念する副院長がこの役に就くことが多いのが現状です。

2 医療安全と法律・政策

(1) 法律

　医療安全は、今日の日本の医療が抱える最も切実な課題であるだけに、立法・政策当局も近年積極的な取り組みを進めています。その取り組みの中でも最も重要なのは、医療安全に関する立法措置です。1948（昭和23）年に制定された医療法には、その後数度の改正が施されてきましたが、2006（平成18）年の第5次改正において、「第三章　医療の安全の確保」という章が新設されました。この章では、まず、国等公共政策当局の医療安全に取り組む義務を定めています（第6条の9）。次に、医療関係者が医療の安全を確保する義務を置いています（第6条の10）。また、都道府県、保健所を設置する市及び特別区を単位として、医療安全センターを設置し、患者と医療関係者の双方に対して助言や情報の提供を行うこととしています（第6条の11）。さらに、この医療安全支援センターがその本来の役割を担うことができるように、国に対して、都道府県および医療安全支援センターに情報を提供する義務を課しています（第6条の12）。これらの義務の履行を確実なものとするため、医療法施行規則第1章の2に「医療の安全の確保」として、医療施設の管理者が果たすべき義務について細かく規定しています。特に第1条の11では、医療施設の管理者に対して、医療安全に係る①指針の整備、②委員会の開催、③職員研修の実施、④事故報告等改善方策の4つの具体的義務を課しているのです。

　同施行規則では、さらに特定機能病院には特に高いレベルの安全確保の義務を課しています。特に第9条の23では、①専任医療安全管理者および専任感染管理者の配置、②医療安全管理部門の設置、③患者からの相談に応じる体制確保、④事故報告書の作成、という義務を課しているのです。同12条では、特定機能病院並びに事故等報告病院に対して、厚生労働大臣の登録を受けたものである財団法人日本医療機能評価機構に事故報告書の提出を義務付けています。また、同11条では、事故報告の提出する義務を負う病院である「事故等報告病院」として、国立高度専門医療センター及び国立ハンセン病療養所、国立行政法人国立病院機構の開設する病院、学校教育法に基づく大学の付属病院に対して、同様に財団法人日本医療機能評価機構に事故等報告書の提出を義務付けています。これを受けて、同第12条の6では、登録分析機関である同財団に分析事業の実施を義務付けています。このようにして、全国レベルで医療事故を分析する体制が法的に整備されているのです。

以上は、医療施設面での医療安全の確保を目的とした法的制度ですが、医療従事者という人的側面に対しても、法的制度が整備されています。社会的には、同様の類型の医療事故を繰り返す、いわゆるリピーター医師の存在が問題視されています。この問題に応えて医師法が改正され、医師法第7条の2では、職業倫理上の不祥事や医療事故を起こした医師に対する再教育研修制度が設けられました。また、2006年より、同法第3章の2において医師国家試験合格後に2年以上の臨床研修義務を課していますが、臨床研修は、医師に必要とされる基本的な能力・技能を修得することを目標としています。このため、この臨床研修の期間には研修医に臨床研修専念義務を課し、アルバイト診療を禁止しているのです（同第16条の3）。さらに、「医師法第16条の2第1項に規定する臨床研修に関する省令の施行について」（平成15.6.12医政発0612004、以下「施行について」と略記）では、今日要求される医療安全管理能力の修得を目標とする規定が置かれています。それによると、まず施設面では、（単独型という類型の臨床研修病院の場合）特定機能病院と同水準の医療安全管理体制の整備を要求しており、その規定内容は、医療法および同法施行規則に定められている特定機能病院の医療安全管理体制よりもかなり詳細なものとなっています。これに加え、「施行について」では、研修内容について詳細に規定しており、この中に、「安全管理」に関する項目が盛り込まれ、研修終了後には、基本的な安全管理能力を備えた医師が輩出されることを目標としているのです。

　医療安全確保を目的とした以上の法的措置に関するより具体的内容については、「良質な医療を提供する体制の確立を図るための医療法等の一部を改正する法律の公布について（平成18.6.30医政発0630010、平成18.12.27医政発1227017、平成19.3.30医政発0330010）として詳しい規定が置かれています。

(2)　**診療報酬**

　診療報酬とは、公的な医療保険制度において、診療に必要とした費用を算定する価格体系のことです。これは厚生労働大臣によって定められるものであり、法律ではありません。しかし、公的医療保険に基づいて行う診療の費用の算定については、この診療報酬に従うことが法律で定められています（健康保険法第76条第1項）。診療報酬は、具体的には、厚生労働省内に設置されている中央社会保険医療協議会（一般に、「中医協」と略されています。）で作成・改訂されています。中医協は、保険側（健康保険組合などの支払い側）、診療側（医療施設や薬局など支払いを受ける側）、そして中立的な公益代表者の合計20名の委員から構成されています。この委員は、それぞれに自分自身の本業を有しているため、改訂の資料は、厚生労働省の担当官僚によって作成されています。診療報酬は、2年の1度、偶数年の4月に改訂されます。この改訂には、したがって、厚生労働省の医療政策の方針が極めて強く反映されることになります。

　厚生労働省は、公的医療保険制度を維持するために、医療保険の赤字の結果としての医療保険の財政破綻を防ぐことを最も優先的な政策目的にしています。このため、近年の診療報酬の改定にあたっては、医療費高騰の抑制を目的とした改訂項目が目立っています。ただ、厚生労働省の医療政策は、医療費抑制のみに尽きるわけではなく、その時々医療が抱える問題の解決も目的と

されます。例えば、小児科医療不足を解消するために、2010年4月改訂において、B001-2-2地域連携小児夜間・休日診療料の点数引き上げ（2008年4月改訂に比べて50点の上積み）は、その最も代表的な例といえましょう。そして、厚生労働省は、医療安全の推進という社会からの医療への要請に、診療報酬の点数化によって応えようとしています。

現行の診療報酬は、A234に「医療安全対策加算」という項目を設けています。これは、医療安全管理に取り組んでいる病院（この加算は、入院基本料等加算の一部であるため、入院施設を持つ病院が点数請求できることになります。）が、診療報酬所定の医療安全の取り組みをした場合に、その病院の収入が増えることを意味しています。これにより、医療安全に取り組むコストを手当すると同時に、収入が増える仕組みを経済的誘因として、より多くの病院が実効性のある医療安全対策を進めることを狙っています。その所定の取り組みとは、院内に組織的な医療安全管理セクションを設けて機能させることや、専従の医療安全管理担当者（いわゆるリスクマネージャー）を配置すること、また、医療安全確保のための職員研修会を実施し、その記録を残すことなどが挙げられています。入院施設を有する病院の入院に必要とした診療の算定項目は、大きく「入院基本料」、「入院基本料等加算」、「特定入院料」の三つに分かれます。このうちの「入院基本料」だけでは、病院の採算はほとんどどれなく、赤字になりがちです。このため、収支を安定させるためには、病院はできるだき多くの「入院基本料等加算」をもらえるようにしなければなりません。その入院基本料等加算に「医療安全管理加算」が設けられていることは、多くの病院が医療安全を進める上での大きな動機づけとなっています。

(3) 政策

医療安全に関する政策当局はいうまでもなく厚生労働省であり、その中の医政局総務課医療安全推進室が最も中心的な役割を担っています。その主たる活動は、医療事故に関する中央レベルでの一元的な情報収集事業である「医療事故情報事例収集等事業」、医療法第6条の11および12に基づく医療安全支援センターの普及と活動支援、診療行為に関連した死亡の調査分析モデル事業の支援、感染管理等医療安全に関する各種マニュアルの策定などです。

また、法改正や立法は国会の役割であることはいうまでもありません。しかし、その国会がどのような法改正や立法措置を講じなければならないのかの準備をすること、そして一度なされた立法や法改正の実効性を確保することは、医療安全推進室の役割です。例えば、平成19年に制定された「良質な医療を提供する体制の確立を図るための医療法等の一部を改正する法律の一部施行について」は、立法内容を的確に実施に移すために厚生労働省が講じた具体的な政策の良い例といえましょう。これに加えて、医療安全推進活動の普及と啓発も同省が果たすべき役割といえます。この役割を果たすため、2001（平成13）年度より、11月25日を含む1週間を「医療安全推進週間」と位置付け、ポスターの作成・配布や各種研修会の開催を呼びかけています。また、同省は、医療の質・安全学会と共催で、2006年より「医療安全推進週間公開シンポジウム」を毎年開催しています。これは、医療関係者向けというよりは、市民・患者向けの内容となっていて、社会全体で医療安全に関心を持ち、これに取り組むことを呼びかけています。

3 医療安全の実践

(1) レポーティングシステム

　医療安全の具体的方法としては、医療事故の発生を報告させるレポーティングシステムが最も重要です。これは、医療事故は、それを引き起こした個人の責任を問う「懲罰モデル」ではなく、実際に発生した事故を引き起こした組織に内在したリスク要因を分析し、医療事故の原因を学習することにより安全な医療を実践しようとする「学習モデル」という考え方に由来する方法論です。この「学習モデル」では、報告をした個人の責任は一切問わないこととしています。それにより、報告数を増加させることが、より高い安全管理につながると考えているのです。

　このうち、最も広く普及しているのが、「インシデントレポーティングシステム」です。インシデントとは、患者に大きな傷害を与えなかった小さな事故のことです。「ヒヤリ・ハット」事例と呼ばれることもあります。米国の労働災害の研究者、ハインリッヒは、3つの重大な事故の背後には、30の目に見える事故があり、さらにその背後には300の見落されやすい小事故があるとの法則を提唱しました。これは、「ハインリッヒの法則」と呼ばれています。この法則に従い、重大な結果をもたらさない小事故の情報を集めることにより、この小事故のレベルで発生件数を減少させることができれば、重大な事故も発生しなくなってゆきます。あくまでも理論的数値に過ぎませんが、もし小事故を100件未満に抑えれば、その期間重大な事故は発生しないかもしれません。今日の日本では、インシデントとアクシデントとの区別は相対的であるとして、影響度によるインシデントの分類がよく用いられています（図2参照）。

図2　影響度によるインシデントの分類（国立大学病院医療安全管理協議会、一部簡略化）

影響度レベル	傷害の継続性	傷害の程度	
レベル0	―	―	エラーや医薬品・医療用具の不具合がみられたが、患者には実施されなかった
レベル1	なし	―	患者への実害はなかった
レベル2	一過性	軽度	処置や治療は行わなかった
レベル3a	一過性	中軽度	簡単な処置や治療を要した
レベル3b	一過性	高度	濃厚な処置や治療を要した
レベル4a	永続的	経度～中等度	永続的な障害や後遺症が残ったが、有意な機能障害や美容上の問題は伴わない
レベル4b	永続的	中等度～高度	永続的な障害や後遺症が残り、有意な機能障害や美容上の問題伴う
レベル5	死亡		死亡（原疾患の自然経過によるものを除く）
その他			

今日の日本では、このインシデントレポーティングシステムは、非常に多くの医療施設で導入されています。しかし、これに伴い、この方法の問題点も指摘されるようになってきました。その最も大きな問題点は、提出されるレポート数が膨大になり、分析に手が回らなくなってきたということです。これでは、その院内に内在化されたリスク要因を分析することはできません。この問題を解決するために、オカーレンスレポーティングシステムという方法を採用している医療施設もあります。これは、部門毎に予め報告する事故の種類を決めておくことにより、その事故が発生した場合には、必ず医療安全管理セクションに報告することを義務づけておく方法です。オカーレンスの具体例としては、手術部においては、患者や手術部位の取り違え、予期せぬ術中死、手術直後の死亡、大量の出血や再手術などです。他方、オカーレンスレポートと似た概念として、米国にはセンチネルイベント（警鐘事例）レポーティングシステムという制度があります。これは、米国の病院認証機関であるJCAHO（Joint Commission on Accreditation of Healthcare Organization）が、認証を受けている医療施設に報告を義務付けている制度です。この「警鐘的」とは、病院システムに内在化されているリスク要因に警鐘を鳴らす、という意味です。したがって、センチネルイベントとして報告が義務付けられている事故とは、予期せぬ患者の死亡や輸血ミスなど、重大な事故という性格が濃厚です。JCAHOは、その分析結果を公表して、全米に医療事故防止の情報を提供しています。

(2)　ヒューマンエラーの分析
　人間である医療従事者が実際に引き起こすエラーに関しては、医療安全管理の分野では、認知心理学者リーズンの分類がよく用いられています。それによると、ヒューマンエラーは3つに分類されます。第一はスリップです。これは、うっかりした間違いのことです。例えば、数種類ある降圧薬のうち、自分としてはカルシウム拮抗剤をよく処方していますが、他院からの紹介患者がARBという種類の降圧剤をそれまで服用しており、患者がARBの継続の希望を当該医師に伝えたところ、当該医師が「わかりました。」といって、うっかりカルシウム拮抗剤の処方をしてしまった事例です。第二はラプス（laps）です。これは、うかり忘れてしまう類型です。例えば、抗がん剤を投与している患者がいて、投与中に副作用が発現していないかどうかチェックする必要があるのに、他の診療業務に追われているうちにそのチェックをすっかり忘れてしまう類型です。第三は、ミステイク（mistake）です。これは、診療の計画自体が誤っていることであり、抗がん剤の単位を取り違えた投与ミスがその代表的な例です。
　他方、ヒューマンエラーのを行動準則に照らした分類として、認知心理学者ラムッセンの分類が医療安全管理の分野でよく使われています。その行動準則は、3つに分類されます。その第一は、技術レベルの誤り（skill-based malfunction）です。これを抗がん剤の投与ミスにあてはまると、正確な投与量をわきまえていたにもかかわらず、点滴静注する段階で針刺しが上手くいかずに、抗がん剤が漏れてしまい、漏れた部分に潰瘍ができるという類型です。第二は、ルールレベルの誤り（rule-based malfunction）です。これは、院内あるいは学会で作成したマニュアルを守らなかったことによるエラーのことです。例えば、抗がん剤の投与に関しては、院内

で必ず所属診療科のカンファレンスを経なければ投与できないこととされているのに、それを経ずに投与し、ミスが見過ごされてしまった例がこれにあたります。第三は、知識レベルの誤り（knowledge-based malfunction）です。これは、投与する抗がん剤の投与方法について誤解していた結果として発生したエラーのことです。

このように、エラーを起こした行動準則を探ることによって、エラーの原因と予防策をより的確に探ることができるようになってきました。

(3) 医療安全の実際

以上のような認知心理学を応用した、医療におけるヒューマンエラーの分析も、エラーを起こした医療従事者個人の責任を追及するための方法と理解することは適切でないと考えられています。問題は、そのようなエラーを引き起こしたシステム上の原因と予防策は何か、ということでなければなりません。例えば、似た名称の薬剤を間違えて投与するという医療事故がこれまで多く発生してきました。全国的によく発生し、現在では対策が徹底したためにほとんど発生しなくなった事例として、血糖降下剤のアマリールと降圧剤のアルマールとを間違えて投与するというエラーがあります。アマリールを投与するべき患者に間違ってアルマールを投与すると、血糖値が降下せず、高血糖による意識混濁といった重大な事故に発展してしまいかねません。その原因を調べると、日本のほとんどの医療施設で五十音順やアルファベット順に薬剤を保管していたため、名称の似た薬剤がすぐ近くに置かれていることが分かりました。このため、現在では、投与し間違えると大きな事故を引き起こしかねない似た名称の薬剤は距離を置いて保管するなどの方法がとられ、このエラーは非常に発生しづらくなりました。間違った薬剤を取り出した薬剤師の責任を追及しようという議論は、ほとんどなされていません。

また、抗がん剤は、その性格上大きな副作用を引き起こしやすいとえいます。抗がん剤を用いた化学療法は、投与方法そのものの難易度が非常に高く、単位等の誤投与の起こしやすさの原因がここに潜んでいます。このため、高度ながん医療を行う病院では、抗がん剤を用いた治療に関する専門の委員会を設置し、この問題の解決にあたろうとしています。具体的には、「化学療法委員会」とか、「がん薬物療法委員会」、また、「抗がん剤プロトコール審査委員会」などという名称の委員会が設置されています。この委員会は、抗がん剤を用いた治療に精通した医師、薬剤師、看護師がそのメンバーとなり、原則として、その医療施設で実施するすべての化学療法をチェックします。この種の委員会を設置した医療施設では、抗がん剤の誤投与というエラーは、ほとんど発生しなくなりつつあります。

しかし、このようなエラー防止策には、今着手が始まったばかりであり、まだ有効な予防策が普及していないエラーやリスクがたくさんあります。また、このようなシステム上の措置が十分講じられているにもかかわらず発生したエラーについては、それにかかわった医療従事者個人の資質を問わなければいけない場面もこれからは出てくるかもしれません。

4 医療安全の組織・仕組み

(1) 医療施設単位

　本章前出２でみたとおり、現在の日本では、医療法・医療法施行規則および診療報酬により、病院は医療安全管理に関する取組を実施しなければなりません。実際、多くの病院で院内に医療安全管理セクションが設けられ、活動を実施しています。病院の規模により、医療安全管理セクションの設置状況は異なりますので、以下に、大学病院を中心とする特定機能病院クラスの院内組織をみてみましょう。

　医療安全・医事紛争に関しては、基本的には、別の委員会で対応しています。これは、医療安全を推進するうえで必要な技術や情報と医事紛争の対応に必要とされる技術と情報とに違いがあるからです。医事紛争の対応には、対人コミュニケーションの技術の他、医事法や医療・保健行政に関する専門知識が求められます。これに対して、医療安全管理セクションには、３で見た技術や情報が必要とされます。そこで、以下に医療安全管理セクションの構成や機能についてみてゆきましょう。

　医療安全セクションの典型例としては、「医療安全推進室／管理室／対策室」という部署が設けられ、医療安全の中心的役割を担います。具体的には、さまざまなレポートのとりまとめや分析、実際に事故が発生した際の現状維持・原因分析に始まる院内対応の全般、当該事故関係患者・家族への対応にあたります。特定機能病院では、この医療安全推進室／管理室／対策室が指揮をとる形で複数の委員会を設けています。その委員会として、軽微な医療事故を取り扱い、主として再発予防活動にあたる医療事故予防／防止委員会、一定レベル以上の傷害を患者に発生させた医療事故の分析や対応にあたる医療事故対策委員会あるいは医療事故調査会、重大な傷害を患者に発生させた医療行為が、医学的および法律的にその医療施設に要求される医療水準にかなっていたか否かを判断する医療の質審議委員会があります。この審議委員会で、当該事故を引き起こした医療行為が医療水準にかなっていた、すなわち、当該事故は現在の医学では避け得ない合併症等であったと判断された場合、その後はその患者および家族にその内容を説明し、理解を得るように努めます。もし、患者とその家族の理解が得られてない場合には、医事紛争セクションがその後の対応を引き継ぐことになります。これとは逆に、当該医療行為が要求される医療水準を充足していないと判断した場合には、医療事故の被害にあった患者および家族に説明・謝罪し、補償について話を進めて行くことになります。補償の話し合いでは、当該医療事故の治療に必要な治療費を医療施設側で負担することを出発点として、その後どこまで補償範囲を拡げるかについては両者の合意によることとなります。もし、合意が得られない場合は、やはり医療施設側の担当は医事紛争セクションに移行することとなります。

　また、医療事故調査会は、先に述べたとおり、基本的には施設内に設置されるもので、その施設内で発生した一定レベル以上の医療事故の原因と予防策の究明にあたります。医療施設側の立場に立てば、事故予防ほど損害を少なくする方法はありませんので、客観的に究明にあたってい

るつもりですが、患者側からみると、第三者が加わっていない医療事故調査会の究明には公平性・客観性が欠けるのではとの心配をぬぐい切れません。施設によっては、外部の専門家に意見を求めることもしばしばありますが、これは患者の目には余り映りません。客観的な第三者評価として機能しているのは、現在のところ、前出第13章でみた、「診療行為に関連した死亡の調査分析モデル事業」のみです。

　このような医療安全推進活動の中心を担うのが、いわゆるリスクマネージャーです。ただ、特定機能病院クラスの医療施設には、このリスクマネージャーは複数職配置されています。そのうち、最も責任の重いジェネラルリスクマネージャーには、医療安全管理セクションの責任者（多くの場合、副院長クラスの医師・看護師）あるいは医療安全管理専任の医師あるいは看護師が就任しています。その次に重要な役割を担うのが、アシスタントリスクマネージャーです。この職は、医療安全セクションに配属された医療従事者で（多くの場合、看護師）、ジェネラルリスクマネージャーの医療安全管理業務を補佐します。また、各診療科の病棟と外来、薬剤部や検査部にもそれぞれの単位毎にリスクマネージャーが任命されており、各単位での医療安全推進活動にあたることとされています（図3参照）。

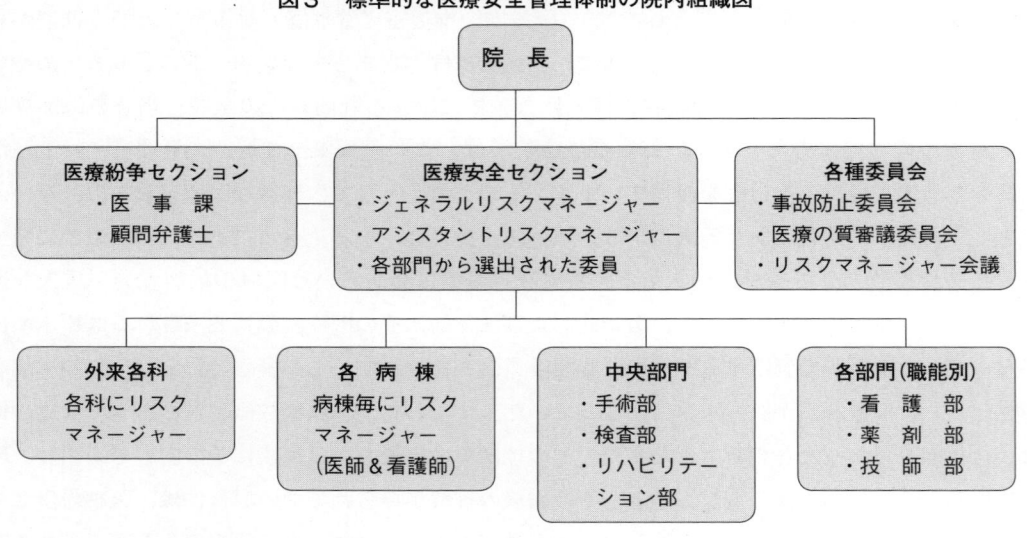

図3　標準的な医療安全管理体制の院内組織図

```
                    院　長
        ┌─────────────┼─────────────┐
   医療紛争セクション    医療安全セクション      各種委員会
   ・医　事　課      ・ジェネラルリスクマネージャー  ・事故防止委員会
   ・顧問弁護士      ・アシスタントリスクマネージャー ・医療の質審議委員会
                   ・各部門から選出された委員    ・リスクマネージャー会議
        ┌─────────┬─────────┬─────────┐
     外来各科      各病棟       中央部門     各部門（職能別）
     各科にリスク   病棟毎にリスク  ・手術部      ・看護部
     マネージャー   マネージャー   ・検査部      ・薬剤部
                (医師＆看護師)  ・リハビリテー   ・技師部
                             ション部
```

(2) 全国組織

　医療安全推進活動にあたっている全国組織としては、財団法人日本医療機能評価機構が挙げられます。この機構は、元来、病院の機能が医学的・社会的に期待されている水準を充足しているか否かの評価事業を始めることを目的として発足しました。しかしその後、病院機能評価には医療安全の取り組みが欠かせないことから、同機能は医療安全に関する普及・研修活動に積極的に取り組んで来ています。また、本章前出2(1)でみたとおり、現在、医療法施行規則に基づく医療事故情報を全国一元的に集約する役割を担っています。これを、「医療事故情報等収集事業」と呼んでいます。この事業は大きく二つの活動から成っています。その一つが、全国の報告義務病

院からの医療事故情報の収集分析です。毎年、その内容が詳しい報告書としてまとめられています。二つ目が、医療安全情報の提供です。これは、薬剤の誤投与や診察時患者の取り違えなど、医療施設でならどこででも起こりうる事故について、医療事故情報等収集事業により報告された事例に基づいて発生状況とともに再発予防策を説明する事業です。この二つの事業は、同機構のホームページに詳しく掲載されています。その内容は、医療関係者のみならず、広く患者・国民にとって有益な情報ですので、関心のある方は、是非ご覧下さい。

　財団法人日本医療機能評価機構以外に、医療専門職の職能団体の全国組織も医療安全に関して積極的な取り組みを進めています。その代表的な例として日本医師会が挙げられます。日本医師会内には、患者の安全確保室が設置されています。具体的には、いわゆるリスクマネージャー、すなわち医療安全推進者を養成する講座を毎年度開講したり、各種安全マニュアルを整備したりしています。また、日本看護協会も、医療看護安全に関して積極的な取り組みをしており、同協会は、医療看護の安全に関する最新情報を提供し、また、管理的な立場にある看護師を対象にリスクマネージャーを養成する研修会を毎年開催したり、その修了者を対象に意見・情報交換会を開催したりしています。現在、病院の医療安全管理セクションでジェネラルあるいはアシスタントリスクマネージャーとしての業務に就いている看護師の多くが、この研修会の修了者です。

5 設問に対する解答例

　薬剤の誤投与は、医療事故の中で最も件数の多い類型です。特に、名称の似た薬剤どうしは、誤投与がされやすいです。血糖降下剤の例でいえば、本文でも述べたとおり、血糖降下剤のアマリールと降圧剤のアルマールとは、これまでしばしば間違えて投与されてきました。そのような誤投与防止策は、すでによく知られており、地域中核病院であれば当然その防止策をとっています。ただ、設問だけからは、どのような薬剤の取違いをしたのかは分かりません。

　そこでAさんは、今回の誤投与について詳しい説明を求めるとよいでしょう。その説明項目としては、今回間違えた薬剤名や、誤投与の原因、またH病院としての薬剤誤投与防止策が挙げられます。地域中核病院であれば、本文で先に述べた医療安全管理加算を取得していることは確実ですので、担当の医師、看護師のみでなく、リスクマネージャーにも説明の参加をお願いすることも有効でしょう。質問された病院スタッフは、説明するに値する原因分析と予防策の策定とを急がなくてはいけません。

　その結果、今回の誤投与の原因と対策が明らかとなれば、Aさんは、病棟スタッフとの信頼関係もよく保たれ、これから安心して治療に参加することができることになります。他方、釈然としないままでは、また薬剤の誤投与が起こるのではないか、何か別の医療ミスが発生するのではないかとの不安が解消されず、病棟スタッフに対する態度も疑心暗鬼になってしまいます。釈然としないことはいつでも質問するという姿勢は、患者と医療者との良好な関係を構築し、医療事故のリスクを低減させる上で、必要不可欠な要素です。

6 今後の課題

　以上にみてきたとおり、現在、日本の医療現場では、急速に医療安全の取り組みが進んでいます。これにより、かつて報道で大きく取り上げられた医療事故のいくつかの類型は、現在ではほとんど発生しなくなっています。例えば、現在多くの医療施設で入院患者にリストバンドを装着しています。そして、投薬や検査、手術をする際には、かならずこのリストバンドのバーコードを読んで、本当にその処置が必要な患者かどうかを確認するようになっています。このため、手術における患者取違い事件の発生頻度は急減しています。また、病棟で最も多い事故として、患者の転倒・転落がありますが、今日、個々の患者毎にそのリスク度合いを評価する方法が急速に普及しています。これにより、リスクが高いと判断された入院患者の周囲に、「まった君」や「う-ご君」というセンサー装置を設置し、患者がベッドから動こうとするとすぐにチャイム等が鳴り、看護師がかけつけるようになっています。

　このような、医療安全の取り組みを進めてゆく上で、今日二つの大きな課題に直面しています。第一の課題は、医療従事者にとっての業務量の飛躍的な増大です。例えば、上述の転倒・転落の評価シートを作成するためには、入念な患者との対話や病棟内部での打ち合わせが必要です。また、医療安全をするためには、医療施設内にいくつかの委員会が設置されており、各診療単位のリスクマネージャーや委員会委員は、その活動を担わなければなりません。ただ会議に出席するだけでよい委員はほとんどなく、委員には資料の収集・作成や院内ニュース等の広報・啓発活動にあたる必要があります。さらに、リスクマネージャーや医療安全関連委員に就いていない医療施設の職員全員も、医療安全に関する取組に参加しなければなりません。例えば、自分の所属する診療単位で医療事故が発生した場合、直接自分がその事故の引き金を引いたわけでなくても、リスクマネージャーの聞き取り調査に協力する必要があります。また、診療報酬の医療安全対策加算を請求する病院では、全職員を対象とした安全管理研修会を開催する義務を負います。多くの病院で、この研修会は大小含めて年間数回開催されています。したがって、すべての職員がこれに出席しなければなりません。このような業務量の飛躍的増大は、急性期専門病院から医師・看護師が離職する大きな原因となっています。

　医療安全管理を推進する上での二つ目の大きな課題は、リスク要因としての医療従事者個々人の資質をどのようにとらえるか、ということです。以上にみてきたとおり、現在の医療安全管理は、医療従事者個人の責任を問うのではなく、システムに内在化されたリスク要因を分析するという発想に基づいています。しかし、これまでみてきたとおり、医療事故を回避するシステム改善が進むにつれて、残されたリスク要因として医療従事者の資質をどのように扱うかという課題に、将来取り組む必要が出てくるでしょう。例えば、薬剤の誤投与を防止する上で、同一の投与について異なる複数の医療従事者が確認するいわゆるダブルチェック、トリプルチェックは最も基本的な方法です。もし、この複数チェックをせずに薬剤の誤投与が発生した場合、なぜ複数チェックができなかったのかの原因を分析しなければなりません。その分析の結果、当時業務量

が膨大で複数チェックすることが不可能だったとの結論に至った場合は、当該誤投与は、システムあるいは環境に起因したことになります。他方、もし、複数チェックが十分可能であるのにこれを怠った場合には、怠った医療従事者個人に起因するリスク要因にまで分析を及ぼす必要が出てくるでしょう。もしかしたら、その医療従事者個人が複数チェックする必要がないという低い安全管理意識しか持っていなかったかもしれませんし、複数チェックする相手方の医療従事者と個人的に折り合いが悪かったかもしれません。

　医療従事者の委縮を招いたり、医療従事者の批難につながったりすることなく、個人的資質に関わるリスク要因にどのようにアプローチするかについては、これまであまり取り組まれてきませんでした。しかし、医療安全のレベルを一層向上させるためには、これから取り組む必要があるといえましょう。

参考文献
① 中島和江、児玉安司『ヘルスケアリスクマネジメント』 医学書院、2000年
② 川島みどり監修『学生のためのヒヤリ・ハットに学ぶ看護技術』医学書院、2007年
③ 廣瀬昌博『インシデントレポートに学ぶ　研修医のためのリスクマネジメント講座』 文光堂、2007年
④ 村上美好『写真でわかる看護安全管理』インターメディカ、2007年

関連ホームページ
① 日本医療機能評価機構医療事故情報収集等事業
　http://www.med-safe.jp/
② 日本医師会患者の安全確保室　http://www.med.or.jp/anzen/
③ 日本看護協会看護実践情報医療安全情報
　http://www.nurse.or.jp/nrusing/practice/anzen/index.html

（旗手俊彦）

16 歯科医療

> **設問**
>
> 　ある日の朝、新聞のチラシを見てみると、なんと「歯科診療の自己負担ゼロ円！」の見出しを発見、何かと物入りなご時勢、タダというのは大助かりです。でもよく考えてみると、実際に治療費はかかっているわけだし、いったいどうやって無料になるのか、なんだかあやしい感じもします。
>
> 　そういわれてみると歯科診療って、よく詰め物をしてもらうときに「こちらの材料だと保険が利きませんがどうしますか」って聞かれることもあり、保険が利かないと料金がかなり高くつくなんて聞きます。知り合いの娘さんで歯並びの矯正をしてもらったら保険がきかないとかで何十万もかかったって話もしていました。いったい歯科診療のしくみってどうなっているのでしょうか。
>
> 　ところで冒頭の「無料診療」のケースですが、さて、このような試みは現行の保険診療の趣旨に照らして適切なものといえるのでしょうか。

キーワード☞歯科医師、保険診療
参照条文☞健康保険法64条、65条、74条

1 はじめに

　わが国における歯科医師の歴史は明治7（1874）年の医制の公布に始まりますが、当時は「医術開業試験」のもと、歯科医師は「口中科」の一専門医として位置付けられていました。その後、医科試験から歯科試験が分離され、明治39（1906）年には医師法とは別の法律として旧「歯科医師法」が制定されるに至り、歯科医師の身分や業務が明文上規定され、これが戦後新たに制定された新「歯科医師法」へとつながります。

　それに先立ち明治36（1903）年には、今日の「日本歯科医師会」の前身である「大日本歯科医師会」が発足し、歯科医師法の制定に貢献しました。戦後すぐの昭和23（1948）年に現在の「社団法人日本歯科医師会」となり、日本の歯科医師を代表する団体となっています。日本歯科医師会は、日本医師会と同様に任意加入の団体であり、平成23（2011）年6月末日現在で個人会員約65,000名が加入しているにすぎません。

　ところで、歯科医療の特色としては、歯を削ったり詰め物をしたりブリッジをかけたりする、一般の医療と異なる独自の部分と、後述するように、歯科口腔外科の領域に代表される一般医療と重なる部分があるということです。また、歯並びの矯正に見られるように、美容整形と同様、審美性が問われることも特色の一つとしてあげられます。一般に医療契約は、適切な医療行為の

実施を内容とする「手段債務」として考えられ、典型契約の中でも「準委任契約」として捉えられていますが、たとえば、義歯の製作やその装着などに見られるように、結果の達成が求められる「結果債務」としての性質が歯科医療の持つ性質としてもあげられ、このような歯科医療の特色を踏まえて、歯科医療契約の法的性質について考えてみると、「請負契約」の側面も一部有することになる、ということができるでしょう（若松陽子『歯科医療過誤訴訟の課題と展望』51～52頁）。

2 歯科医師法

(1) 歯科医師法の目的

　歯科医師の資格や業務について定めているのは昭和23（1948）年に制定された新「歯科医師法」で、同1条には、「歯科医師は、歯科医療及び保健指導を掌ることによって、公衆衛生の向上及び増進に寄与し、もつて国民の健康な生活を確保するものとする」と規定されています。「公衆衛生の向上及び増進」や「国民の健康な生活を確保」などのフレーズは医師法、薬剤師法にも見られるもので、いずれも日本国憲法25条2項の趣旨を反映するものです。

(2) 歯科医師の免許

　歯科医師になろうとする者は、歯科医師国家試験に合格し、厚生労働大臣の免許を受けなければなりません（歯科医師法2条）。同法3条には「未成年者、成年被後見人又は被保佐人には、免許を与えない」とあり、これらの者は免許の「絶対的欠格事由」に該当することになります。また、同4条には、免許の「相対的欠格事由」として、①心身の障害により歯科医師の業務を適正に行うことができない者として厚生労働省令で定めるもの、②麻薬、大麻又はあへんの中毒者、③罰金以上の刑に処せられた者、④前号に該当する者を除くほか、医事に関し犯罪又は不正の行為のあった者があげられています。①の「厚生労働省令で定めるもの」には「視覚、聴覚、音声機能若しくは言語機能又は精神の機能の障害により歯科医師の業務を適正に行うに当たって必要な認知、判断及び意思疎通を適切に行うことができない者」が該当します（歯科医師法施行規則1条）。

　かつて歯科医師法旧3条は、目が見えない者、耳が聞こえない者又は口がきけない者には免許を与えないと「絶対的欠格事由」として規定し、さらに歯科医師国家試験についても旧13条、14条にこれらの者に試験を受けさせない、または、受けさせないことがあるとも定められていました。しかしながら、平成13（2001）年の7月に「障害者等に係る欠格事由の適正化等を図るための医師法等の一部を改正する法律」が制定されたことにより、現行の規定に改められました。

(3) 歯科医籍

　歯科医師の免許は歯科医師国家試験に合格した者の申請により、歯科医籍に登録することにより行われます（歯科医師法6条1項）。その上で、厚生労働大臣は、免許を与えたときは、歯科医師免許証を交付することになります（同6条2項）。

歯科医師法施行令4条によれば、歯科医籍への登録事項として、①登録番号及び登録年月日、②本籍地都道府県名、氏名、生年月日及び性別、③歯科医師国家試験合格の年月、その他、臨床研修を修了した旨、行政処分を受けた際にはその処分に関する事項、再教育研修を修了した旨、などが挙げられます。

　また、歯科医師は、厚生労働省令で定める2年ごとの年（西暦の偶数年）の12月31日現在における氏名、住所等を、その年の翌年1月15日までに、その住所地の都道府県知事を経由して厚生労働大臣に届け出なければなりません（歯科医師法6条3項）。

　なお、平成20（2008）年の「医師・歯科医師・薬剤師調査」によりますと、全国の届出歯科医師数は99,426人で、そのうち、「男」79,305人（総数の79.8％）、「女」20,121人（同20.2％）となっています。主に従事している業務の種別をみると、「医療施設の従事者」は96,674人（総数の97.2％）で、「診療所」84,613人、「医育機関附属の病院」9,173人、「病院（医育機関附属の病院を除く）」2,888人となっています。

届出歯科医師数の推移

（厚生労働省「医師・歯科医師・薬剤師調査」より）

年	平成12年	平成14年	平成16年	平成18年	平成20年
歯科医師数	90,857	92,874	95,197	97,198	99,426

(4) 行政処分

　歯科医師が、前述の免許の「絶対的欠格事由」に該当するときは、厚生労働大臣は、その免許を取り消すものとされます（歯科医師法7条1項）。また、歯科医師が免許の「相対的欠格事由」のいずれかに該当し、又は歯科医師としての品位を損するような行為のあつたときは、厚生労働大臣は、①戒告、②3年以内の歯科医業の停止、③免許の取消しのいずれかの処分をすることができます（同7条2項）。なお、厚生労働大臣は、それらの処分をなすにあたって、あらかじめ医道審議会の意見を聴かなければなりません（同7条4項）。

　平成18（2006）年の法改正により（施行は翌年4月）、医師・歯科医師に新たに「戒告」の行政処分が付け加えられるとともに、行政処分を受けた医師・歯科医師に対して「再教育研修」が実施されるはこびとなりました。

　厚生労働大臣は、歯科医師法による行政処分を受けた歯科医師等に対し、歯科医師としての倫理の保持又は歯科医師として具有すべき知識及び技能に関する研修として厚生労働省令で定める「再教育研修」を受けるよう命ずることができる、と規定され（歯科医師法7条の2第1項）、再教育の対象となるのは歯科医師法による行政処分を受けた歯科医師で、再教育の内容は倫理研修と技術研修に分けられます。なお、再教育を修了した旨は歯科医籍に登録されます（同第2項）。

　医道審議会医道分科会は、歯科医師に対する行政処分の具体的な考え方として、平成14（2002）年4月に『医師及び歯科医師に対する行政処分の考え方について』を公表しています

が、その中で「基本的考え方」として、「医師、歯科医師の行政処分は、公正、公平に行われなければならないことから、処分対象となるに至った行為の事実、経緯、過ちの軽重等を正確に判断する必要がある。そのため、処分内容の決定にあたっては、司法における刑事処分の量刑や刑の執行が猶予されたか否かといった判決内容を参考にすることを基本とし、その上で、医師、歯科医師に求められる倫理に反する行為と判断される場合は、これを考慮して厳しく判断することとする」旨を示しています。

　平成22（2010）年9月22日の医道審議会医道分科会においては、医師・歯科医師の行政処分について討議され、医師25名、歯科医師13名に対する行政処分について諮問がなされています。審議の結果、医師20名、歯科医師9名に対する行政処分を行うとともに、医師5名、歯科医師4名については、行政指導（厳重注意）を行う旨の答申がされました。なお、歯科医師に関する行政処分の内訳は、最も重い「免許取消し」が2件、歯科医業停止（1年）3件、医業停止（1月）が4件でしたが、免許取消しの対象となった1人は、偽造した処方せんを使って向精神薬であるリタリンをだまし取ったとして有印私文書偽造・同行使・詐欺で有罪となった歯科医師に対して同処分が下されました。

歯科医師法に基づく歯科医師に対する行政処分件数

（厚生労働省医道審議会HPより）

	平成21年		平成22年		平成23年
	2月	10月	2月	9月	2月
免許取消	1	0	1	2	1
歯科医業停止	17	13	12	7	9
戒告	1	2	0	0	0
計	19	15	13	9	10

(5) **臨床研修**

　診療に従事しようとする歯科医師は、1年以上、歯学若しくは医学を履修する課程を置く大学に附属する病院又は厚生労働大臣の指定する病院若しくは診療所において、臨床研修を受けなければなりません（歯科医師法16条の2第1項）。

　臨床研修を修了した旨は歯科医籍に登録されますが（同16条の4第1項）、病院又は診療所の開設者は、その病院又は診療所が歯科医業をなすものである場合は臨床研修等修了歯科医師に管理させなければなりません（医療法10条1項）。また、臨床研修等修了歯科医師が診療所を開設するには開設後10日以内の都道府県知事への届け出で足り（同8条）、それ以外の者による開設には「許可」が求められます（同7条1項）。

⑹ **義務**

　歯科医師法17条は「歯科医師でなければ、歯科医業をなしてはならない」と規定し、歯科医業の歯科医師への業務独占を定めており、また、同18条は「歯科医師でなければ、歯科医師又はこれに紛らわしい名称を用いてはならない」として、名称独占を定めています。

　業務独占が法律で定められている以上、診療に従事する歯科医師は、診察治療の求があつた場合には、正当な事由がなければ、これを拒んではなりません（同19条1項）。また、診療をなした歯科医師は、診断書の交付の求があつた場合は、正当な事由がなければ、これを拒んではならず（同19条2項）、また、自ら診察しないで治療をし、又は診断書若しくは処方せんを交付してはならないと規定されています（同20条）。

　診断書には通常の診断書と死亡診断書があります。かつて歯科医師には死亡診断書の交付を禁じる規定が存在していましたが、歯科疾患治療中の患者が死亡することもありうることから今日では歯科医師の治療に係る死亡事例についてのみ死亡診断書の交付が可能となっています。しかしながら、医師法19条2項、20条に定める死体検案書、出生証明書、死産証書などは、歯科医師は交付できず、また、同法21条に定める異状死体の届出義務も歯科医師には課せられていません。

　歯科医師は、患者に対し治療上薬剤を調剤して投与する必要があると認めた場合には、患者又は現にその看護に当っている者に対して処方せんを交付しなければならなりません（歯科医師法21条）。ただし、患者又は現にその看護に当っている者が処方せんの交付を必要としない旨を申し出た場合、及び①暗示的効果を期待する場合において、処方せんを交付することがその目的の達成を妨げるおそれがある場合、②処方せんを交付することが診療又は疾病の予後について患者に不安を与え、その疾病の治療を困難にするおそれがある場合、③病状の短時間ごとの変化に即応して薬剤を投与する場合、④診断又は治療方法の決定していない場合、⑤治療上必要な応急の措置として薬剤を投与する場合、⑥安静を要する患者以外に薬剤の交付を受けることができる者がいない場合、⑦薬剤師が乗り組んでいない船舶内において、薬剤を投与する場合は、処方せんの交付義務が免除されます（同但書）。

　歯科医師法22条は、「歯科医師は、診療をしたときは、本人又はその保護者に対し、療養の方法その他保健の向上に必要な事項の指導をしなければならない」と、療養方法の指導義務が定められています。また、同23条1項には「歯科医師は、診療をしたときは、遅滞なく診療に関する事項を診療録に記載しなければならない」と記録の記載義務が定められ、同2項にはその保存義務が5年間と規定されています。

　歯科医師法に直接の規定はありませんが、診療契約上の守秘義務が歯科医師に課せられていることはいうまでもありません。日本歯科医師会が制定する『信頼される歯科医師Ⅱ　歯科医師の職業倫理』（平成20年8月）には、「第3章　歯科医師としての社会的責任　(1) 守秘義務」として、「歯科医師が職業上知り得た患者もしくはその家族の個人情報を正当な理由なく他人に漏らしてはいけない。漏らした場合には、歯科医師法ではなく刑法134条（秘密漏示）によって罰せられる。歯科医師には患者情報の機密保持には高い倫理性が求められる。その歯科医師の立場を

保護する上で、患者の秘密についての証言拒否権や秘密に関するものの押収命令を拒否する権利が与えられている。ただし拒否が認められない場合もあるが、原則的に守秘義務を励行しなければならない」と定められています。

3 歯科医業の範囲

　前述のとおり、歯科医師法17条には、「歯科医師でなければ、歯科医業をなしてはならない」と定めていますが、具体的に何が歯科医業であるとの規定はありません。ただし、歯科技工士法20条には、「業務上の注意」として、「歯科技工士は、その業務を行うに当つては、印象採得、咬合採得、試適、装着その他歯科医師が行うのでなければ衛生上危害を生ずるおそれのある行為をしてはならない。」と規定されており、したがってこれらの行為は歯科医師しかできない業務であることがわかります。

　※印象採得（いんしょうさいとく）：歯や隣接する口腔組織の型を採ることをいいます。

　※咬合採得（こうごうさいとく）：印象材を使用して、上下の歯の位置関係を記録することをいいます。

　一般に歯科医業は「歯牙及び口腔に関する医療行為」と解されていますが、具体的には、ア．保存（う歯・歯周病などの治療や予防）、イ．補綴（義歯の作成・装着）、ウ．矯正（咬合矯正、歯列矯正）、エ．口腔外科（口唇裂、口腔癌等の治療）などが該当します（久々湊晴夫『やさしい医事法学（第二版）』34頁）。

　※う歯（うし）：う歯（「齲歯」とも書きます。一般的には「虫歯」のことです）とは、う蝕（齲蝕・うしょく）された歯のことで、う蝕とは、口腔内の細菌が糖質から作った酸によって、歯質が脱灰されて起こる、歯の実質欠損のことをいいます。歯周病と並び、歯科の二大疾患の一つとされます。

　※補綴（ほてつ）：金属冠やブリッジを装着したり、入れ歯を装着したりして、欠損している部分に歯を作り、噛む機能を回復させることをいいます。

　※口唇裂（こうしんれつ）：口腔奇形のひとつであり、口唇に披裂を生じて生まれる先天的な病気のことです。口蓋裂（こうがいれつ：上顎の奥が完全に癒合せず、裂け目が残った状態）とともに外表奇形の代表的なものとされています。

　※口腔癌（こうくうがん）：口腔内にできる腫瘍のことで、舌癌（ぜつがん）、歯肉癌、口腔底癌、頬粘膜癌、口蓋癌などがあります。発生頻度は舌癌が最も高く半数以上を占めます。

　補綴、矯正などの技術的行為は歯科医業固有の行為と考えられますが、口腔外科にかかる領域は医業との境界領域とされ、医師法17条との関連が問題となります。判例では、医師（耳鼻咽喉科）と歯科医師（口腔外科）の境界領域に当たる上顎部分の手術について、歯科医師が実施したことに問題はないとされた事例があります（東京地裁平成7年11月28日判夕918号205頁）。

　前述のとおり、歯科口腔外科については医行為と競合する領域でありますが、平成8（1996）年5月「歯科口腔外科に関する検討会」において、「歯科口腔外科の診療領域の対象は、原則と

して口唇、頬粘膜、上下歯槽、硬口蓋、舌前3分の2、口腔底に、軟口蓋、顎骨（顎関節を含む）、唾液腺（耳下腺を除く）を加える部位とする」ことがその最終意見として出されています。

　また、歯科医師の行った医療行為について、S病院救命救急センター部長だった被告（医師）が、平成13（2001）年6月、救急研修中の歯科医師に気管内挿管などの医療行為をさせていたとして、S市が刑事告発した事例があります。患者に歯科医師であることの説明がほとんどされないまま、医師と同様の立場で医療行為を行い、被告である医師が医師法17条にいう医師以外の医業禁止規定違反に問われることとなったものです（研修中の歯科医師については起訴猶予処分）。同事例は最高裁まで争われ、平成21（2009）年7月23日に上告が棄却され、医師に対する6万円の罰金刑が確定しました。もっとも裁判の中で歯科医師に対する救命救急研修の必要性は認められ、厚生労働省は、医師の指導や介助があれば、違法性を問われないとする研修の範囲や方法を示した、『歯科医師の救命救急研修ガイドライン』を平成15（2003）年9月に策定するに至りました（なお、平成21（2009）年7月26日付『朝日新聞』朝刊（東京）39面、平成20（2008）年3月6日付『北海道新聞』夕刊（全道）13面など参照）。

　この救命救急研修ガイドラインによれば、研修施設には1人以上の研修指導医がいること、研修を受ける歯科医師は歯科の臨床経験を1年以上有し、歯科疾患を対象とした全身麻酔を経験した者であること、歯科医師であることを患者等に伝え原則として同意を得ることなどが定められています。

　歯科医療にかかわるガイドラインにはこの他に『歯科医師の医科麻酔科研修のガイドライン』（平成14（2002）年7月10日）が策定され、研修施設に研修指導医がいること、研修を受ける歯科医師は歯科麻酔に関する研修を修了した者であること、患者の同意を得ることなどが定められています。

　平成18（2006）年10月にM病院において、腎臓病の男性の手術の際、研修中の歯科医師から全身麻酔を受けた直後に心停止になり、2ヵ月後に死亡した事例で、研修指導医が監視していない時間があるなどガイドラインに反した研修を行っていたことが明らかとなりました（平成19（2007）年6月5日付『朝日新聞』夕刊（東京）14面、同年7月12日『朝日新聞』朝刊（東京）38面など参照）。

　また、C県がんセンターの歯科医が患者に対して資格外の麻酔をしたとして、県警は平成23（2011）年7月に、同センターの歯科医と手術管理部長の2人を医師法違反（無資格医業）容疑でC地検に書類送検した旨が報道されています（平成23（2011）年3月9日付『朝日新聞』朝刊（ちば首都圏）29面、同年7月30日付『朝日新聞』朝刊（ちば首都圏）29面参照）。

4 歯科診療施設と歯科技工士・歯科衛生士

(1) 歯科診療施設

　歯科診療所の開設等は医療法の規定によります。臨床研修等修了歯科医師でない者が診療所を開設しようとするときは都道府県知事の許可を受けなければならず（医療法7条1項）、また、

臨床研修等修了歯科医師が診療所を開設したときは、開設後10日以内に、診療所の所在地の都道府県知事に届け出なければなりません（同8条）。歯科診療所の開設者が、その診療所を廃止したときは、10日以内に、都道府県知事に届け出ることになります（同9条1項）。

歯科診療所の開設者は、臨床研修等修了歯科医師にこれを管理させなければならず（同10条1項）、その病院又は診療所が、医業及び歯科医業を併せ行うものである場合は、それが主として医業を行うものであるときは臨床研修等修了医師に、主として歯科医業を行うものであるときは臨床研修等修了歯科医師に、これを管理させなければなりません（同10条2項）。

下記施設数の推移のとおり、有床の歯科診療所は非常にかぎられていますが、なかには病床数20以上の「歯科病院」も大学歯学部付属病院を中心に存在します。

歯科診療所の施設数の推移

（厚生労働省「医療施設調査」より）

歯科診療所	平成17年	平成18年	平成19年	平成20年	平成21年
有床	49	47	48	41	40
無床	66,683	67,345	67,750	67,738	68,057
合計	66,732	67,392	67,798	67,779	68,097

(2) **歯科技工士**

歯科技工士とは、厚生労働大臣の免許を受けて、特定人に対する歯科医療の用に供する補てつ物、充てん物又は矯正装置を作成し、修理し、又は加工する「歯科技工」を業とする者をいいます（歯科技工士法2条1項、2項）。歯科技工士に対する歯科技工の独占を規定していますが、ただし、歯科医師（歯科医業を行うことができる医師を含む）がその診療中の患者のために自ら行う行為は除外されます（同2条1項但書）。

歯科技工士の免許は、歯科技工士国家試験に合格した者に対して与えられますが（同3条）、①歯科医療又は歯科技工の業務に関する犯罪又は不正の行為があつた者、②心身の障害により歯科技工士の業務を適正に行うことができない者として厚生労働省令で定めるもの、③麻薬、あへん又は大麻の中毒者には、免許を与えないことができます（同4条、歯科医師のように「絶対的欠格事由」はありません）。歯科技工士の免許は、歯科技工士名簿に登録することによって行われますが（同6条1項）、厚生労働大臣は、歯科技工士が上記①から③のいずれかに該当するに至ったときは、免許の取消し、又は期間を定めて業務の停止を命ずることができます（同8条1項）。

歯科医師又は歯科技工士でなければ、業として歯科技工を行ってはならず（同17条1項）、また、歯科医業の停止を命ぜられた歯科医師は、業として歯科技工を行ってはなりません（同17条2項）。

歯科医師又は歯科技工士は、病院又は診療所において、患者の治療を担当する歯科医師の直接の指示に基いて行う場合のほかは、歯科医師の指示書によらなければ、業として歯科技工を行つ

てはなりません（同18条）。また、この指示書については、歯科技工が終了した日から起算して2年間の保存義務が課せられます（同19条）。

　歯科技工士には、正当な理由がなく、その業務上知り得た人の秘密を漏らしてはならない、とする「秘密を守る義務」も歯科技工士法において規定されています（同22条の2）。

　歯科医師又は歯科技工士が業として歯科技工を行う場所を「歯科技工所」といいます（同2条3項）。歯科技工所の開設者は、開設後10日以内に、都道府県知事に届け出なければならならず（同21条）、自ら歯科医師又は歯科技工士であってその歯科技工所の管理者となる場合を除くほか、その歯科技工所に歯科医師又は歯科技工士たる管理者を置かなければなりません（同22条）。歯科技工所の管理者は、その歯科技工所に勤務する歯科技工士その他の従業者を監督し、その業務遂行に欠けるところがないように必要な注意をしなければならないことになります（同23条）。

　なお、歯科技工士による義歯嵌入行為について、歯科医師法違反に問われた事例があります（最判昭和28年6月26日刑集7巻6号1389頁）。

　※義歯嵌入（ぎしかんにゅう）：義歯（入れ歯）をはめ込むことをいいます。

　被告である歯科技工士は6名の患者に対し歯牙脱落部に接着せず取り外し自由な義歯の製作、嵌入を行いました。この行為が歯科医師法違反に当たり第一審判決では「義歯を患者に施用する際、口腔内を診察する必要があり、義歯嵌入施術は歯科医師のみがなしうる行為で、義歯製作の領域を逸脱している」として、被告を罰金刑に処しました。最高裁においては、義歯または、金冠を製作すること自体は純然たる技巧の範囲に属すが、印象採得、試適、および嵌入は、「いずれも直接患者について歯牙、歯根その他口腔の状態を診察してこれを施すことの適否を判断し、患部に即応する施術をすることを要するものであり、その施術の巧拙いかんは患者の健康に影響を及ぼす恐れがあるから、当然歯科医業の範囲に属するものと解すべきである」と判示しています。

　同判決の2年後の昭和30（1955）年に「歯科技工法」（現行「歯科技工士法」の前身）が制定され、その20条に「歯科技工士は、その業務を行うに当っては、印象採得、咬合採得、試適、装着その他歯科医師が行うのでなければ衛生上危害を生ずるおそれのある行為をしてはならない」と、同判決の趣旨をそのまま取り入れ、成文化されました。この立法により、歯科医業と歯科技工業の範囲に関する法律解釈の争いの余地がなくなったので、昭和33（1958）年に至って、歯科医師法17条、歯科技工法20条の合憲性が争われることになった事例が現れました（最判昭和34年7月8日刑集13巻7号1132頁）。

　被告である歯科技工士は印象採得、咬合採得、試適を行い義歯の製作、嵌入をしたほか抜歯を行ったため、歯科医師法、歯科技工法違反で罰金刑に処せられましたが、被告は判決を不服として最高裁に上告、その理由として、「歯科技工士による印象採得、咬合採得、試適、義歯の嵌入行為は、保健衛生上有害な行為ではなく、歯科技工士の営業の範囲に属するから、このような行為を公共の福祉の見地から制限することは、営業の自由につき定める憲法第22条および同第13条の規定の解釈を誤っている」と主張しました。

この点について、最高裁は、「印象採得、咬合採得、試適、嵌入が歯科医業に属することは、歯科医師法第17条（「歯科医師でなければ、歯科医業をなしてはならない。」）、歯科技工法第20条の規定に照らしても明らかである。そしてこの制限は、事柄が「保健衛生上危害を生じる恐れなきを保し難い」という理由に基づいているのであるから、「国民の保健衛生を保護する」という公共の福祉のための当然の制約である。これをもって、「職業の自由を保障する憲法第22条に違反するもの」と解するを得ないのはもちろん、「同法第13条の規定を誤って解釈したもの」とは言い難い」と判示して、全員一致で上告を棄却しました。

　また、近年では、歯科医師の免許がないのに患者の口腔内に手を入れ切削機器を用いて自然歯、補てつ物を切削するなどの歯科医行為を行った歯科技工士に対して、歯科医師法違反により執行猶予付きの有罪判決（懲役１年）が下されています（さいたま地裁平成18年８月10日判タ1224号319頁）。

(3)　歯科衛生士

　歯科衛生士とは、厚生労働大臣の免許を受けて、歯科医師の直接の指導の下に、歯牙及び口腔の疾患の予防処置として、①歯牙露出面及び正常な歯茎の遊離縁下の付着物及び沈着物を機械的操作によって除去すること、②歯牙及び口腔に対して薬物を塗布することを業とする女子をいいます（歯科衛生士法２条１項）。なお、条文上は「女子」と規定されていますが、今日では附則により、男子についてもこの規定が準用されています。また、歯科衛生士は、歯科診療の補助をなすことを業とすることができ（同２条２項）、これらの業務以外に、歯科衛生士の名称を用いて、歯科保健指導をなすことを業とすることができます（同２条３項）。

　歯科衛生士になろうとする者は、歯科衛生士国家試験に合格し、厚生労働大臣の歯科衛生士免許を受けなければなりません（同３条）。しかし、①罰金以上の刑に処せられた者、②歯科衛生士の業務に関し犯罪又は不正の行為があつた者、③心身の障害により業務を適正に行うことができない者として厚生労働省令で定めるもの、および、④麻薬、あへん又は大麻の中毒者には、免許を与えないことがあります（同４条。歯科医師のように「絶対的欠格事由」はありません）。また、歯科衛生士が、上記①から④のいずれかに該当し、又は歯科衛生士としての品位を損するような行為のあったときは、厚生労働大臣は、その免許を取り消し、又は期間を定めて業務の停止を命ずることができます（同８条１項）。

　歯科衛生士でなければ、歯科衛生士法に規定する業をしてはならないとするのが原則です（同13条）。歯科衛生士は、臨時応急の手当をすることのほかは、歯科診療の補助をなすに当っては、主治の歯科医師の指示があつた場合を除くほか、診療機械を使用し、医薬品を授与し、又は医薬品について指示をなし、その他歯科医師が行うのでなければ衛生上危害を生ずるおそれのある行為をしてはなりません（同13条の２）。また、歯科衛生士は、歯科保健指導をなすに当たって主治の歯科医師又は医師があるときは、その指示を受けなければならず（同13条の３）、歯科保健指導の業務に関して就業地を管轄する保健所の長の指示を受けたときも、これに従わなければなりません（同13条の４）。

歯科衛生士は、正当な理由がなく、その業務上知り得た人の秘密を漏らしてはならず（同13条の５）、歯科衛生士でない者は、歯科衛生士又はこれに紛らわしい名称を使用してはならないとされます（同13条の６）。

　なお、歯科医院に勤務する歯科衛生士が、院長の指示のもとに窩洞形成、根管治療などの治療行為をした事例において、「被告人らのした行為は、歯科医師の単なる補助行為にとどまるものではなく、窩洞形成、根管治療、抜髄などそれ自体明白に独立の歯科医療行為と目すべき行為であるから、たとえ主治の歯科医師の指示に基づく場合であっても、これを適法なものと解する余地はない」として、歯科医師法17条違反で懲役６ヶ月（執行猶予２年）の刑が処せられています（大阪高裁昭和55年10月31日刑月12巻10号1121頁）。

　※窩洞形成（かどうけいせい）：う歯を取り除いたあと、修復する材料の特性に合わせて、削ったあとの形を整えることをいいます。
　※抜髄（ばつずい）：う蝕等によって生じた細菌感染が根部歯髄まで波及し、不可逆的な全部性歯髄炎に陥った場合に行う、歯牙の内部に存在する歯髄を取り去る行為のことをいいます。

就業歯科技工士・歯科衛生士、歯科技工所の数の推移

（厚生労働省「平成22年衛生行政報告例（就業医療関係者）結果」より）

	平成14年	平成16年	平成18年	平成20年	平成22年
歯科衛生士	73,297	79,695	86,939	96,442	103,180
歯科技工士	36,765	35,668	35,147	35,337	35,413
歯科技工所	18,772	19,233	19,435	19,369	19,443

※平成22年の歯科技工所の数値は東日本大震災の影響により宮城県を除く数値である。

5 歯科医療と判例

　さて、次に歯科医療に係わる、既に本文中に触れたもの以外のいくつかの代表的な判例を取り上げてみましょう。従来歯科診療にかかる判例の件数はさほど多いものではありませんでしたが、「今後は、歯科補綴や審美歯科に関する比較的軽微と思われる事故が、種々の要因によって顕在化して訴訟などに発展し、訴訟件数が増加すると予測される。また歯科診療は自費診療の比重が高いこと、咬合の不調など日常的愁訴に結びつきやすいこと、高齢社会が到来し歯科の需要が高まること、健康や外貌に対し高い価値を置くようになることなどの事情からも、訴訟件数は増加すると思われる」（若松前掲書38～39頁）との指摘もあります。

(1)　「顎関節症補綴治療と説明義務違反事件」（東京地裁平成12年12月25日判時1749号61頁、判タ1077号250頁）
　原告が被告歯科医師にかかり顎関節症による首の痛み等を訴え診療を受けたが、その治療にお

いて被告は十分な説明をしないままに、自然歯として復元不可能となる大幅な歯牙の削合を伴う補綴治療を行ったことについて、原告が診療契約上の説明義務違反に基づき損害賠償を請求した事例があります。

　※顎関節症（がくかんせつしょう）：顎関節や咀嚼筋の疼痛、関節（雑）音、開口障害ないし顎運動異常を主要症候とする慢性疾患群の総括的診断名をさし、顎関節周辺の慢性的な疾患をいいます。

　この事例において裁判所は、「顎関節症の治療においては、歯科医師において歯牙の削合を伴う補綴治療が妥当と判断する場合であっても、同治療は一度実施してしまえば復元することができない不可逆的で侵襲性の高いものであるから、歯科医師は、前記のようなあり得る複数の治療方法との対比の上で、実施を考えている補綴治療の必要性や緊急性、その内容、これによってもたらされる結果、補綴治療の利害損失や危険性等について、患者に対し具体的な説明を行い、もって患者においてその補綴治療の実施時期や他の治療方法との優先関係等を含め、補綴治療を受けるか否かについて適切な判断ができるように措置する義務を負うというべきである。」と判示して、被告歯科医師が患者に対する説明義務に違反し、患者の自己決定権を侵害したことを認めました。

⑵　「エナメル上皮腫診断遅延事件」（東京地裁昭和53年12月14日判時952号96頁、判タ387号127頁）

　原告は被告歯科医師のもとで虫歯の治療を受けていましたが、あわせて下顎右側前歯部の歯茎内部に発生していたこぶ状の物についても診察を受けていました。被告は虫歯の治療は施しましたが、こぶ状の物については「軟骨であるから心配はいらない。レントゲン撮影の必要もない」旨の診断をしました。その後、原告は大学病院歯科で診察を受け、レントゲン撮影や組織検査などの結果、エナメル上皮腫と診断され、下顎骨右側を部分的に削り、下顎部左奥歯1本と右奥歯2本を残して入れ歯を施されるという治療を受けました。これらのことによって、原告は被告に対し、「むし歯の治療及び前述のこぶ状の物を診断した際、レントゲン撮影も行わず、他に十分に施設の整った病院への紹介を行わなかったのは、通常用いるべき注意義務を怠ったもの」として、不法行為に基づき損害賠償を請求した事例です。

　※エナメル上皮種：口腔領域、とくに顎骨に発生する歯原性腫瘍で、歯原性のなかでも代表的な腫瘍といわれています。

　一般開業の歯科医師に対して注意義務が問われた事例ですが、この事例において、裁判所は、「一般開業の歯科医としての医療水準からみて、被告が原告を診断した時点において、原告の右こぶ状の物について的確な診断を下すことはその症状からなお困難があったものとみるを相当とし…他の十分な設備の整った病院の診断を受けるよう原告に勧めなかったからといって、右段階において、直ちに被告に一般開業の歯科医師として通常負うべき注意義務（本件において、大病院の医師としての高度の注意義務を被告に要求することは、叙上認定の事実に徴し、妥当でない。）を怠った過失があるものとして、その責を問うことはできない」と判示し被告歯科医師の

責任が否定されました。しかしながら、この判決については、診療整った現在では高い確率で有責とされるとの指摘もあります（小室歳信『事例・判例から学ぶ歯科の法律』平成16（2004）年、21頁参照）。

(3) 「歯科麻酔過誤事件」（東京地裁昭和47年5月2日刑事裁判月報4巻5号963頁）

　被告人歯科医師が被害者である患者幼児の下顎右側乳臼歯抜歯を施術するに際し、同幼児の左腕に全身麻酔剤を静脈注射したことを発端とする事例で歯科医師が医療過誤に問われた事例です。幼児は抜歯施術後昏睡状態にありましたが、帰宅しても麻酔がさめることなく、その後、麻酔剤施用の副作用である呼吸中枢の抑制気道閉塞などによる酸欠状態におちいり、ついに麻酔による昏睡から意識の回復を見ることなく、窒息のために死亡するに至ったというものです

　この事例において裁判所は、「このような場合歯科医師としては、麻酔剤の副作用の発現を予想し、被害者が麻酔から完全に覚醒するまで自己の監督下において細心の観察を続け、異常を認めたときは、ただちに所要の救急措置をとり、麻酔剤施用に伴う危険事故の発生を未然に防止すべきであるのに被告人はこれを怠った」として歯科医師に対して業務上過失致死罪の成立を認め禁固4ヶ月、執行猶予2年の判決が言い渡されました。

　この事例では、麻酔の覚醒についての判断と患者の帰宅後の救護措置について歯科医師として過失があったことを認定しており、厳格な結果回避義務や安全性配慮義務が課せられていることがうかがえます。

　また、麻酔過誤については、同様に業務上過失致死に問われた事例として、平成14（2002）年6月にS県F市で虫歯の治療中に局部麻酔を打たれた女児（当時4）が死亡し、治療歯科医師が業務上過失致死の疑いで書類送検された事例があります。死亡した女児については司法解剖の結果、「麻酔注射により強度のアレルギー症状であるアナフィラキシーショックが起きた可能性が高い」と鑑定しましたが、S地検は「仮にショックを予見して容体の変化に気づいたとしても、現在の医療レベルでは開業医が救命できたと断定できない」として歯科医師を嫌疑不十分で不起訴処分としました。その後、女児の両親は、上記処分を不服として、S検察審査会に審査を申し立て、同検察審査会は「直ちに救急措置を講じていれば最悪の結果には至らなかった可能性がある」と歯科医の過失を指摘、不起訴の処分を「不当」と議決しましたが、平成19（2007）年3月に、S地検は「麻酔によるショックで女児が死亡するのを予見するのはきわめて困難だった」として再び嫌疑不十分の不起訴処分としました（『朝日新聞』平成17（2005）年7月31日付朝刊（埼玉）31面、同平成19（2007）年3月31日付朝刊（埼玉）31面など参照）。

(4) 「抜去歯誤飲事件」（浦和地裁熊谷支部平成2年9月25日判時1373号103頁、判タ738号151頁）

　当時4歳の女児患者が、歯科治療のため通院していた被告歯科医師の診療を受け、右側上顎第二乳臼歯を抜歯しました。その際、女児が顔を急に動かしたために、被告は抜歯乳歯を誤って口腔内に落下させてしまい、女児はこの抜歯乳歯を誤飲したことにより気道が閉塞されて、窒息に

より死亡した事例があります。

　この事例において歯科医師は、診療上尽くすべき注意義務の違反に問われ、裁判所は「被告歯科医師は、抜歯治療中に女児患者Mの急な動作のために、誤って口腔内に抜歯乳歯を落下させてしまった。その時点では、まだ気道閉塞の症状を示すまでに至っていなかったが、患者を水平位から座位に起こすという被告の注意義務を怠った行為のために、抜歯乳歯が気管内に落下して女児は死亡に至った。被告の行為は、歯科医療水準からみても、診療上尽くすべき注意義務に違反している」として、損害賠償を命ぜられました。

(5)　「インプラント手術事件」（東京地裁平成5年12月21日判時1514号92頁、判タ847号238頁）

　原告患者は、開業歯科医師である被告の診療所で治療を受けていましたが、無歯顎となったため、歯科医師の勧めで骨内インプラントを挿入し、義歯を製作、装着しました。その後、骨の吸収が進行したため挿入したインプラントが動揺し、このため、被告歯科医師は、これを撤去し、骨膜下インプラントを施術することを勧めました。原告は、骨膜下インプラントの施術に対して、「無理ではないか」と危惧しましたが、被告はとりあうことなく骨内インプラントを撤去し、骨膜下インプラントの施術を行いました。その後、施術した骨膜下インプラントも依然具合が悪く動揺するので、原告は、訴外他院で診察を受けたところ、「被告のもとで施術した骨膜下インプラントを感染源とする骨炎」と診断されました。そのため、訴外同院において、被告歯科医師の施術したインプラントを除去せざるを得なくなり、さらに、これに伴って歯茎の炎症部分の切除手術を受けることとなり、その結果、総義歯を装着する結果となり、被告歯科医師に対して損害賠償が請求された事例です。

　この事例で原告患者の咀嚼能力は健常者の11％に低下する行為障害が残存し、それについて被告歯科医師には術法選択及び施術上の過失が認められましたが、まず施術の方法として、「臨床医としては、まず有床総義歯による治療を試みるべきであり、患者に対し骨膜下インプラントの危険性をも理解させた上で慎重にこれを行うことが望ましく、安易に骨膜下インプラントを施術すべきではない」とされ、次に施術の時期について、「本件の事情下にあっては、骨膜下インプラント施術しようとする歯科医師としては、少なくとも6ヶ月以上顎骨の安定を待って骨面印象を行う等、顎骨とインプラントフレームとが確実に密着する状態が期待しうる適切な時期に骨膜下インプラント施術に移行するよう、慎重な配慮をする注意義務があった」とし、最後に施術の結果について、「被告本件で行った骨膜下インプラントの施術は、原告からの危惧の念を押さえた上で性急にこれを実施したとのそしりを免れず、その時期、方法ならびに結果に照らし、被告には臨床歯科医師としての注意義務を尽くさなかった過失があるというべきである」と判示されました（以上、久々湊前掲書231頁以下参照）。

　※インプラント：インプラント（implant）とはもともと「埋め込む」「はめ込む」の意であり、口腔内の顎骨に人工歯根を作り、それを土台として人工歯をネジなどで埋め込む歯科治療をいいます。

　※骨膜下インプラント（こつまくかインプラント）：顎が痩せているためインプラントを埋め

込むことができない場合に用いられる方法で、粘膜と顎骨の間に金属のフレームの支台を被覆した上で、人工歯を装着する施術をいいます。

また、インプラントを巡る訴訟については、歯科医師がインプラント手術を実施して、患者に対して上顎洞穿孔及び慢性化膿性歯槽骨炎を生じたことについて、善管注意義務違反の債務不履行が認められた事例もあります（東京地裁平成6年3月30日判時1523号106頁、判タ878号253頁）。

※上顎洞穿孔（じょうがくどうせんこう）：上顎骨には上顎洞と呼ばれる空洞があり、上顎の歯の歯根膜炎などよりその空洞がつながり、穴が開いてしまうことをいいます。

(6) 「歯科小児患者殴打事件」（大阪高裁昭和52年12月23日判時897号124頁）

最後に歯科医師が幼児の歯の治療に当たり、実力を行使したことが社会的相当性を欠き刑事罰に問われた事例を取り上げます。

被告人である歯科医師は歯科治療にあたって、被害者である当時5歳の幼児が治療することを恐がって口を開けず泣き叫ぶことに苛立ち、同幼児を怒鳴りつけ、いきなり平手で左頬を1回やや強く殴打しました。幼児はいったん泣き止んだが、口を開けようとしないのでさらに怒鳴りつけ、前よりも強く頬を1回平手で殴打した。同幼児は、歯科医師の2回にわたる左頬殴打のために治療5日間を要する顔面打撲傷を負ってしまいました。本件について、被告人歯科医師は、これは正当業務行為であり、「傷害行為の違法性は阻却される」と主張しましたが、判決では、「その行為は、治療のために必要な開口の手段として行なわれたものであることを考慮しても、その態様程度においてとうてい社会的相当性の枠内にあるものとは認め難く、…違法性を阻却するべき場合には当たらない」として、被告人歯科医師は罰金刑に処せられました（執行猶予1年）。

歯科医師の行為が刑法35条に規定される「正当な業務行為」として正当化されるか否かが問われ、被告人歯科医師による違法性阻却の主張が却下されたことになります。

6 歯科医療と保険診療

厚生労働大臣から「保険医療機関」の指定を受けた歯科診療所において、同じく厚生労働大臣から「保険医」の登録を受けた歯科医師は、健康保険の診療に従事することができます（健康保険法64条、65条　※なお、これらの権限は厚生労働大臣から地方厚生局長に委任されています）。したがって、保険診療に携わる場合は、医科と同じく、「保険医療機関及び保険医療養担当規則」にしたがい、「歯科診療報酬点数表」に基づいて患者負担分以外の医療費を請求することとなります。

ただし、歯科診療については、インプラントや審美歯科を中心に、保険のきかない、いわゆる自由診療（自費診療）の割合が高いことがその特色のひとつとして指摘されます。ちなみに、平成21（2009）年6月に厚生労働省が実施した「医療経済実態調査（医療機関等調査）」によると、医業収益に占める、保険診療収益以外の自費診療収益等の割合が、一般診療所が5.8%（保

険診療収益の割合は88.5％）であるのに対して、歯科診療所では16.8％（同上81.2％）と、一般診療所に比して歯科診療所のほうが高い割合にあります。

ところで、保険診療の場合、一連の診療行為の中に、保険がきく診療行為と保険がきかない診療行為を混在させれば、それはいわゆる「混合診療」として取扱われることになり、その診療にかかるすべての費用が患者の自己負担扱いになるのが原則です。混合診療を行った保険医療機関も処罰の対象となり、平成19（2007）年8月、F市立総合病院歯科口腔外科において、自由診療であるインプラント治療の前処置として行った「顎堤（がくてい）形成術」を保険診療として請求していた事例について、当時の社会保険事務局より混合診療に当たるとの指摘を受け、不適切な保険診療請求があったとして、同年10月より同病院の保険医療機関の指定が取り消され、担当歯科医師についても保険医登録が取り消されています（『朝日新聞』平成19（2007）年9月30日付朝刊（静岡）35面など参照）。

※顎堤（がくてい）形成術：歯や歯茎の土手の部分を顎堤（がくてい）といい、そこにインプラントが上手く収まるよう別の骨を移植したり顎の形を整えたりする処置をいいます。

保険診療と自由診療の混合を許す例外的措置として、保険診療との併用が認める「保険外併用療養費」の制度がありますが、厚生労働大臣の定める「評価療養」と「選定療養」については、保険診療との併用が認められています。「評価療養」とは、保険導入のための評価を行うもので先進医療（高度医療を含む）や医薬品の治験に係る診療など7種類が認められており、医療技術ごとに一定の施設基準を設定し、施設基準に該当する保険医療機関は届出により保険診療との併用ができることとし、歯科の分野では「インプラント義歯」などが認められています。「選定療養」とは、保険導入を前提としないもので、特別の療養環境（差額ベット）、予約診療など10種類があり、歯科の分野では、「歯科の金合金等」、「金属床総義歯」、「小児う蝕の指導管理」があります。

もっとも、歯科診療についてはかつて、14金を超える金合金、白金加金及び陶材を用いたり、特殊な補綴等を希望する場合は、保険とは別の費用を必要とするいわゆる差額徴収治療が認められていた背景があり、この問題について、「歯科差額徴収問題」として中医協で審議の対象となり、いわゆる「昭和51年通知」として、「歯科領域の差額徴収の廃止に伴い、保険給付外の材料等による歯冠修復及び欠損補綴は保険給付外の治療となるが、この取扱いについては、当該治療を患者が希望した場合に限り、歯冠修復にあっては歯冠形成（支台築造を含む）以降、欠損補綴にあっては補綴時診断以降を保険給付外の扱いとするものである」との通知が出されました（この点について、『厚生白書（昭和51年版）』（各論第1編第3章第1節2(4) 歯科差額問題）、同昭和53年版（各論第1編第3章第1節3(3) 歯科医療問題）、同昭和54年版（各論第1編第3章第1節3(4) 歯科差額問題）参照。）

これにより歯科診療では、歯冠修復と欠損補綴にかぎって、一連の治療行為の中で保険外診療と保険診療との混在が認められたわけですが、とくに前掲・F市立総合病院の事例などはこのような考え方が拡大解釈されたものとして捉えることができるでしょう。

7 設問に対する解答例

　設問の事例は、実際にＳ市内の歯科医院で問題となったケースです。患者は歯科医院と同じフロアにあるＮＰＯ法人の会員となり、歯科医院での治療終了後に同法人のアンケートに答えると、治療費の自己負担分に相当するアンケートの「労務料」が患者に支払われ、実質自己負担が無料になるというしくみでした。同法人の会員になるには健康保険証を持っていることがその条件の一つとされ、患者にとっては無料で歯科診療が受けられ、歯科医院の側も通常とおりの診療報酬を請求していました。しかし、同法人を運営する理事長は歯科医院を経営する医療法人の理事長代行も勤めており、両者が一体となって、診療代を値引きしているとの疑いがかけられました。健康保険法74条には、保険医療機関から療養の給付を受ける者は一部負担金を当該保険医療機関に支払わなければならないと規定され、同地の厚生局は同法に違反するとして改善指導を行い、同法に基づく監査も実施しました。

　同法人の理事長は、同法人と歯科医院は一体ではなく、同制度の趣旨は生活弱者の救済にあることを強調していましたが、同歯科医院院長は診療報酬を不正請求したことで保険医の登録が取り消され、歯科医院についてもその後保険医療機関の指定を取り消す決定がなされました。保険診療によらずすべて無料診療としていたら真の意味で「弱者救済」となり、歯科医師版赤ひげ医師となっていたのでしょうが、わが国の健康保険制度を巧みに利用したケースであるといえます。

8 今後の課題

　前節の無料歯科医療の問題の背景には、都市部における歯科医師過剰の問題があることが指摘されます。平成20年に実施された前掲「医師・歯科医師・薬剤師調査」によりますと、全国の医療施設に従事する「人口10万対歯科医師数」は75.7人で、これを都道府県別にみると、東京都が117.9人と最も多く、最も少ない福井県が49.5人とでその差は70人近くにも及びます。歯科診療所の数も増え、全国の歯科診療所数67,000軒（当時）はコンビニエンスストア41,000軒の1.5倍にあたりその飽和状態や経営の苦しさなども報道されています（たとえば、『朝日新聞』平成20（2008）年3月7日付朝刊（西部）27面など参照）。

　日本歯科医師会は「平成23年度事業計画」において、「歯科医師需給問題への対応」として、「わが国における歯科医師数は、政府が過剰対策に取り組み始めた昭和61年から比しても22年間で約33,000名（＋50％）増加し、未だ明らかに過剰な状況にある。さらに、医療費抑制策などによる歯科医療を取り巻く環境の悪化は、歯科大学（歯学部）の受験者数の著しい減少を来たし、将来の歯科医師の質の確保に係る大きな懸念材料となっている」とした上で、「今後は、関係する省庁および団体との連携をさらに強化し、歯科医師需給に係る諸課題について、状況の精査に努め、歯科医療の将来を見据えた方策の実施に向けて取り組む」ことをあげています。

歯科医師の職域拡大も今後の課題の一つとして挙げられます。『平成22年版　厚生労働白書』では、「我が国の歯科医療を取り巻く環境は、高齢化に伴う疾病構造の変化や国民のニーズの多様化、患者の権利をより尊重するための患者と歯科医師とのコミュニケーションの在り方の変化等により、大きな変貌を遂げている。一方、歯科医療技術はますます高度化・専門化しており、より安全・安心で質の高い歯科保健医療を国民に提供するためには、歯科医師個々人が医療人としての基本的な態度、技能、知識を十分に理解し、確実に身につける必要がある」ことが指摘されています（『平成22年版厚生労働白書』206頁）。

　また、在宅歯科医療の推進のため、介護報酬や診療報酬を引き上げられたことも当該分野にニーズがあることを示すものでしょう。

　平成22（2010）年11月4日付の『毎日新聞』によりますと、今後の歯科医療のあり方を考える有識者会議「生きがいを支える国民歯科会議」は、「医療の範囲を歯の治療から食べる幸せへと広げ、活躍の場を診察室のみならず地域社会へと展開することに期待する」との提言を日本歯科医師会に提出しています。食の分野への係わりの強化を示すものといえます。

　不足が懸念される麻酔医に、歯科医師を転用できないかとの指摘もありますが（たとえば、『朝日新聞』平成20（2008）年9月28日付朝刊（東京）33面参照）、これには十分な議論が必要でしょう。

　平成22年3月に公表された『チーム医療の推進について（厚生労働省「チーム医療の推進に関する検討会」報告書）』では、「医療スタッフ間の連携の推進」の項目において、「院内横断的な取組として、医師・歯科医師を中心に、複数の医療スタッフが連携して患者の治療に当たる医療チーム（栄養サポートチーム等）を組織」とあり、具体的には「栄養サポートチーム」、「口腔ケアチーム」、「摂食嚥下チーム」、「周術期管理チーム」に歯科医師の名前が見られます。

　歯科医師を取り巻く今日の環境はけっして楽観できるものではありませんが、以上のようなキーワードを手がかりとして今後を展望する必要があるといえるでしょう。

参考文献

① 若松陽子『歯科医療過誤訴訟の課題と展望』世界思想社、平成17（2005）年
② 野村眞弓、広井良典、尾崎哲則『日本の歯科医療政策』勁草書房、平成19（2007）年
③ 小室歳信『事例・判例から学ぶ歯科の法律』医歯薬出版、平成16（2004）年
④ 中島健一郎『ケースで知る歯科医療過誤と判例』一世出版、平成16（2004）年
⑤ 久々湊晴夫『やさしい医事法学〈第二版〉』成文堂、平成16（2004）年
⑥ 菅野耕毅『医事法学概論〈第2版〉』医歯薬出版、平成16（2004）年
⑦ 菅野耕毅『新版医事法の研究Ⅲ歯科医療判例の理論〈増補新版〉』信山社、平成14（2002）年
⑧ 稲葉一人『歯科医師のための法によるリスクマネージメント』医歯薬出版、平成17（2005）年

関連ホームページ

① 社団法人日本歯科医師会　http://www.jda.or.jp/
② 厚生労働省　http://www.mhlw.go.jp/
③ 同省医道審議会議事録　http://www.mhlw.go.jp/stf/shingi/2r98520000008f8x.html

（森本敦司）

編者紹介

久々湊晴夫（くぐみなと　はるお）　北海学園大学大学院法務研究科教授
旗手　俊彦（はたて　としひこ）　札幌医科大学医療人育成センター准教授

著者紹介

森元　　拓（もりもと　たく）　　　北海道医療大学薬学部講師
永水　裕子（ながみず　ゆうこ）　　桃山学院大学法学部准教授
森本　敦司（もりもと　あつし）　　北海道医療大学薬学部准教授
森本　直子（もりもと　なおこ）　　関東学院大学大学院法務研究科非常勤講師
本田　まり（ほんだ　まり）　　　　芝浦工業大学工学部共通学群人文社会科目准教授
宮崎　真由（みやざき　まゆ）　　　玉川大学文学部人間学科助教
境原三津夫（さかいはら　みつお）　新潟県立看護大学看護学部教授
千葉　華月（ちば　かづき）　　　　北海学園大学法学部准教授

（執筆順）

はじめての医事法　第2版

2009年3月20日　初　版第1刷発行
2011年10月10日　第2版第1刷発行

編　者　久々湊晴夫
　　　　旗　手　俊　彦
発行者　阿　部　耕　一

〒162-0041　東京都新宿区早稲田鶴巻町514
発行所　株式会社　成文堂
電話03(3203)9201(代)　Fax 03(3203)9206
http://www.seibundoh.co.jp

製作：藤原印刷

©2011 Kuguminato and Hatate Printed in Japan

☆落丁・乱丁本はおとりかえいたします☆　検印省略
ISBN 978-4-7923-2610-4　C3032
定価（本体2200円＋税）

はじめての法学　定価2205円

編著者　竹下　賢　福井康太
著　者　神原和宏　中川忠晃　高橋洋城
　　　　江﨑一朗　吉弘光男　吉岡剛彦
　　　　相澤直子　伊佐智子

1　「もめごと」と裁判
2　訴訟では何が行われるのか
3　不法に権利を侵されたら
4　「契約を破る」自由
5　高度化社会と消費者契約法
6　私の購入したコンピュータ・ソフトをどう扱おうと私の自由？
7　相続のもめごと
8　死刑制度で犯罪はなくなるのか
9　凶悪な少年犯罪は厳罰にすべきか
10　「街頭監視」はどこまで許されるか
11　「カルト集団」の住民登録は拒否してよいのか
12　行政が市民の権利を損なうとき
13　住民が地域をつくる
14　たばこ裁判
15　「選択的人工妊娠中絶」と障害者
16　法は倫理とどのように関係しているのか

はじめての行政法　定価1890円

編著者　藤井俊夫　黒川哲志
著　者　小谷順子　新井　誠　野田　崇
　　　　木内英仁　今本啓介　洞澤秀雄

1　行政法とは何か
2　許認可の仕組み
3　行政指導
4　ソフトな行政手法（補助金など）
5　行政組織（内閣）
6　地方自治体と市民
7　行政が活動できる場合とできない場合
8　行政手続における公正の確保
9　情報公開制度
10　行政立法
11　行政計画とは？
12　行政調査
13　行政事件訴訟
14　食品事故と行政の責任
15　水害と国家賠償法2条
16　予防接種事故の被害者救済

はじめての憲法　定価2310円

編著者　大沢秀介
著　者　青柳卓弥　新井　誠　岡田俊幸
　　　　木内英仁　北村總子　小谷順子
　　　　小林伸一

1　外国人の参政権
2　私立高校における髪型規制と憲法13条
3　内申書・指導要録等の開示と「プライバシー権」
4　尊厳死
5　非嫡出子の相続分差別と法の下の平等
6　男女共同参画とポジティブ・アクション
7　日の丸・君が代と「思想・良心の自由」
8　信教の自由と政教分離
9　インターネットと表現の自由
10　取材テープの提出、差押と報道の自由
11　税関検査
12　先端科学技術研究の規制と「学問の自由」
13　銭湯配置の距離制限と「職業選択の自由」
14　森林の共有持分分割に対する制限と憲法29条
15　生活保護の受給と生存権
16　憲法31条と行政手続

はじめての刑法　定価2415円

編著者　伊東研祐
著　者　内田　浩　平山幹子　岡本昌子
　　　　照沼亮介　渡邊卓也　豊田兼彦
　　　　專田泰孝　明照博章

1　胎児性傷害からの刑法的保護
2　情報の刑法的保護
3　児童虐待と不作為の刑事責任
4　覚せい剤中毒と責任能力
5　被害者保護と刑罰
6　インターネットと刑法の場所的適用範囲
7　シートベルトの非着用と自己責任
8　欠陥製品の製造・販売・リコール隠し
9　不正融資と特別背任罪の共犯
10　酒酔い運転と「無差別殺人」
11　マジック・マッシュルームと錯誤
12　クローン人間製造・臓器売買の当罰性
13　車内電子機器使用に対する防衛
14　生命と自己決定
15　ソフトウエアの複製と違法性の意識
16　本の万引きと未遂
17　児童買春等の刑事規制と共犯

はじめての家族法　定価2100円

編著者　常岡史子
著　者　鈴木伸智　田巻帝子　岩澤　哲
　　　　羽生香織　中村　恵　千葉華月
　　　　大杉麻美　久々湊晴夫

1. 家族法の仕組み・なりたち
2. 結婚するということ
3. 夫婦関係の解消〜離婚するということ
4. 夫婦関係の解消〜財産と子ども
5. 親子であること〜実子とは
6. 親子であること〜養子とは
7. 子どもを育てるということ〜親権・後見
8. 老親扶養のこれから〜後見・扶養
9. 相続をするということ
10. どれくらい相続できるか〜相続分
11. 財産を相続するということ
12. 遺産を分割するということ
13. 相続回復請求権
14. 相続する？しない？〜相続の承認・放棄
15. 「遺言」を残すために
16. 遺留分

はじめての医事法　定価2310円

編著者　久々湊晴夫　旗手俊彦
著　者　森元　拓　永水裕子　森本敦司
　　　　森本直子　本田まり　宮崎真由
　　　　境原三津夫　千葉華月

1. 医療と法
2. 患者の権利
3. 医療従事者
4. 医療施設・医療制度
5. 薬事制度
6. 医療情報
7. 生殖補助医療
8. 人工妊娠中絶・出生前診断
9. 終末期医療
10. 臓器移植
11. 臨床試験・臨床研究
12. 看護と介護
13. 医療訴訟
14. 医師の説明義務
15. 医療安全
16. 歯科医療

はじめての租税法　定価2100円

編著者　増田英敏　林　仲宣
著　者　西山由美　手塚貴大　伊川正樹
　　　　谷口智紀　平川英子　奥谷　健
　　　　岡野知子

1. なぜ租税法を学ぶのか
2. 租税法の基本原則Ⅰ─担税力に応じた課税
3. 租税法の基本原則Ⅱ─租税法律主義の意義とその射程
4. 租税法と私法
5. 税負担の減少行為
6. 誰に課税されるのか
7. 税法の解釈・適用と実質主義
8. 所得概念と課税のタイミング
9. 個人所得に対する課税Ⅰ─所得税の構造
10. 個人所得に対する課税Ⅱ─所得区分
11. 法人所得に対する課税Ⅰ─法人税の構造
12. 法人所得に対する課税Ⅱ─確定決算主義
13. 消費に対する課税
14. 財産に対する課税
15. 租税手続法Ⅰ─納税義務の確定手続とその是正
16. 租税手続法Ⅱ─税務調査手続・租税救済手続

大沢秀介編

確 認 憲 法 用 語 300

A5判並製126頁／630円

憲法を学ぶのに必要な専門用語300を収録。これ一冊で、教科書や判例にでてくる憲法用語が十分理解できる。基礎的な用語に加え、最新の用語もフォローしており、学生のみならず、資格試験対策にも対応している。体系ごとにコンパクトにまとめてあり、わかりやすい用語集。
〔0434-8・08〕

黒川哲志・下山憲治編

確 認 行 政 法 用 語 230

A5判並製98頁／420円

行政法を学ぶために必要な基礎から最新の用語を精選し、具体例をまじえながら、わかりやすくコンパクトにまとめた用語集。学部や法科大学院の学生をはじめ、公務員試験・資格試験を目的とした人など、行政法の基本用語をわかりたい、マスターしたい人には欠かせない一冊。
〔0480-5・10〕

増田英敏・加瀬昇一編

確 認 租 税 法 用 語 250

A5判並製110頁／525円

租税法を理解するために必須の基本用語を平易かつポイントを絞って解説したハンディーな用語集。租税法の理論体系に基づいて基本用語を整理し、全体像が掴みやすいように工夫がなされている。初めて租税法を学ぶ学部の学生、法科大学院の院生、租税法の実務家である税理士にとって、必携の携帯用語集。
〔0453-9・09〕

三好登・藤井俊二・鎌野邦樹・奥田進一編

確 認 民 法 用 語 300

A5判並製128頁／630円

民法を理解するために、最低限知っておくべき基本的な概念や制度を、民法典の編別・章別に集めた用語集。できる限り身近な事例を挙げることで、民法を具体的にイメージできるような工夫がなされている。学部や法科大学院の初学者はもちろん、公務員試験や各種資格試験の受験生必携の画期的な教材。
〔2460-2・04〕

佐伯仁志編

確 認 刑 法 用 語 250

A5判並製102頁／525円

難解な用語に慣れることが刑法学習の第1関門である。本書の利用者としては法学部ではじめて刑法を学ぶ学生の方々が想定されている。講義を聞く際に、教科書とともに本書を机の上に置いて、わからない用語に出くわす度に本書で確認していただけると学習効果が挙るので、ぜひ利用していただきたい。
〔1902・11〕

田口守一・川上拓一・田中利彦編

確 認 刑 事 訴 訟 法 用 語 250

A5判並製118頁／525円

刑事訴訟法の基本用語250を選び出し、分かりやすく、コンパクトに解説したハンディーな用語集。法学部や法科大学院で刑事訴訟法を初めて学ぶ学生の手助けとしてはもちろん、裁判員裁判が始まった今日において、一般の市民の方々も手軽に利用できる工夫がなされている待望の一冊。
〔1855-0・09〕

石川正興・小野正博・山口昭夫編

確認刑事政策・犯罪学用語250
〔第2版〕

A5判並製126頁／525円

刑事政策や犯罪学の基礎用語を分かり易く解説する用語集。各用語を「刑事司法システム」「少年保護司法システム」「その他のダイバージョンシステム」の流れの中に位置づけており、体系的な理解が可能になるよう工夫されている。初学者はもちろん、これまで得た知識を「確認」したい人にも必携の一冊。
〔1867-3・10〕

甲斐克則編

確 認 医 事 法 用 語 250

A5判並製108頁／525円

医事法の学習に必要な基本用語250を選び出し、分かりやすくコンパクトに解説した入門用語集であり、いつでもどこでも医事法が気軽に学べる「医事法の友」ともいうべき書である。大学や専門学校の学生のみならず、医療関係者や国民一般においても親しみをもって活用できる内容となっている。
〔9210-9・10〕

黒川哲志・奥田進一・大杉麻美・勢一智子編

確 認 環 境 法 用 語 230

A5判並製80頁／420円

環境法学習に必要な専門用語230を選び出し、明快に解説したコンパクトな用語集。環境権、汚染者負担原則、予防原則、持続可能な発展などの基本概念については、厚く説明を加えてある。環境法学習の過程で辞書的に利用したり、理解が曖昧な用語の意味を確認するのに適した一冊。
〔3256-3・09〕